蜜蜂与人类健康

主　编　李万瑶
副主编　罗岳雄　陈宝珠　刘国恩
编　委　（按画划顺序排列）
白宇乾　孙苓献　何婉宁　张丽芬
李万山　李珊芸　杞锦政　赵斌斌
骆华亭　崔嵩生　崔韶阳　曹喜俊
黄　明　黄文超　黄焕姬　赖秀丽
谢素君　董正忠　谭东山
主　审　回克义　陈恕仁

中医古籍出版社

图书在版编目（CIP）数据

密蜂与人类健康／李万瑶主编．—北京：中医古籍出版社，2010.6

ISBN 978-7-80174-837-9

Ⅰ.①蜜…　Ⅱ.①李…　Ⅲ.蜂产品-保健-基本知识　Ⅳ.①8896

中国版本图书馆 CIP 数据核字（2010）第 064246 号

密蜂与人类健康

主编　李万瑶

责任编辑　黄鑫

封面设计　韩博玥

出版发行　中医古籍出版社

社　　址　北京东直门内南小街 16 号（100700）

印　　刷　北京义飞福利印刷厂

开　　本　880mm×1230mm 1/32

印　　张　10

字　　数　188 千字

版　　次　2010 年 6 月第 1 版 2010 年 6 月第 1 次印刷

印　　数　0001～3500 册

书　　号　ISBN 978-7-80174-837-9

定　　价　**20.00** 元

序 言I

人类视蜜蜂为友是从原始社会开始的，那时原始的人就知道了蜜蜂的产品是可以食用的，这些产品包括蜂蜜、蜂子等。以后随着原始人（人类）的进步，科学技术的发展、蜜蜂产品，蜂蜜、蜂毒、蜂花粉、蜂蜡、蜂子（蜂幼虫、蜂蛹）、蜂王浆、蜂胶等的保健作用逐渐为人们所认识，蜂产品作为传统保健品，因独特的保健作用得到了越来越多民众的了解和喜爱。在历史的长河中，人类不仅利用野生蜜蜂的产品，还人工驯化饲养蜜蜂获得蜂产品，为自己保健服务。我国是养蜂大国，应该也是蜂产品消费大国。但我国人均消费蜂蜜还不到50克，远低于世界人均消费水平的200克，这除了与我们的生活习惯有关以外，更重要的是我们对蜜蜂与人类健康的关系宣传不够，广大民众对蜜蜂与人类健康的认识还不充分。

本书的作者李万瑶教授利用业余时间，结合自己的业务与实践，撰写了《蜜蜂与人类健康》，为广大读者诠释蜜蜂产品与人类健康的有机关系——蜜蜂奉献给人类的蜂产品，是大自然赋予的纯天然保健食品。我愉快地向大家推荐这本书并衷心地代表大家向她表示谢意！我也真诚地希望广大读者能从本书中了解神奇的蜜蜂带给人类神奇的蜂产品！真诚地希望广大消费者享受蜜蜂给我们带来的健康长寿！

健康是金，长寿是福，蜜蜂是我们忠实的良朋益友！在《蜜蜂与人类健康》出版之际，我还想借用一角告诉大家，大科学家阿尔伯特·爱因斯坦（1879~1955）曾经说过："当蜜蜂从地球上消失的时候，人类将最多在地球上存活四年。没有蜜蜂就没有授粉、没有植物、没有动物、没有人类……"。这句话的深刻意义在于，它指出了蜜蜂是完美的环境指示器，蜜蜂是地球环境永久的塑造者，这方面的意义无法估量。蜜蜂不仅是人类健康的朋友，更重要的是关系着人类的生存，保护蜜蜂就是保护人类自身！

最后，我想以2008年亚洲养蜂大会上的主题词来结束这篇序，蜜蜂——人类的朋友——我们爱你！

中国养蜂学会　理事长
中国农业科学院蜜蜂研究所前所长　张复兴

二〇〇九年七月二十八日于北京

序 言Ⅱ

蜜蜂在地球上的历史可谓悠久，我国甲骨文中就有“蜂”字和“蜜”字出现。可见，人类与蜜蜂的亲密接触源远流长，人类在从猎取天然蜜蜂产品到饲养蜜蜂、利用蜂产品的历史长河中，深刻地意识到蜜蜂给人类带来的无穷益处。

注重保健，树立健康新观念是正在步入小康社会的我国人民群众的强烈愿望和急切需求。随着社会经济的发展，人们生活水平和文化素质的逐年提高，保健意识的不断增强，人们对保健食品的消费需求亦逐年提高。蜜蜂产品与人类健康有着悠久的历史渊源，经历了几千年历史的考验。在现代人的保健观念和意识中，蜜蜂产品永远立于不败之地，其关键在于它的纯天然性和确实的保健效果。可以说蜜蜂产品是大自然赐予人类最原始、最传统、最天然，最完美的保健食品。

呈现在您面前的是一本具有启发性、全面的、实用性的保健类读物，它宛如一缕阳光，给您的人生洒下一层温馨，静静地陪伴着您走在健康、美丽、长寿的康庄大道上。一书在手，让您读懂蜂产品，读懂养生，读懂健康。这将大大有助于人们提高自己的生活质量和健康水平，从而享受充实、惬意、舒适的美好人生。

本书作为一本普及蜜蜂产品知识的读物，重点阐述了蜜蜂与人类健康的关系，全面介绍了蜂蜜、蜂花粉、蜂王浆、蜂胶、蜂毒、蜂幼虫、蜂蛹、蜂成虫的来源、成分、保健作用、临床应用的典型报道、食用方法和剂量及注意事项、选购、贮存等知识，内容丰富，阐述深入浅出，力求做到科学性、知识性与通俗性相结合，以供广大消费者、从事保健工作和保健食品研究的人员参考。此书的出版是一件利国利民，强身健体的好事，特此欣然提笔作序，希望有更多人能从此书中得到启发，获得知识，从而让更多人热爱蜜蜂，享受大自然给我们人类的恩赐。

原中国养蜂学会蜂疗专业委员会委员
中国蜂产品协会蜂疗专业委员会专家组组长
现广东省养蜂学会顾问
南方医科大学中西医结合医院主任医师、教授
陈恕仁
2009 年 7 月于广州

前 言

蜜蜂是人类的可贵朋友，是人们的宝贵助手，对人类健康有巨大贡献。蜜蜂是对人类有益的昆虫类群之一，在蜜蜂与人类交往的漫长历史长河中，它谱写了一部为人类无私奉献的历史篇章。蜜蜂在各民族的文学和神话中也占有重要的位置：它们是神灵的信使，也给诗人以灵感。在古埃及人眼中蜜蜂是太阳神眼泪的化身，是太阳神将它们洒布到地球上，而先知穆罕默德则在可兰经里宣称："这是神圣的昆虫"。在希腊，梅里莎（意即蜜蜂）是一位绝色美女，是克里特国王梅里赛之女。据说，她向主神宙斯奉献山羊奶和蜜蜂，由此留下她化为蜜蜂的神话。用蜂蜜酿就的蜂蜜酒被克里特人、埃及人和希腊人奉为长生之酒。雕刻在坟墓上的蜜蜂将宣告死者复活。基督教世界也为蜜蜂创造的奇迹而赞叹：蜜蜂是灵魂的化身，它提炼花朵的精华。中世纪的基督徒还认为蜜蜂的螫针是伸张正义的象征。

古人很早就认识到蜜蜂对人类健康的独特作用，几千年来人类小心呵护以利用它们的劳动产品。人们利用蜜蜂的采集物、分泌物，利用蜜蜂自身的各种蜂产品及其制剂养身保健，防治疾病。早在1800年前，医圣张仲景所著《伤寒论》记述了蜂蜜治病的多种方剂，他发明用蜂蜜栓剂治疗便秘。明代李时珍在《本草纲目》中盛赞蜂蜜能“调和百药而与甘草同功”；又说“其入药功能有五：清热也，补中也，解毒也，润澡也，止痛也”。其实，蜜蜂全身都是宝，蜜蜂不但为农作物、果树、蔬菜、牧草、油茶作物和中药植物传花授粉，增产增收，品种复壮，为人类的衣食住行有所贡献；而且其产物如蜂蜜、蜂王浆、蜂花粉、蜂胶、蜂幼虫、蜂蜡和蜂毒等，为人类防病治病，对人类的健康直接做出了巨大的贡献。

本书分为绪论及各种蜂产品的介绍。绪论中介绍了蜜蜂的分类、品种、特性、蜂产品，并对蜜蜂与人类的保健进行了综合的论述。各论中对各种蜂产品的种类、英语名称、来源、产品的鉴别、质量分析、生物与理化特性、研究进展、药理作用、临床应用、保存及应用、对各种疾病的辅助治疗、使用注意事项等方面进行了论述，对人体的保健等的介绍，力求简单明了，通俗易懂，突出其实用性。让大家能基本了解蜜蜂与人类健康的密切关系。

蜜蜂虽小，但全身都是宝，有蜂蜜、蜂王浆、蜂花粉、蜂胶、蜂针与蜂毒、蜂巢与蜂腊、蜂醋、蜂胎、蜂酒、蜂幼虫等。她的制品供给人类能量与饮食、营养，传播花粉促进植物生长，她的无私奉献使人类得到极大的益处。蜜蜂是人类的健康之友。千百年来，蜜蜂及其产品用于医疗保健和摄生美容，已在中国各族人民中广为流传。蜜蜂酿制的蜂蜜和采集的蜂花粉是营养保健食品，兼有多种医疗功效；蜂胶含有的挥发物和多种黄酮化合物，具有药物学活性，能促进创伤愈合和组织再生，是一种广谱抗生素和机体免疫功能促进剂；蜜蜂分泌的蜂王浆，是深受人们喜爱的高级保健品，是使人类长寿的自然物质；蜂蜡作为传统中药材，它的医药用途广泛；蜂巢药剂对防治鼻炎和肝炎等疾患有效；连蜜蜂的护卫刺也为人类所造福，蜂针、蜂毒用于风湿疾病和某些自身免疫性疾病的防治和保健。利用它，多少关节痛病人，多少风湿病患者，多少疑难杂症患者，提高了生存质量，重返了工作岗位；蜜蜂幼虫、蛹和成虫均可食疗与入药，具有补肾壮阳、滋阴安神的功效，并能增强机体耐力和免疫功能；蜂王幼虫及其制剂既是滋补品，又对风湿病、神经衰弱和白细胞减少症等疾病有很好的治疗效果。长生不老只是美好的传说，但由于人们利用蜂产品，使健康长寿成为了可能。

在蜂产品食疗、医疗历史发展长河中，我国民间积累了许多经验，有一些古方、奇方、秘方、效方流传。为了进一步发挥蜂产品医疗、食疗中的重大作用，并运用科学观点进行研究分析，我们精选出一些优良、实用的处方，结合保健应用编写了本书。并列出有关的参考文献，供大家对蜂产品研究与进展进行查阅与掌握。本书让大家在了解蜜蜂世界和蜂产品知识的同时，也能让您学会一定的蜂产品保健知识，如果您能亲身去感受蜂产品给您或您的家人、朋友带来的健康，您将为受益于蜜蜂这一大自然的杰作而表示感谢。

本书适用于各种类型的人员，既可作为食疗保健的参考，又可作为医疗保健的指导，或作为蜜蜂产品的宣传，老少咸宜，雅俗共赏。在编写过程中，一方面我们把对蜂产品的认识与应用进行总结；另一方面参考并引用了许多蜜蜂书籍及网上对蜜蜂的探讨，但由于编书匆忙，在此不逐一列出，仅对引用文的作者及大家的探讨深表感谢。本书陋见，难称雅意，亟祈谅宥，姑道一二，未必为是，仅供参考。不揣冒昧，匆此布臆，幸勿见笑。由于我们的水平有限，时间仓促，书稿中可能存在一些不全面及不足之处，敬请学界前辈、同行及广大读者谅解，并不吝指正。

蜜蜂是自然界赐给人类的瑰宝，给人类带来营养，带来欢乐，带来珍贵的蜂疗保健。让蜜蜂的精神给人类以启迪，让蜜蜂的产物给人类以更大的贡献。

编者

2009. 9. 6

目　录

第一章　蜜蜂的绪论

蜜蜂（Honeybee）造福于人类，给社会以“甜蜜”。蜜蜂全身都是宝，对人类的生活与健康起着重要的作用。晋·皇甫谧《高士传》中记载东汉（公元 158－167 年）时人姜岐，“隐居以畜蜂豕为事，教授者满于天下，营业者三百余人”。与蜜蜂相关的事业是甜蜜的事业，人们以从事蜂业为荣，以热爱蜜蜂为高尚，以利用蜂产品而自豪。

蜜蜂不但为人类提供具有保健和医疗功效的天然营养食品、保健医药品，同时，蜜蜂产品还是天然的美容剂，是化妆品的高级原材料，部分产品还是化工工业的原料。蜜蜂为各行各业都做出了贡献。

蜜蜂是对人类有益的昆虫类群之一。蜜蜂对人类的最大贡献是通过为植物授粉，使农作物增产和保持自然界生物多样性。蜜蜂基本是以花为食，包括花粉及花蜜，她并不损害其它的生物而自己生存，常将采集的花蜜调制成蜂蜜储存。不容质疑的是蜜蜂在采花粉时对植物进行了授粉。当蜜蜂在花间采花粉时，会在自身的绒毛上粘上花粉，也会掉落一些花粉到花上。这些身上的花粉与掉落的花粉，无意之中造成植物的异花传粉，故人们称蜜蜂为“带翅膀的媒人”。蜜蜂身为传粉者，为农作物、果树、蔬菜、牧草、油茶作物和中药植物传粉，产量可增加几倍至 20 倍，而且提高了品质。对农作物的意义重大，其实际价值比它制造蜂蜜等产品要大100多倍。

蜜蜂在保持自然界生物的多样化、保持生态平衡中扮演了重要角色。可以说，要是地球上没有蜜蜂，人类也生存不了多长时间。有不少种类的蜜蜂产物或行为与医学、农业（如农作物传粉）、工业（如蜂蜡、蜂胶）、美容保健等有密切关系，它们被称为资源昆虫。蜜蜂又是世界上唯一不以伤害别人为代价而生存的资源昆虫生物。

一、蜜蜂与人类保健简史

蜜蜂王国是神奇的王国，蜜蜂产品是奉献给社会、奉献给人类的宝物。让人们在揭秘蜜蜂王国的同时，也享受蜂产品所带来的健康。

（一）蜜蜂与人类保健的古代应用

蜜蜂出现的年代，根据1983年在中国山东莱阳市北泊子和1983年临朐县山旺发掘出土的蜜蜂化石，据考证在中国东部2000万年前就已有蜜蜂的存在。有昆虫学家推测，最原始的蜜蜂生存在比8000万年前还早得多的时期。根据《华盛顿邮报》报道，科学家发现在美国新泽西的一块琥珀中，有一只保存完好的属于8000万年前的蜜蜂。据“蜜蜂起源学说”推测，中国西南在1.5亿年前就已形成了灿烂的蜂文化[1]。

中国养蜂历史及蜂产品应用于人类医疗保健的历史悠久，在公元前7000年的中石器时代，人类就留下了攀藤采蜜图。在距今300万~12000年的旧石器时代我国劳动人民就采集树洞、石洞中的蜂蜜等作为食用。中国劳动人民驯养蜜蜂的历史也已有3000多年，而人类采食野生蜜蜂的蜂蜜、幼虫、蜂蛹的年代远远早于养蜂。中国利用蜜蜂采集物、分泌物以及蜜蜂幼虫、蛹和成虫等产品防治疾病的历史也很悠久。早在公元前770年的东周时期，人们就开始用蜂产品及蜂螯治病。古代人取食蜂蜜、蜂幼虫和蜂蛹而受到蜂螯，就已不自觉地接受蜂疗保健了。

《诗经·周颂·小毖》（约公元前11~6世纪）为我国最早文字记载蜜蜂的资料，“其予非蜂，自求辛蜇”，告诫人们不要激怒蜜蜂，以免被蜇。东周时期，人们掌握了“以毒攻毒”的理论，开始用蜂蜇治病保健，并将蜂产品用于食品。《礼记·内则》中载有“子事父母，枣栗饴蜜以甘之”；“雀、鹌、蜩、蜜，皆可供应用，则自古食之矣”；“蜩、蜜鲜之，人君燕食”。

战国时期，屈原在《楚辞·招魄》中有“粔籹蜜饵，有餭些”、“瑶浆蜜勺，实羽觞些”。“粔籹”（jùnǚ）：古代一种环形的饼，此指一种油炸的食品，类似今麻花之类。餭：糖也，言以蜜与米面熬煎做粔籹。瑶：玉也；勺：沾、和也；实：满也；羽：翠羽也；觞：觚、酒器也。言食已复有玉浆，用蜜沾之，盛满酒器。以蜜酿制蜜酒；用蜜和米面制做蜜糕，反映出当时利用蜂蜜生产的情景。

在湖南省长沙1973年出土的马王堆三号汉墓中，有公元前2世纪的手写帛书，中国现存的治病古方书《五十二病方》，有两处用蜂子、一处用蜂蜜治病的配方。

我国现存最早的药学专著《神农本草经》成书于公元前2~1世纪，收录了365味药材，将蜂蜜、蜂子和蜂蜡列为上品，并指出“蜂蜜味甘，平、无毒，主心腹邪气，诸惊痫痓，安五脏诸不足，益气补中，止痛解毒，除众病和百药。久服志强身轻，不饥不老，延年”等论述。

在甘肃省武成县，1972年东汉墓中出土了92枚竹术简牍医书《治百病方》。这批东汉早期墓葬品，是1900多年前（公元25~58年）的遗物。武成医简中有多处介绍治疗咳嗽的蜜丸方和汤剂，其中可辨认的约有36种医方，介绍的多种丸剂是用白蜜调合药粉制成的。蜜丸迄今仍然是最常用的丸剂。

汉代：医圣张仲景（150～219年）所著的《伤寒杂病论》有蜜蜂制药之例。在《伤寒论》中，记有世界上最早的栓剂处方“蜜煎导方”治疗虚弱病人的便秘；还在《金匮要略》中以“甘草粉蜜汤”治“蛔腹痛”；还有用蜂蜡治痢疾的处方。

晋代：葛洪（284～363年）是制药化学和养生保健的先驱，他善用蜂蜜治疗烫伤，提出以蜂蜜制剂医治眼疾；用蜂蜡治疗犬咬伤等。

南北朝时期：陶弘景（452～536年）将蜂蜜区分为山岩间采集的石蜜、树上蜂巢产的木蜜、土中蜂巢采集的土蜜以及人家养蜂产的白蜜。指出用蜂蜜等蜂产品美容和保健，“年逾80而壮年”；指出以蜂子浸渍的酒敷面，可保持皮肤细嫩、有光泽。

姚僧垣（499～553年）在《集验方》中提出以蜂蜡配合猪肝和蛤粉可治夜盲症。由于猪肝和蜂蜡皆含有丰富的维生素A，每100克蜂蜡含维生素A约4000单位，而现代医学证实夜盲症是因机体缺少维生素A所致，故用其治疗有效。

贾思勰于公元540年前后写成农学名著《齐民要术》，书中记载了多种蜂蜜食品，如蜜姜、蜜梨、蜜瓜、蜜饼、蜜煎鱼和蜜苦酒等制造方法。当时有官方开办的蜂蜜食品加工厂“蜜煎局”。

隋唐时期：名医甄权（541～643年）享年102岁。认为蜂蜜是滋补剂，常服有益于身体健康。他指出，口含浸以蜂蜜的大青叶可治疗口疮。他用生姜汁和蜂蜜治疗痢疾。在药性论中记有“蜂蜜常服面如红花”，“治口疮蜜浸大青叶含之”，“治瘁心痛及赤白痢，当做浆倾服一碗止，又姜汁蜜各一合，水和顿服之”。

著名医药学家孙思邈（581～682）享年102岁。用蜂蜜治咳嗽、气喘、抗衰老，并作为自我保健。他提出治疗咳嗽的处方为：生姜1000克榨出姜汁，加蜂蜜500克煎成浓膏。如兼有气喘症，在上述处方中可加杏仁。葛洪、孙思邈先后提倡使用温热蜂蜡外敷治疗扭伤和受风寒引起的腿脚转筋。

孟诜（621～713年），唐汝州人，少好医药及炼丹术，曾师事孙思邈，著《食疗本草》。蜂蜜条载“身体发热，四肢不适，饮蜜汁一碗，甚佳”，“蜂蜜能医治肠胃不适和口疮，常服能使耳聪目明”，“医治眼疾以白蜜最好，其次为木蜜，岩蜜较差”，指出“用生姜汁蜜膏治疗头癣很有效”。敦煌石窟保存下来的《食疗本草》残卷，尚存食物26种，其中包括“石蜜”。

刘禹锡（841年）在所著《刘禹锡传信方》书中详细叙述了蜂蜡疗法：按患处大小，将布或绸剪成宽20cm左右，把熔化的蜂蜡涂在布上，趁热缠在患处，外面再裹上一层布，蜡冷后更换。如果是受风寒，可用温热的蜡布裹脚心处，还可兼裹手心。中国晋唐时代已逐步完善利用熔化的蜂蜡热敷于人体，通过局部和全身效应以医治疾病的蜂蜡疗法。

宋代宋太宗以朝廷的名义组织由太医院编纂、颁行的大型综合类方书《太平圣惠方》（992年），在食疗养生抗衰老方中重视使用蜜、蜡和蜂巢。第94卷有用蜂蜡和蒲黄（香蒲花粉）制成药丸，服后可耐饥；第97卷食疗养生诸方中收藏作为滋补强壮剂的“白蜜煎丸”，方用白蜜、猪脂、麻油和地黄，久服令人面色红润、有光泽。书中还首次记述了蜂巢的保健功效。

金朝李杲（即名医李东垣）（1180～1251年）著的《食物本草》记载用蜂蜜、糯米饭、凉开水加酒曲酿制的蜜酒治风疹和头癣。

明代：著名药学家李时珍（1518～1593年）著《本草纲目》，阐述蜂蜜作为药剂，有5种功效：清热、滋补、解毒、滋润、止痛。指出生蜂蜜是凉性，所以可清热；加热过的熟蜂蜜为温性，故可以滋补身体；蜂蜜有保持水的吸湿性，所以可滋润肌肤，有润肠通便之功；蜂蜜作用缓和，故能解除胃痛和疮伤痛。书中第39卷的蜂蜜、蜂蜡、蜜蜂子词条都增加了用它们配制药剂的处方。在土蜂词条记载了土蜂巢的药用：土蜂巢一个、蛇蜕一条，用黄土泥包裹，烤干，磨成粉末，每服3克，用酒送下，可治脓疮。详细记载了蜂产品的治病处方。

明代医家孙一奎（1522～1619年）、在所著书《赤水玄珠全集》中收集了民间用蜜蜂成虫治病验方，其中有用蜜蜂治疗淋巴腺结核的两个验方。

方以智（1611～1671年）的《物理小识》卷五载“药蜂针”的配方与用法。取黄蜂的螯针加硫磺、冰片、麝香，置疮面上，以火点燃以炙患部。

明代邝蟠于弘治七年（1494年）《便民图粟》汇编了民间应用蜂蜜治病的处方和加工蜂蜜的方法。

清初名医喻昌（1585～1652)）在所著医书中记载用蜂蜜、牛酥、杏仁配制的医治咳嗽的处方。

（二）现代蜂与保健的应用与发展

1958年2月14日《人民日报》发表《蜜蜂——健康之友》。

1960年朱德委员长热情赞誉蜜蜂是“人类健康之友”。

《中药大辞典》、《中医大辞典》、《中药大全》、《中草药大成》、《名医名方大全》、《新编药物学》、《药典》等医药书籍中，也对蜂毒及蜂产品的药性、药理及临床应用等作了详细的记载。对蜂疗的研究有了新的发展，取得了新的成果。

50年代中国纷纷开发利用蜂毒、蜂蜜、蜂王浆和蜂花粉等蜜蜂资源，并对其医疗保健作用进行了系统研究。1957年12月《中国养蜂》发表了“蜂毒疗法概述”。1959年中国农业科学院养蜂研究所李俊在北京主持召开三次蜂王浆、蜂毒研究协作座谈会，蜂产品医疗应用纳入全国养蜂研究协作计划。房柱做了蜂针的开发以及蜂毒的研究，并做了“养蜂副产品的医疗价值”专题报告。

60年代，上海中山医院丁训杰、熊汝成、王赞舜等和华东师范大学周绍慈的实验证明，蜂王浆具有促进机体造血、促进坐骨神经和肾脏组织再生的功能，以及护肝作用；蜂疗临床进展较快。天津小白楼医院、江苏省连云港市淮北盐务局工人医院（疗养院）等单位继续进行蜂胶医药应用和实验研究，开发蜂针疗法和蜂毒作用于神经系统等实验观察。

70年代，中国出现了“蜂皇胎片”、“鼻炎灵”（蜂巢制剂）和蜂王浆中药复方、“北京蜂王精”等，畅销中外，名噪一时。蜂针疗法在全国许多地区盛行。

80年代，在传统的蜂产品护肤、美容应用的基础上，北京、上海、江苏、湖北、浙江等地研制出多种添加蜂蜜、蜂王浆、蜂胶、蜂蜡和蜂幼虫的护肤、美容和日用化妆品。全国22个省、自治区、直辖市先后开展了蜂针疗法和蜂疗保健的应用与研究，纷纷建立蜂疗医院、研究所和诊所。例如房柱创办了连云港市蜂疗医院，并先后有成都蜂疗医院、中南工业大学的博仁诊所、锦州延安路蜂疗医院、开封市第一人民医院蜂疗科、安徽维尼纶厂职工医院蜂疗科、广州军区医高专门诊的蜂疗室、广州中医学院蜂疗门诊、广西博白县蜂疗点穴诊所、石家庄市蜂产品联合医疗所（后来发展为具有一定规模的蜂疗医院）、北京市顺义蜂疗医院等，在各地的各医院、各诊所都陆陆续续地开展蜂疗工作，在蜂产品及蜂针医疗临床方面有显著成效。

陈伟（长沙工业大学）长期从事蜂针疗法，积累了几十年的经验总结，著有《蜂针疗法》（1990年出版）。书中阐述了130

多个蜂疗作用点的机理，介绍了收治面神经炎、枕神经痛、脑血管神经性头痛、臂神经痛、肩周炎、三叉神经痛、风湿病、类风湿病关节炎等病。

南京药学院主编的《药材学》（1990 年出版）比较详细的记载了蜂蜜、蜂房、蜂毒和蜂针等的医疗功效和方法。

房柱、张碧秋著有《中国蜂针疗法》（1993 年出版），是长期从事蜂疗研究的成果，是蜂针治疗的专著，论述全面，特别是对蜂针与经络全息论作了详细的论述。

房柱主编《蜂毒生理学作用和医疗应用》，由山西科学技术出版社 1986 年出版。《当代蜂针与蜂毒疗法》由山西科学技术出版社 2003 年出版。《百病蜂针疗法》由山西科学技术出版社 1996 年出版。张中印、房柱主编《蜂产品与健康美容》，由河南科学技术出版社 2005 年 2 月出版。书中让人们了解蜜蜂与其产品，从而获得乐趣和健康。

王金庸、王孟林、王润洲主编的《中医蜂疗学》，系统地介绍了蜂产品及 80 余种常见病症的辨证论治方法。对中医蜂疗理论、蜂疗保健学、预防医学、临床医学和康复医学均有启迪和补充作用。

吉林省葛凤晨等主编了《蜂王浆奇方》、《蜂毒疗法》、《蜂胶蜂巢蜂蜡疗法》、《蜂王浆蜂花粉蜂蛹虫疗法》等蜂产品疗法丛书，由吉林科学技术出版社 2000 年陆续出版，介绍了各种蜂产品的来源、营养成分、功能、疗效和贮藏应用等，其中《蜂毒疗法》以西医病名方式描写了蜂毒对各病的治疗等。

李万瑶主编了《蜂毒疗法》，2002 年 1 月由中国中医药出版社出版；《蜂针疗法》，人民卫生出版社 2003 年出版，2009 年 1 月再版。李氏总结了多年蜂针的经验，阐述了蜂针及蜂毒治疗的方法，分别从中医病名、西医病名不同方法，介绍了各种病的蜂针用穴与治疗等，并编写了教材《蜜蜂与人类健康》，供选修课学生使用。

陈恕仁教授主编了《蜂针疗法》教学录象带、VCD教学光盘，详尽地描绘了蜂针的治疗原理、蜂针的结构、蜂针治疗方法及各种疾病的蜂针治疗，深受广大蜂疗爱好者的欢迎。

甘家铭主编了一套10张《蜜蜂挂图》，由云南美术出版社2002年出版，图文并茂，生动形象，客观地介绍了蜜蜂产品的质量及用途，生动地展现了蜜蜂的多种用途及人们养蜂的情形，蜜蜂王国的奥秘和养蜂业的全部内涵，汇集了蜂产品及蜂针疗法等多种防治方法，简明扼要地再现了蜜蜂的生活规律和为人类所做的巨大贡献。

关于蜂胶的书较多，如郭芳彬《蜂胶的神奇妙用》金盾出版社2005年12月出版；胡福良《蜂胶药理作用研究》浙江大学出版社2005年8月出版；许正鼎《蜂胶的神奇疗法》科学普及出版社2002年9月出版。尚有《蜂胶的研究与医药应用》和译本《当代蜜蜂疗法》、《蜂胶的奇迹》等都介绍了蜂胶用于医疗健康的神奇功效等。

罗岳雄，陈黎红著《蜂产品与健康7日通——养殖7日通》丛书，由农业出版社2004年1月出版。罗岳雄主编《神奇的蜂产品》，由广东经济出版社1999年11月出版。罗岳雄主编《蜂产品标准化生产技术》，由中国农业大学出版社2006年2月出版。

张复兴主编的《现代养蜂生产》，由中国农业大学出版社2005年5月出版。书中涵盖了现代养蜂概况、蜜蜂生物学、遗传育种、蜜源授粉、蜂病与防治、蜂产品、蜜蜂的营养等内容，并附录蜂产品标准。

匡邦郁、匡海鸥主编的《蜜蜂生物学》，由云南科技出版社于2003年出版，书中涵盖了蜜蜂的起源和分类、群体的组成、外部形态、内部解剖、分子生物学、个体发育与群体繁殖、行为、营养等。匡邦郁主编的《蜜蜂与人》由云南科技出版社于2003年出版。书中记述了蜜蜂的祖先，蜜蜂的家族，蜜蜂的社会等基础知识；发掘了传统民族蜜蜂文化；介绍了蜜蜂产品的特性、营养成分、医疗保健作用等内容。

综合类的蜂书还有很多：如孙丽萍主编《蜜蜂治百病》上海科学技术文献出版社2007年2月出版；汪尤金主编《蜜蜂产品与保健》系列丛书，一套四本，以科普教育为主，由南昌江西科学技术出版社2003年10月出版。书中结合了汪氏养蜂，及蜂产品治疗的经验，以通俗易懂的形式介绍了各种蜂产品的功能与作用。

农业教育声像出版社有《蜂毒与人类健康》（声像光盘），还有《蜜蜂养殖技术》4片光盘/套，介绍了蜜蜂、蜂具设备、养蜂场地的选择、蜂群的检查、饲喂；巧用蜜蜂；蜂蜜王浆高产优质综合技术、蜜蜂如何采集花蜜、花粉；以及蜂蜜质量、雄蜂的作用等。

（三）各族人民的蜂疗应用

中国是个多民族的国家。各族人民都有利用蜂产品保健的经验。

云南省西部德宏自治州和南部西双版纳自治州是傣族人民聚居区，傣医古籍手抄本《档哈雅聋》（大医药书）中有利用大蜜蜂蜂巢、小蜜蜂蜂窝的枝杆和孔雀毛配方治疗颌部湿疹的记载。傣族治疗精神分裂症时，采用小蜜蜂蜂窝作配方。《傣医传统方药志》（1985年云南民族出版社出版）收载古验方111个和常用傣药105种。其中古验方中就有3个用蜂蜜制成蜂蜜配方。如取小蜜蜂蜂窝枝、海螺、象牙，用米汤水各取一定量，内服治腰、腿、胸背痛；取蜂蜜适量，调酒服，治疗消化不良、腹泻等。

吉林省朝鲜族群众则认为蒲公英蜜和花粉，有祛湿明目、健胃运脾和利水作用，对治疗胃病有很好疗效；桔梗蜜和花粉能润肺祛痰、清喉止咳，对治疗慢性支气管炎和哮喘病效果良好；月苋草蜜和花粉具有强筋骨、祛风湿的作用，治疗腰腿痛很有效。

满族帝王贵族膳食中蜂蜜用量相当大，17 世纪中期，皇宫每年收贡蜜 2500～3000kg。东北林区有专职采收蜂蜜的“蜜丁”，椴树林区有专门饲养蜜蜂的“蜂户”，沈阳皇宫内设有“蜜库”和“熬蜜房”。满族人民喜甜食，习惯用蜂蜜制作保健食品，如糕点中的萨琪玛、蜜果子、蜂糕及蜜渍果脯等，用蜜蜂制食品进行养身保健。

藏医应用蜂产品治病也有独特经验。藏医学的主要医典是《居悉》（即《四部医典》），传世版本是 11 世纪修订的，书中收载蜂蜜、蜂蜡、蜂蜜酒、野蜂和大黄蜂入药，全书载有蜂蜜处方 100 多个，有的还标明生蜂蜜、野蜂蜜等入药规格。《四部医典》第三部第 61 章皮肤病治法，载有用蜂蜜、茜草膏医治面痣、雀斑、粉刺的方法；第 74 章妇科病治法介绍了复方蜜剂坐药，食用蜂蜜酒可治月经不调，第 86 章除多处叙述用蜂蜜配方外，还记述食用蜂蜜酒、野蜂入药和大黄蜂取汁或煅灰外用的配方，治疗四肢创伤；第 90 章养老摄生方有 4 个蜂蜜配方，认为蜂蜜是花的精华，能滋润皮肤。

有些地方有许多特种蜂蜜，如海南省盛产的“益智花蜜”和“飞机草蜜”，被黎族人民成功地用于医疗保健。“益智花蜜”具有壮腰益肾的功能，用于治疗神经衰弱、老人尿频和儿童遗尿；当地用“飞机草蜜”治疗腹痛、胃和十二指肠溃疡有效。

二、蜜蜂家庭的种类及生活

蜜蜂是一种社会性生活的昆虫，成千上万个蜜蜂在一起生活，它们之间有分工，有合作，共同维系整个家族的繁衍而辛勤劳动[1]。在蜜蜂社会里，它们过着一种母系氏族生活。一个正常蜜蜂群体，是由一只蜂王、几千到数万只工蜂及繁殖期出现的数百只雄蜂组成。虽然它们生活在同一巢内，但是它们在形态、生理和职能上均有明显的区别和严格明确的分工。如工蜂，体长8~20毫米，黄褐色或黑褐色，生有密毛。头与胸几乎同样宽。触角膝状，复眼椭圆形，有毛，口器嚼吸式，后足为携粉足。两对膜质翅；前翅大，后翅小，前后翅以翅钩列连锁。腹部近椭圆形，体毛较胸部为少，腹末有螯针（见图1-1）。蜜蜂属完全变态，一生要经过卵、幼虫、蛹和成虫四个虫态。

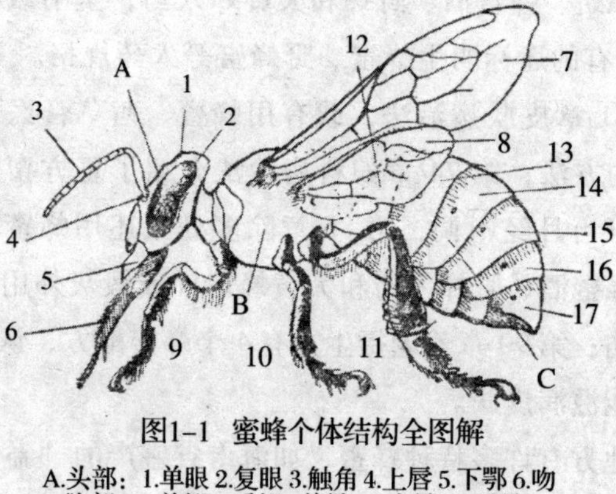

图1-1 蜜蜂个体结构全图解

A.头部：1.单眼 2.复眼 3.触角 4.上唇 5.下鄂 6.吻
B.胸部：7.前翅 8.后翅 9前足 10.中足 11.后足
C.腹部：12-17腹部的环节

（一）蜜蜂的家族

蜜蜂在昆虫分类学上属节肢动物门膜翅目（Hymenoptera）、细腰亚目（Apocrita）、蜜蜂总科（Apidae）的一个属，即蜜蜂属

(Apis)，通称蜜蜂。

1. 蜂群的组成

蜜蜂是一种群居的昆虫。在蜜蜂这个群体大家族的成员中，有三种蜜蜂，其中有一个是蜂王（蜂后）（queen）还有数百只雄蜂（drone）和约几万只的工蜂（worker bee）（见图1－2）。

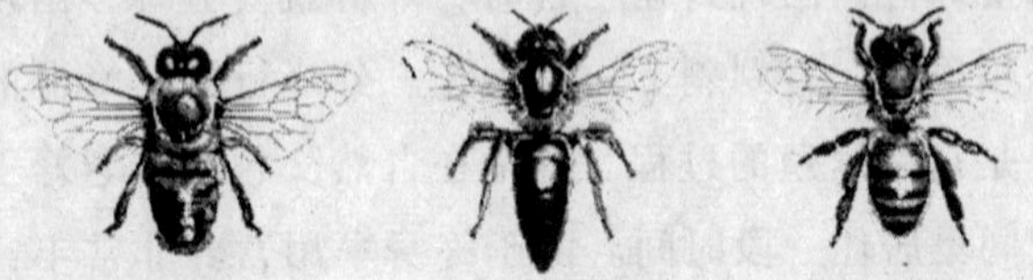

雄蜂　　蜂王　　工蜂

图1–2　蜜蜂家族成员图

当这个群体大家族成员繁衍太多而造成拥挤时，就要分群。分群的过程是这样的：由工蜂制造特殊的蜂房王台，蜂王在王台内产下受精卵；小幼虫孵出后，工蜂给以特殊待遇，用它们体内制造的高营养的蜂王浆饲喂，待这个小幼虫发育为成虫时，就成了具有生殖能力的新蜂王。在新蜂王即将从王台里出来时，老蜂王即率领一部分工蜂飞出巢外，另觅地方筑巢成立新群。蜂群大小因栖息环境与季节而异。在蜜蜂王国里有着十分严密的组织与严格的纪律。蜂巢里的三种蜜蜂，各司其职，分工合作。

蜂王：

每一蜂群中，只有一只蜂王，是蜜蜂王国中的“女王”、“蜂后”。其个体较大，是具有生殖能力的雌蜂，负责产卵繁殖后代，同时“统治”这个大家族。蜂王虽然经过交配，但不是所产的卵都受了精。它可以根据群体大家族的需要，产下受精卵将来发育成雌蜂（没有生殖能力的工蜂）；也可以产下未受精卵，将来发育成雄蜂。

蜂王在幼虫时期在王台内完成发育，幼蜂一直由工蜂喂以蜂王浆，就会发育成蜂王；从卵至新蜂王出房共需 16 天。新出房的处女王在 4 日龄出巢试飞，大多数蜂王在 5 ~ 7 日龄性成熟，在晴天下午出巢婚飞，与几只甚至几十只雄蜂交配（蜂王和雄蜂的交配是在空中相互追逐飞行时完成的）。

如果蜜蜂群内出现封盖王台时，蜂群就要分蜂，出现两只蜂王就会互相争斗，直到剩下一只为止。分蜂行为是蜂群的生物学特性[1]，是自然繁殖的过程。但是在自然交替时，老蜂王也可能与新蜂王同巢居住一段时间。由于终身享用营养非常丰富的蜂王浆，自然情况下，蜂王的寿命可达 5 ~ 8 年，不仅寿命特长，而且生殖能力也特强，一昼夜产卵可达 2000 粒左右，加起来的总重量，竟可超过蜂王本身体重的一倍多。1 ~ 1.5 年的蜂王产卵力最强，以后逐年下降，3 年后衰老的蜂王被新蜂王代替。

雄蜂：

蜂王所产下未受精卵，就会发育成雄蜂。雄蜂色深，较蜂王及工蜂粗壮，口器及足皆为特化，故不能在花中采集花蜜及花粉，在蜂群中不担负任何工作，其唯一功用是与处女蜂王交尾。一般情况下，雄蜂寿命可达 3 ~ 4 个月，但是，大多数中途夭折，其平均寿命只有 20 多天，有效交配期为 15 ~ 35 日龄。

一个蜂群里的雄蜂数目因时而异，从几十只到上千只不等。雄蜂的唯一职责是与蜂王交配，交配时蜂王从巢中飞出，此时，雄蜂已在空中等候，蜂王进入该区域时，雄蜂随后追逐，此举称为婚飞。蜂王的婚飞择偶是通过飞行比赛进行的，只有获胜的一个才能成为配偶。交配后雄蜂的生殖器脱落在蜂王的生殖器中，此时这只雄蜂也就完成了它一生的使命而死亡。虽然每只雄蜂在与蜂王交配之后就会立刻死亡，它们仍然争先恐后地争取获得这个“一时风流”的机会，以便留下自己的后代。那些没能与蜂王交配的雄蜂回巢后，只知吃喝，不会采蜜，成了蜂群中多余的懒汉。但每到采蜜旺季过后秋冬之际，蜂巢内的食物逐渐缺乏时，就会被工蜂联合起来逐出巢外饿死或冻死。

工蜂：

工蜂在这个群体中数量最多。蜂王与雄蜂交配后，它的卵子与雄蜂的精子结合成为受精卵，由受精卵所孵化的幼蜂都是雌性的。这些雌性幼蜂一般前三天喂以蜂王浆，以后喂以蜂蜜，故长大后就变成工蜂。

工蜂是蜜蜂王国里工作生活最为辛劳的个体，儿歌唱的“小蜜蜂，整天忙，采花蜜，酿蜜糖”；“小蜜蜂，嗡嗡嗡，飞到西来飞到东”，指的就是工蜂。工蜂担任蜂群中一切工作，除采粉、采蜜和酿蜜外，还负责清洁蜂巢、筑巢、分泌蜂王浆、饲喂幼虫和保卫蜂群等各项工作。一个蜂群中保持的工蜂多少，因不同季节而异，一般为2万到5万只。

工蜂的寿命，夏季4～6周，冬季3～6月，其寿命的长短与工作强度、蜂群群势有很大的关系。它们每时每刻都在辛勤地工作。尤其在繁殖季节和外界蜜源植物盛花期（春末夏初之际），更为忙碌，寿命极为短暂。在它们出世后的第1天至第3天，就当上了“清洁工”，负责把蜂巢里面打扫得干干净净。第4天和第5天则成为“保姆”，负责用花粉与花蜜喂养幼蜂。从第6天到第12天，它们又改当“佣人”，负责分泌蜂王浆来伺候蜂王。第13天到第17天，它们充当“建筑工”的角色，负责分泌蜂蜡建造蜂巢，另外还要把花蜜加以浓缩及把花粉捣碎，以便酿造蜂蜜。第18天到第20天，它们到了成年时候，开始从事繁忙的采集工作。当它们劳累到全身绒毛掉光，体色变黑的老年蜂，又成为蜂群的“卫士”，负责保卫蜂巢的安全。虽然它们也是雌性，但因为在幼虫时期只吃过3天蜂王浆，造成生殖器官发育不完善，不能与雄蜂交配，所以不能产卵繁殖后代。当个别蜂群失去蜂王时，个别工蜂卵巢恢复发育，但产的卵为没有受精的卵，将来成为雄蜂，时间一长，整个蜂群就毁灭了。

工蜂采集花蜜的工作极为繁重，因为每1千克的蜂蜜，需要采集10千克的花蜜才能酿造出来，而为了采集到10千克花蜜，需要一只工蜂出动8万次，每次飞行2000多米才能完成。也就是说，为了酿造0.5千克的蜂蜜，一只工蜂必须飞行16万公里，这个距离相当于绕地球4圈的路程[1]。

（二）蜜蜂的种类

蜜蜂属于节肢动物门（Arthropoda）、昆虫纲（Insecta）、膜翅目（Hymenoptera）、蜜蜂科（Apidae）、蜜蜂属（Apis）。蜜蜂属之下的蜜蜂种类，全世界现知的有九种：

1. 大蜜蜂

学名为Apis dorsata Fabricius。别名：排蜂、马长蜂。又称为巨形印度蜜蜂（gaint honey bee）、印度大蜂（large honey bee）或岩壁蜂、岩蜂（rock bee）。国外主要分布于南亚和东南亚，我国的云南南部、广西南部和海南岛有分布。

2. 黑大蜜蜂

学名为Apis laboriosa　Smith。别名：岩蜂、喜马拉雅排蜂、雪山蜜蜂。国外分布于尼泊尔、不丹、印度北部、缅甸北部和越南北部。我国主要分布于喜马拉雅山南麓、西藏南部和云南西北部。

3. 小蜜蜂

学名为Apis florae Fabricius。别名：小草蜂。又称为矮蜜蜂（dwarf honey bee）、印度小蜂（little honey bee）。国外主要分布于阿曼北部、和伊朗以东的南亚和东南亚各国。我国主要分布在云南北纬26°40′以南、海拔1900米以下地区，广西南部也有分布。

4. 黑小蜜蜂

学名为：Apis andreniformis Smith。别名：小排蜂。中国主要分布于南亚和东南亚，我国主要分布于云南西双版纳地区。

5. 沙巴蜂

学名为：Apis koschevnikovi Butte－Reepen，别名：红色蜜蜂，仅分布于加里曼丹岛。

6. 努绿蜂

学名为：Apis nuluensis Tingek，Koeniger and Koeniger。仅发现于马来西亚沙巴州绿努山区。

7. 苏威拉西蜂

学名为：Apis nigrocinta. Smith。分布于印度尼西亚的苏威拉西群岛和菲律宾。

8. 东方蜜蜂

学名为：Apis cerana Fabricius。原产地在东方，故简称为东蜂。东方蜜蜂有许多自然品种，如印度蜂、爪哇蜂、日本蜂以及中华蜜蜂、阿坝蜜蜂蜂、西藏蜜蜂和海南蜜蜂等。主要生存于温带、热带和亚热带地区。中外主要分布于亚州各国，我国除新疆外，各省都有分布，以华南地区和西南地区为多。

9. 西方蜜蜂

学名为 Apis mellifera Linneae。又称为西方蜂、西洋蜂（western honey bee）。原产于欧洲和中东地区，现已引入世界各地。

在以上 9 种蜜蜂中，只有西方蜜蜂和东方蜜蜂为可以人工饲养的蜂种，其他都为野生蜂种。

其中，杀人蜂是介于非洲蜜蜂和欧洲蜜蜂亚种之间的一个杂交种。此种非洲化的蜜蜂亚种于 1957 年在巴西培育一种适应热带气候且多产的杂交蜂时，意外出逃北飞，一年能飞约 320～480 公里，1980 年飞至墨西哥，1990 年飞抵德克萨斯州，如今广布在美国西南大部分地区，它们造成数百人死亡，有杀人蜂之称。这种非洲化蜜蜂的体型较欧洲种小，对植物的传粉作用也不大。虽然毒性不强，但对栖地受到威胁反应快，群攻而穷追不舍的时间较长。

（三）中国常见的家养蜜蜂

由于我国早期从国外引进的蜂种大多来自意大利，因而多以意大利蜂称呼。目前中国饲养的蜜蜂即以意大利蜂及中华蜜蜂为主[1]。

1. 中华蜜蜂特点

分布于我国广大地区的中华蜜蜂（简称中蜂；Apis cerana Fabr）：为东方蜜蜂下一个亚种，是我国的土著蜂。对各地的气候和蜜源条件有很强的适应性，稳产和适于定地饲养，特别在南方山区，具有其他蜂种不可取代的地位。

工蜂体长 10～13 毫米，前翅长 7.5～9.0 毫米，喙长 4.5～5.6 毫米；腹节背板黑色，有明显或不明显的褐黄环。在高纬度、高山区的工蜂腹部色泽偏黑；处于低纬度、平原区的工蜂色泽偏黄，全身被灰色短绒毛。雄蜂体长 11～14 毫米，体色黑或黑棕色，全身被灰色绒毛；蜂王体长 4～19 毫米，体色有黑色和棕红色两种，全身被覆黑色和深黄色绒毛。越往南方蜂越小。

中华蜜蜂的工蜂嗅觉灵敏，发现蜜源快，善于利用零星蜜源，飞行敏捷，采集积极，不采树胶，蜡质不含树胶。抗蜂螨力强，盗性强，分蜂性强，蜜源缺乏或病虫害侵袭时易飞逃。抗巢虫力弱，爱咬毁旧巢。易感染囊状幼虫病和欧洲幼虫病。蜂王产卵力弱，每日产卵量很少超过 1000 粒。

2. 意大利蜂特点

意大利蜂（意蜂；A. mellifera L）：是西方蜜蜂下的一个主要亚种，原产于意大利的亚平宁半岛，是典型的地中海型气候和生态环境的产物。现分布遍及全国各地。一些学者认为，意大利蜂是亚平宁半岛上原有的欧洲黑蜂与引进的塞浦路斯蜂长期自然杂交形成的。

意蜂的体形比黑蜂略小，腹部细长，吻较长（6.3～6.6mm）；腹板几丁质颜色鲜明，在第2至第4腹节背板的前部具黄色环带。但黄色区域的大小和色泽深浅有很大变化，有的蜂群较宽而浅，有的窄而深。工蜂体长13～15毫米，头、胸部绒毛为黄褐色，意蜂的绒毛具黄色。雄蜂体长14～16毫米，似中华蜜蜂，但个体较大，雄蜂上的黄色绒毛特别易于区别。蜂王体长16～17毫米，与中华蜜蜂主要区别在于唇基黑色，不具黄斑，后翅中脉不分叉。

意蜂是一个非常优良的品种，但在冬季较长，早春气候多变的地区，它是难以适应的。其成虫全年可见，产卵力强，育虫力也很强，育虫节律平缓，抗病力弱，对蜂螨的抵抗力也弱，但有一定的抗巢虫能力。意蜂一般比较温顺，不怕光，在开箱、提脾翻转检查时，能保持安静。意蜂产蜜能力强，对大宗蜜源的采集力强，但对零星蜜粉源的利用能力较差；对花粉的采集量也大；其分泌王浆的能力强于其它任何品种的蜜蜂，是蜜浆兼产型的理想品种；而且意蜂泌蜡造脾能力及清巢习性强，但定向力较差，易迷巢，盗性强。在夏秋两季，往往采集较多的树胶进行蜂胶生产。意蜂对蜂产品的生产有诸多优势，故是我国饲养的主要蜜蜂品种。

3. 养蜂可陶冶情操

养蜂也能陶冶情操，调节心情，疏肝解郁，消愁娱乐。露天养蜂场的日光、空气、地理、气候和植被等诸多自然因子构成一个独特的情趣，使人们忘记了烦恼；打开蜂箱，闻到充满蜂蜜和蜂胶的芳香气味，看着忙碌工蜂的出出进进，看着她们不畏强暴、集体抗敌的精神，欣赏着蜜蜂为保卫集体而奋不顾身的精神。人类又让蜜蜂按人的意志加工药物蜜、巢蜜、强化营养素蜜，制造蜂王浆，这是珍贵的养蜂及蜂疗保健的手段。

中华蜜蜂与意大利蜂的蜂种差异见表 1－1：

表 1－1　中蜂与意蜂的蜂种差异

蜂种	中华蜜蜂	意大利蜂
个体	较小	较大
倒钩数	较少	较多
蜂针	较短	较长
蜂毒量	较少	较多
嗅觉	灵敏度高	灵敏度较低
有绒毛带	四条	三条
使用地区	南方多用	平原多用
分蜂性	较强	较中蜂弱
抗螨性	较强	较弱
过敏反应	较轻	较剧烈

三、蜜蜂的生物学特性

蜜蜂是社会性昆虫，过着群体生活。蜂群是由 3 种形态和职能不同的许多蜜蜂组成的一个有机体，单只蜜蜂一旦脱离蜂群就不能生存。

（一）蜜蜂的发育特性

蜜蜂是完全变态的昆虫，都要经过卵、幼虫、蛹和成蜂 4 个发育阶段。

1. 蜜蜂的发育过程形态

蜜蜂的 4 个阶段在形态上均不相同，它们是：

（1）卵

香蕉形，乳白色，卵膜略透明，稍细的一端是腹末，稍粗的一端是头。蜂王产下的卵，稍细的一端是巢房底部，稍粗的一端朝向巢房口。卵内的胚胎经过3天发育孵化幼虫。

(2) 幼虫

白色蠕虫状。起初呈C字形(见图1－3),随着虫体的长大,虫体伸直,头朝向巢房(见图1－4)。在幼虫期由工蜂饲喂。受精卵孵化成的雌性幼虫,如果在前3日饲喂的蜂王浆里加有蜂蜜和花粉的幼虫浆,它们就发育成工蜂。同样的雌性幼虫,如果在幼虫期被不间断地饲喂大量的蜂王浆,就将发育成蜂王。

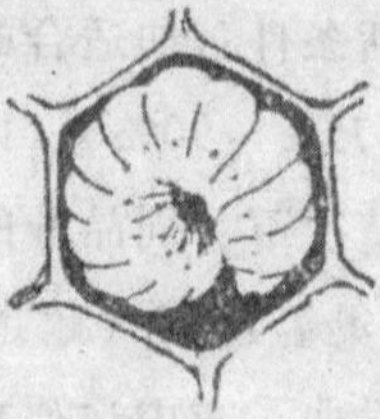

图1-3 蜂幼虫倦曲在巢房底部

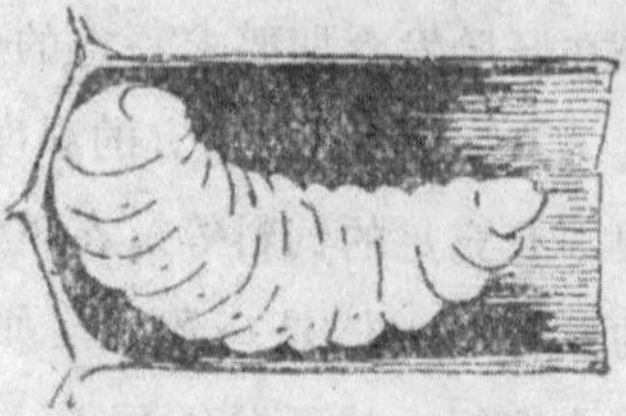

图1-4 蜂幼虫在巢房中长大伸直身体准备蛹化

工蜂幼虫成长到6日末,由工蜂将其巢房口封上蜡盖。封盖巢房内的幼虫吐丝作茧,然后化蛹。封盖的幼虫和蛹统称为封盖子,有大部分封盖子的巢脾叫做封盖子脾(蛹脾)。工蜂蛹的封盖略有突出,整个封盖子脾看起来比较平整。雄蜂蛹的封盖凸起,而且巢房较大,两者容易区别。工蜂幼虫在封盖后的2日末化蛹。

(3) 蛹

蛹期主要是把内部器官加以改造和分化,形成成蜂的各种器官。逐渐呈现出头、胸、腹3部分,附肢也显露出来,颜色由乳白色逐步变深(见图1－5)。发育成熟的蛹,脱下蛹壳,咬破巢房封盖,羽化为成蜂。

(4) 成蜂

刚出房的蜜蜂外骨骼较软,体表的绒毛十分柔嫩,体色较浅。不久骨骼即硬化，四翅伸直，体内各种器官逐渐发育成熟。

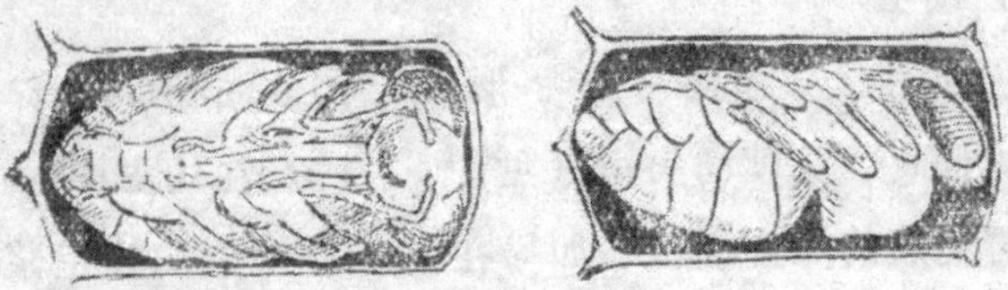

图1–5 蜂蛹在巢房中

2. 蜜蜂的发育期

蜜蜂在胚胎发育期要求一定的生活条件：如适合的巢房，适宜的温度（32～35℃），适宜的湿度（75%～90%），以及得到经常的饲喂，有充足的饲料等。在正常情况下，同品种的蜜蜂由卵到成蜂的发育期大体是一致的。如果巢温过高（超过 36.5℃），发育期将会缩短，甚至发育不良，翅卷曲，或中途死亡；巢温过低（32℃以下），发育期会推迟，或受冻伤。中华蜜蜂（简称中蜂）的发育期略短，中蜂工蜂的发育期约 20 天，意蜂工蜂的发育期为 21 天。

掌握发育日期，了解蜂群里的未封盖子脾（卵虫脾）和封盖子脾的比例（卵、虫、蛹的比例为 1∶2∶4），就可以知道蜂群的发展是否正常。掌握蜂王和雄蜂的发育日期，就可以安排好人工培育蜂王的工作日程。

（二）蜜蜂的信息交换

蜜蜂是人类最喜爱的昆虫之一，人们常常为它的勤劳感叹不已。蜜蜂彼此交换意识的方法包括声音、激素及舞蹈。蜂群不分昼夜都有声音发出，但声音却随情况不同而异。蜜蜂分泌之激素甚多，例如蜂王分泌蜂王物质（queen substance）、工蜂分泌警戒激素（alarm pheromone）等。蜜蜂之所以能够有条不紊、迅速而敏捷地采到花蜜是因为它可通过舞蹈语言相互交流。蜜蜂可以用舞蹈方式指示它的同伴食源的质量、距离和方位等信息。

在一般情况下，野外的工蜂总是在一定的范围内采蜜，而且主要是从一种植物的花上采蜜。由于采蜜经验的不同，它们的采蜜速度和采蜜方法存在着明显的个体差异。不过，工蜂具有较强的学习能力，它们可以学会把食物和特定的信号，如花朵的颜色和特定的形状等联系起来形成条件反射。蜂群对资源变化的敏感性和对报偿较高的植物的特化，主要是依靠它们极为发达的侦察活动和通讯能力。

1. 蜜蜂的舞蹈：

蜜蜂能将食物来源地及巢箱之距离方向以摇摆舞很正确的指示出来。蜜蜂的舞蹈分两种：摇摆舞和圆圈舞。

通常在一个蜂群中，每天大约有 1000 只新的工蜂准备承担采蜜任务，它们中的大多数都首先留在蜂箱内值“内勤”，只有少数作为“侦察员”四处寻找蜜源。这些“侦察员”专门负责侦察新的食物资源，一旦发现了有利的采蜜地点或新的优质蜜源植物，它们就会变成采集蜂，并飞回蜂巢，跳上一支圆圈舞蹈或“8”字形舞蹈来指出食物的所在地，并以舞蹈的速度表示蜂巢到蜜源之间的距离，还以附在身上的花粉的味道告知食物的种类，通知大家一块儿去采蜜。

蜜源与蜂巢的距离和舞蹈动作的快慢有直接关系。距离越近，舞蹈过程中转弯越急，爬行越快；距离越远，转弯越缓，动作也慢。蜜蜂的舞蹈动作，不仅能报告花蜜距巢远近，还能指示花蜜所在的方向。如蜜源距离在 10 米以内，工蜂就跳起圆圈舞，如蜜源距离在 10～40 米之间，跳出镰刀状图形，如蜜源距离在 40 米以上时，它就或左或右地跳起呈“∞”字舞。如果将全部爬行路线相连，直线爬行的时间越长，表示距离蜜源越远。直线爬行持续 1 秒钟，表示距离蜜源约 500 米；持续 2 秒，则约 1000

米。工蜂舞蹈同时显示太阳与蜂巢以及蜜源与蜂巢两条直线的夹角。这个夹角指示飞行方向，而工蜂转圈的频率和腹部抖动的节奏表示到达蜜源地的困难程度。如果跳摇摆舞时，蜜蜂头朝上，则是说："朝太阳的方向飞去，能找到花粉。"反之，则是报告："在背向太阳的地方可以找到食物。"这种"蜜蜂的舞蹈"成为它们特有的语言，在世界上不同地区生活的蜜蜂表达这种信息的舞姿却均不相同。

巢中的工蜂不仅可以通过"侦察员"的舞蹈来判别蜜源的方向和距离，而且还可以从"侦察员"们舞蹈的兴奋程度上感受到蜜源植物的质量。受召唤的工蜂也能够从"侦察员"的身上进行食物取样来测知花蜜的种类和花蜜的含糖量。此外，外勤工蜂采蜜回巢后通常要将花蜜反吐给内勤工蜂，而内勤工蜂常常是只接受质量较高，即浓度较大的花蜜，而拒绝接受质量较差的花蜜，这实际上是内勤工蜂给予外勤工蜂的一种信息，表明眼前蜂群需要什么种类的花蜜和不需要什么种类的花蜜。当外勤工蜂发现自己采回的花蜜不受欢迎时，它就便自动停止采集这种花蜜。在这种控制机制的作用下，整个蜂群就会逐渐只采集质量最高的那一种花蜜。因此，蜜蜂奇妙的采食对策不仅可以使它们得到个体特化的全部好处，而且也能对资源的变化作出迅速而灵活的反应。

2. 蜜蜂的信号感受

蜜蜂对电场极为敏感：在雷雨到来之前，就能感觉到电场强度的变化，以便自己及时隐蔽起来。蜜蜂在与蜂巢壁、蜂房摩擦时，会得到 90nC（纳库）的电荷，这差不多是蜜蜂处于静止状态下的 100 多倍。原来，蜜蜂在黑暗而拥挤的巢房内部进行联系和定向，是利用电场振荡和声音同时来完成的。信号蜂一边发出声音，一边以近 14Hz 的频率鼓动腹部，在此情况下，便产生无线电波。

昆虫大都是利用声音信号进行空中联络和定向的。科学家研究发现，蜜蜂能利用声脉冲向自己的同伴传递到食物源的距离。蜜蜂对距离的估算，依据的是飞行中肌肉能量的消耗量。充当蜜蜂声波感觉器的是一种绒毛，其长度为 640μm，根基直径约 10μm。它们以扇形排列在头两边，复眼和后脑连接处。现已查明，这些绒毛具有感知低频电场的功能。当信号蜂沿着蜂房爬行时，它与其它蜂之间能保持一定的间隔，不至于发生互相碰撞，且相互之间拉开的距离在 5mm 以内。绒毛摆动的振幅是由声音或电场的频率以及它们的强度来决定的。绒毛在声音的作用下能偏转 1°角，而在电场振荡的影响下摆幅可达 5°角。绒毛与神经细胞相连，神经细胞能产生与绒毛振幅成比例的神经脉冲重复频率和同一频率的电场振荡，并使绒毛摆动，神经细胞对绒毛的运动有着特殊的反应，即起到振荡感受器的作用。同时，它又像节肢动物的感觉器官，对触觉负责记录，并且只有在偏转时报以信号。

（三）蜜蜂的生活环境

外界环境对蜜蜂生活有很多大的影响。主要有温度、湿度、光照和其他气候因素的影响。

1. 温度

蜜蜂属于变温动物，然而由成千上万只蜜蜂组成的蜂群，具有恒温动物所特有的调节体温的能力。蜜蜂数量越多，蜂巢内温度越稳定，并能够保持在适温 34℃～35℃的范围内。温度太高或太低均不利于其发育和繁殖。如在 27℃时封盖子虽然能羽化为成虫，但没有采集力；30℃时羽化推迟 4 天；37℃时羽化期缩短 3 天，但有大量封盖子死亡（见子不见蜂）。蜜蜂生活的最适宜温度为 15℃～25℃。气温在 5℃～35℃时（白昼荫处气温）蜜蜂就能出巢活动。气温长时期在 10℃以下蜂王停止产卵，蜜蜂减少或停止出巢活动，在蜂巢内结成蜂团，转入断子越冬期。在温带地区，冬季蜂王停止产卵，只有老蜂逐渐死亡，没有新蜂羽化，蜂群中蜜蜂的数量逐渐减少；夏季蜂王每日的产卵量往往超过1500粒，新蜂的羽化数大大超过老蜂的死亡数，蜜蜂的数量逐渐增多，蜂群发展到高峰。

一年四季气温变化很大，为了生存，蜜蜂通过各种方式来调节箱内温度。在炎热的夏季，当蜂巢内温度超过适温范围时，蜜蜂外出采水，蒸发水分（扇风）进行降温，当蜂巢受烈日暴晒，辐射热过高时，蜜蜂离开巢脾，集结到巢内较大的空间及堆集到巢门口散发热量，这种现象生产上称“离脾”。相反，遇到寒冷时，蜜蜂离开边脾，聚集在蜂巢中央的子脾上护子，生产上称缩团。在严寒的冬季，蜂群结团越冬。蜂团外围适温6℃～10℃，蜂团中心适温24℃～30℃，若保温不当，蜜蜂以吃蜜运动、散团等行为来调节温度。由于新陈代谢增强，不但影响蜜蜂寿命，而且饲料耗量增加[1]。

2. 湿度

蜂巢内空气的相对湿度高低与外界空气的温湿度、巢内饲养温度、蜜蜂生理状况及正在发育个体的数量有关系。正常蜂巢中央的相对湿度为77%～84%，蜂巢内各部位的湿度变动在25%～100%之间。在流蜜期，蜂巢中央湿度为55%～60%；如果自然界没有流蜜，子脾之间的相对湿度为76%～91%，因为哺育子脾需要较高的湿度，酿蜜时因蒸发采集来花蜜中的过剩水分，而需降低湿度。越冬期最适宜的相对湿度为75%～80%，如果巢内干燥，蜜蜂体内及巢蜜中水分蒸发快，蜜蜂会感到口渴而吵闹，导致越冬失败。蜜蜂除了利用代谢水分外，以采水及喷水滴蒸发水分，提高巢内湿度，以扇风来降低巢内湿度[1]。

3. 光的影响

日照能刺激蜜蜂出动，采集季节为一年的长日照季节，蜂箱宜放阴凉处，巢门朝南，夜晚蜜蜂也有趋光现象，夜晚应处在黑暗环境。如夜晚有亮光刺激，蜜蜂也会趋光而行。

4. 其他气候因素

蜜蜂生活要求新鲜的流动空气，当空气不流通，群蜂易显不安状态，特别闷热场合更十分危险。阵雨或突然的暴晒，对于蜜蜂出动安全亦有很大的影响。海滨经常风大的地区，蜜蜂采集活动被迫贴地面飞行，因此，选择场址，对于风力、风向的频度以及所处范围的天然屏障或人造屏障都必须加以注意。

（四）蜜蜂用刺针进行护卫

蜜蜂用刺针蛰人是为了保护蜂群的利益，是不得已而为之的举动，却不会给单个的蜜蜂带来任何好处。蜜蜂的刺针一生只能用一次，因为蜜蜂刺针带有倒勾，蛰人之后，刺针就会留在受害者的身体里，蜜蜂由于失去刺针包括其毒囊，身体的内部受到了严重的伤害，不久就会死去，所以蜜蜂用了其刺针，自己也付出的生命；同时可说，蜜蜂是为了它的集体而牺牲了自己的生命。也许蜜蜂不会仔细思考，但本能告诉它，遇到危险就使用刺针。如果没有敌害骚扰蜜蜂，让蜜蜂安静而自由自在地过自己的生活，毫无疑问，它肯定只会去采花酿蜜而不想用针去攻击。

对于单个的蜜蜂来说，蛰人意味着生命的结束，但对整个蜂群而言，却得到了最大的安全与好处：正因为蜜蜂有刺针，才使别的动物，包括人类由此认识到，蜂蜜虽然香甜好吃，但最好别惹蜜蜂，还要离蜜蜂远一点。蜜蜂的毒针对人类许多疑难病有良好的疗效，使风湿病人手足不变形，生存质量提高，其对人类的贡献是功不可没。

（五）蜜蜂反击胡蜂的危害

蜜蜂是团结战斗的模范，它们为生存而战。胡蜂又称为大黄蜂、蚂蜂或马蜂，凶猛残忍，常捕食蜜蜂和盗蜜。是一种分布广泛、种类繁多、飞翔迅速的昆虫。雌蜂身上有一根长螫针，在遇到攻击或不友善干扰时，会群起攻击。胡蜂喜食蜜蜂，是蜜蜂的天敌[1]。

由于胡蜂个子远大于蜜蜂，蜜蜂面对强敌，一般是回避和飞逃，对这种强盗束手无策，常只能任其宰割。但有时也会发挥群体作战的优势：当个别胡蜂临近时，通常有以下反应：震动腹部，发出报警信息素召唤同伴；快速抖动翅膀，发出“嘶嘶”声，向来犯者发出警报；当胡蜂过分靠近蜂群时，守卫蜂和其他工蜂会很快出击，咬住来犯胡蜂的腿、翅和触角后进行结团厮咬。会有数十个蜜蜂一齐扑向胡蜂，用身体将胡蜂一层层裹起，形成数十个密不透风的蜂球，一段时间后，蜂球散开，里层蜜蜂死伤累累，大黄蜂也被困死其中。但要裹住黄蜂，却十分艰难，需要付出惨重的代价。蜜蜂是靠蜂团温度而不是蛰刺杀死胡蜂，东方蜜蜂的最高致死温度是48℃～50℃，而胡蜂为44℃～46℃，蜜蜂结团时的温度达47℃，足以杀死黄蜂。蜜蜂用身体把大其几倍的大黄蜂紧紧捂住，靠合力散发出热量，活活闷死大黄蜂。然后像扔垃圾一样被工蜂拖走抛出蜂巢。为了证明这一点，科学家们把蜜蜂和黄蜂分别放进恒温箱里，有步骤地提高温度，结果大黄蜂在45.7℃的时候死亡，而蜜蜂坚持到了50.7℃。

四、蜜蜂产品的种类

所有的蜂产品都是药食同源的保健食品，它们对人类的健康发挥着重大的作用。按其来源和产生的过程可分为三大类：

第一类：由蜜蜂在野外采集物，并经蜜蜂加工而成的，如蜂蜜、蜂花粉、蜂胶。

第二类：由蜜蜂自身的腺体分泌的，如蜂王浆、蜂蜡和蜂毒。

第三类：蜜蜂自身生长发育成各虫态的躯体，如蜂王幼虫、蜜蜂幼虫、蜜蜂蛹、蜂尸等。

近些年来，随着人们生活水平的不断提高和饮食结构的逐渐合理化，蜂产品已相继被人们所接受和重视。其成分和特性决定了蜂产品在食品、轻工、医疗保健（保健食品）等领域，有着极其广泛的用途。

作为食品，蜂产品为人体提供必要的营养素，满足人体的营养需要和人们的不同嗜好与要求。

据测定，蜂产品不但含有丰富的蛋白质、氨基酸、维生素、微量元素、脂肪、糖类等营养成分，还含有大量调节机体代谢的生物活性物质，被称为纯天然的全营养食品。蜂产品直接含有或对某些特殊的营养素有显著的促进效果。如：肽与蛋白质、黄酮类化合物、活性多糖、功能性甜味剂、功能性油脂、自由基清除剂、维生素、微量活性元素以及生态因子，这些营养素不仅保证了人体正常的生长发育，其营养、天然、安全和功能特性对健康有作用。近年来，人们喜欢服用蜂花粉、蜂蜜、蜂王浆、蜂胶四者的混合物，即为“蜂四宝膏”的混合蜂产品，其效果更好。

中国是世界第一养蜂大国，现有蜜蜂约为750万群，年产蜂蜜约为25～28万吨，年产蜂王浆约为3000吨、年产花粉约为2500～3000吨、年产蜂胶（提纯）约为400吨。目前中国生产的蜂产品居世界之冠，畅销于世界各国。目前产蜂蜜占世界蜂蜜总产量的1/5，年出口蜂蜜占世界蜂蜜贸易量的2/5，年蜂王浆产量和出口量均占世界总产量和贸易量的95%以上。此外还生产一定数量的蜂蜡、蜂王胎、蜂毒等产品。

五、蜜蜂与人类保健的关系

蜜蜂以植物为资源，通过采集、酿造、分泌、哺育活动而生产的蜂蜜、蜂王浆、蜂花粉、蜂胶、蜂蜡、蜂巢、蜂蛹虫、蜂毒等多种蜂产品，是来自大自然的产物，其堪称为“绿色食品”、“天然药品”。

我国劳动人民养蜂和蜂产品的应用历史悠久，自古以来，蜂产品在食疗、医疗保健中已广泛应用，治愈了许多常见病和疑难疾病，成为治疗百病方剂中的重要组成部分。随着现代科学技术的发展，人类利用蜜蜂产品增多，受益的广大民众愈来愈多，因此，当前蜂产品是国内外保健食品中需求量最大的品种之一。

我国对蜂产品的应用积累了许多古方、难方、奇方、秘方、效方，广为流传，有些是有着奇特的功效，值得发扬与光大。

（一）蜜蜂与其产品的保健价值

蜜蜂事业是造福人类和社会的“甜蜜”事业，蜜蜂整体都是宝。蜜蜂所产的十种主要蜂产品：蜂蜜、蜂王浆、蜂花粉、蜂胶、蜂针（蜂毒）、蜂巢（蜂腊）、蜂胎、蜜蜂幼虫、蜂蛹、蜂尸等。这些都是“自然界最完美的食品、药品”、“能口服的化妆品”等，种种都和人类的保健相关。它们都富含氨基酸、蛋白质、维生素、生物酶、矿物质和微量元素等对人体有益的多种营养成份；它们所含的营养保健和药理成份以及含量又有所不同，所以它们对人类健康、美容方面起到的作用又有所不同和侧重。

（二）蜜蜂产品在医药工业上的应用价值

蜜蜂产品，本身除有医疗的功效外，在制药业上，还是一种很好的辅料，因此，广泛应用于很多中成药的生产。药物蜜蜂产品，如蜜炼川贝枇杷膏、固本止咳膏等的主要成份均有蜂蜜，口服的保和丸的（大蜜丸）其成分是：山楂（焦）、六神曲（炒）、半夏（制）、茯苓、陈皮、连翘、莱菔子（炒）、麦芽（炒），辅料为蜂蜜；六味地黄丸、杞菊地黄丸、桂附地黄丸、脾肾两助丸中其辅料也为蜂蜜。

用以炮制中药：中药炮制学里常用蜂蜜对一些中药进行炮制以减轻毒性，舒缓药性；也可用纯净的蜂蜜，用文火熬炼，过滤去沫以和药丸。《本草经集注》曰："凡蜜，皆先火上煎，掠去其沫，令色微黄，则丸经久不坏"。所得制剂或冲调以内服，或入丸剂、膏剂；或外用以涂局部。

配合中药自制剂：配合各种中药一起使用：如二冬川贝膏是用天冬30克，麦冬30克，川贝15克，蜂蜜适量做成，有润肺清心，滋肾养胃，止咳化痰，悦色丰肌功效。适用于肺肾阴虚有热，肺痨，咳嗽，咯血，咽喉疼痛，音哑失音，面色无华者。

国内外的实践证明，蜂花粉及其制剂是前列腺增生的克星。故此有一系列用蜂花粉配制的防治前列腺增生的制剂。这种将植物的雄配子——花粉成功地运用于男性性器官疾病的治疗，也正符合中医"以脏养脏"的保健原则。利用蜂胶制成"特制蜂胶液"外用以消炎消肿。

蜂毒制剂"神蜂精"：其主要是将蜜蜂毒的有效成分与蜂房、蜂胶、肉桂、乳香、九里香、穿山龙、冰片等多味中草药配置而成。福建的"神蜂精"配合外用刮痧疗法以止痛，治疗风湿性和类风湿性关节炎、坐骨神经痛、腰椎间盘突出症、颈椎病、骨质增生、肩周炎及各种跌打损伤等症状有一定效果[10]。

（三）蜂产品防治癌证探讨

蜂产品的营养成分丰富，而且天然。服用蜂蜜、蜂胶、蜂王浆以及蜂毒等蜂蜜产品对人体健康有益，这是众所周知的。然而最近克罗地亚首都萨格勒布大学科学家纳达·欧尔索里奇博士等在12月3日出版的《食物和农业科学杂志》上发表论文披露了他们的研究结果：在实验鼠身上的实验显示，蜂蜜产品既有对癌症的免疫作用，也有防止癌细胞转移的功能。

纳达·欧尔索里奇博士等人先给一部分实验鼠服用蜂蜜产品，然后在全部实验鼠身上人为地培养出恶性肿瘤细胞，接着再让它们服用或向它们的癌细胞注射蜂蜜产品。结果正如纳达·欧尔索里奇博士所说，蜂蜜产品的效用是“或者阻碍癌细胞的生长，或者延迟癌细胞的扩散，从而延长了实验鼠的生命”。纳达·欧尔索里奇博士等人发现，蜂胶和蜂蜜产品中的咖啡酸显著地延迟了皮下癌细胞的生长，蜂王浆能防止恶性肿瘤的发生，蜂蜜则能阻碍肺癌细胞的扩散，在癌细胞间注射蜂毒也能阻止癌细胞的扩散，大大延长了生病实验鼠的寿命，以至于有些患上癌症的实验鼠的寿命与健康实验鼠一样。

纯净蜂巢对食道癌、胃癌等也有较好效果，可缓解病情，延长生命。蜂王浆、蜂王胎均能有效地防治放疗、化疗后的白细胞降低。

有研究显示：实验室里让三组容易感染癌证的小白鼠在同样的条件下生活，只是饲料不同：第一组吃蜂粮（由蜜蜂用花粉加蜂蜜加上蜜蜂分泌的物质调制而成），第二组吃鲜花粉，第三组作为对照组，吃一般的饲料。全部小白鼠用接种方法感染了癌证以后，第二、三两组的小白鼠很多都患了癌证，最终死亡。但是，用蜂粮喂养的第一组小白鼠得病的极少。这实验结果证明了：蜂粮（由蜜蜂用花粉加蜂蜜及蜜蜂分泌的物质调制而成）在一定程度上有抗癌的作用。有报导[1]破壁蜂花粉水提取液对体外肿瘤细胞培养的抑制实验研究。结果证明，花粉的水提取液对体外培养的Rail肿瘤细胞株生长具有明显的抑制作用。

参考文献

[1] 李有泉，王海蓉．蜜蜂的起源地再议［J］．养蜂科技，2000（2）：4－6.
[2] 沈育初．蜜蜂进化与生物学规律——纪念达尔文诞生200周年［J］．中国蜂业，2009（6）：48－49.
[3] 王承赋．蜂群的分蜂行为及其影响因素［J］．生物学通报，2009，44（7）：12－15.
[4] 李飞，蜜蜂．勤劳成功的传粉员［J］．知识就是力量，2009（8）：6－9.
[5] 杨冠煌．中华蜜蜂［J］．科学世界，2007（6）：42.
[6] 理查德·琼斯，斯蒂芬·布莱克．蜜蜂群［J］．人与自然，2006（11）：17.
[7] 龚凫羌，宁守容．试论小环境与蜂群生活［J］．蜜蜂杂志，2001，（2）：18－19.
[8] 吴德文，冯喜玉，冯喜田．蜜蜂的新敌害——土胡蜂［J］．蜜蜂杂志，2006（7）：23.
[9] 蒋滢，黄美英，徐颖，蜂花粉系列研究［J］．中国养蜂，2001，52（6）：6.

第二章 蜂 蜜

蜂蜜（Honey）又称蜂糖、蜜糖、石蜜、石饴、食蜜、蜜、白蜜、白沙蜜、沙蜜等。蜂蜜是蜜蜂将采集的植物花蜜，或昆虫排泄的蜜露混以蜜蜂唾腺的分泌物，经充分酿造而贮藏在蜂巢内的甜性物质，是一种有黏性的透明或半透明的液体。它是一种较好的天然营养品，也是人们喜爱的保健食品。蜂蜜是生活中食用的长期不会变质的食物之一。古今中外都认为其是一种具有保健作用的滋补营养品，同时也被中医列为具有医疗作用的药品。蜂蜜的来源丰富，据联合国粮农组织统计，2005 年世界共计 116 个国家和地区有蜂蜜生产，总产量达 148 万吨。中国蜂蜜产量 29.8 万吨，居世界首位[1]。蜂蜜中含有极丰富的果糖和葡萄糖，香甜可口，老少咸宜，病人和体弱者都适用。此外，蜂蜜在美容业、烟草工业和油墨工业等领域都具有重要的作用。

一、蜂蜜的古代应用

甜蜜是人类美好生活的象征，蜂蜜数千年来被人类赞赏。人类利用蜂产品的历史十分久远，其中蜂蜜是人类最早利用的甜食。在早期，人类可能是极偶然地在空心树、木头或山洞中发现了蜂巢中的这种甜味物质。在非洲，土著村民用一种叫做寻蜜鸟的鸟来帮助他们寻找非洲蜂蜜的蜂巢，然后割取蜂蜜。蜂蜜曾被人们看作是极为富有的标志。圣经告诉人们，上帝许诺给犹太人一块流着奶和蜜的土地。对于古代希腊人来说，蜂蜜是众神所食的“特别的生命液体”。在希腊神话中，大神宙斯就是被蜂蜜和山羊奶喂大的，而且他还有个做养蜂神的曾孙阿利斯泰俄斯。

在人类发现蔗糖和甜菜糖以前，蜂蜜是人类唯一的甜味剂。埃及金字塔法老墓中有陪葬的蜂蜜；1919 年，在西班牙巴伦西亚地区的阿拉尼亚洞窟内发现了公元前 6000 年前后的壁画，画中除鹿、野猪等动物外，还描绘了当时采集蜂蜜的情景。这是对人类使用蜂蜜的历史进行的最早描绘。类似于养蜂的活动最早出现是在公元前 5000 年左右。古埃及第五王朝（公元前 2600 年）的乌塞尔法老所建造的太阳寺出土的浮雕上描绘了当时养蜂的情景，并有记载表明当时养蜂作为一种职业已经确立。到了罗马时代还出现了大型养蜂场。

我国食用蜂蜜的历史，早在商代以前就有记载。据《中国古代早期昆虫学研究》的作者周尧考证，早在三四千年以前的殷商甲骨文中已有“蜜”字的记载。

蜂蜜在古代又称为石蜜、石饴（《本经》），食蜜（《伤寒论》），蜜（《金匮要略》），白蜜（《药性论》），白沙蜜（《本草衍义》），蜜糖（《本草蒙筌》），沙蜜、蜂糖（《纲目》）等。同时在不同的环境中酿造的蜂蜜又有不同的称呼，例如在山岩上酿造的蜜又称为石蜜、石饴、岩蜜等；在树木上酿造的称为木蜜；于地底酿造的称为土蜜等。《山海经》云：“谷城之上，足 之卢，今土木之蜂，亦各有蜜”。蜂蜜的种类还有地域的区别，如明·卢之颐云：“北方地燥，多在土中，故多土蜜”。南方地湿，多在木中，故多木蜜。清皇宫中盛行食用蜂蜜，专设有“蜜吏”；据《姚安县志》记载，清顺治九年，楚雄彝州土同知高公百里快骑赠友人蜂蜜的佳话。

蜜蜂酿造并贮存蜂蜜原先是供其自身食用的，据古生物学家的研究，在人类出现以前的五、六百万年前就有了蜜蜂。但随着社会的发展，人类逐渐发现了蜂蜜有很多的用途，人们将蜂蜜作为药物使用也有几千年了，古代中国人、埃及人、希腊人、罗马人都使用蜂蜜或与其他草药配合治疗外科创伤及消化道疾病。我们的祖先自古以来就一直用蜂蜜来治疗许多疾病。《四部医典》第四部第3、11章记述的汤剂、丸剂、膏剂、药油、珍贵药品等均有使用蜂蜜的配方；第8章煅制剂用蜂蜜做药引；第10章关于药酒的配制分为蜂蜜药酒、单方药酒和复方药酒三类，具体记述了蜂蜜药酒的配方和制法。

我国现存最早的药学专著《神农本草经》就将蜂蜜列为药中上品，并且记述了大量的蜂蜜治病的处方。认为蜂蜜“味甜，无毒，主治心腹邪气，诸惊痫痓，安五脏诸不足，益气补中，止痛解毒，和百药”。

明代李时珍认为蜂蜜作为药剂有5种功效：清热、滋补、解毒、滋润、止痛。生蜂蜜是凉性，所以可清热；加热过的熟蜂蜜为温性，故可以滋补身体；蜂蜜保持水的吸湿性，可滋润肌肤，且有润肠通便之功；味甘甜，可作为佐剂，祛除其他药物的苦、酸、咸味；蜂蜜作用缓和，故能解除胃痛和疮伤痛。明·卢之颐认为蜂蜜：“气味甘平，无毒。主心腹邪气，诸惊痫痓，安五脏诸不足，益气，补中，止痛，解毒，除众病，和百药。久服强志，轻身，不饥不老，延年神仙。”

南北朝时期：陶弘景（452－536年）将蜂蜜区分为山岩间采集的石蜜、树上蜂巢产的木蜜、土中蜂巢采集的土蜜以及蜂农养蜂产的白蜜，指出以蜂子浸渍的酒敷面，可保持皮肤细嫩、有光泽。

世界各地古代对蜂蜜的应用：据文献记载公元前2600－2200

年间，古埃及刨伤膏是把油脂和蜂蜜涂在亚麻纤维上使用的。穆斯林先知默罕莫德推荐用蜂蜜治疗腹泻。亚里斯多德也是著名的蜜蜂研究者，他已经知道花蜜（nectar）被蜜蜂采集后经过熟酿而成为蜂蜜这一过程。他曾经写道：蜂蜜是医治创伤和眼疾的救星。医学之父和古代思想家希波克拉底活到107岁，生前他经常服用蜂蜜，并总结说："蜂蜜与食物并用是滋补和保持健康的要素。"自然科学之父亚里斯多德认为蜂蜜有促进人体健康和延年益寿的特殊作用。在其著作《动物志》中关于蜂蜜的描述，他用梦幻般的语言形容道"蜂蜜乃从天而降之甘露，尤以繁星升空、彩虹横渡之时，彼甘露亦增"。

二、蜂蜜来源及其形成过程

酿造蜂蜜的原料主要来源于花蜜，其次是甘露和蜜露。花蜜是植物花内蜜腺所分泌的主要含有各种糖类的水溶液；甘露是蚜虫、叶蝉等的排泄物；蜜露是植物花外蜜腺的分泌物。

（一）蜜蜂的采集物

蜜蜂用舌吸管吸取植物的蜜腺、树液或蚜虫、叶蝉的蜜管所分泌的甜汁，经蜜蜂的口器混以唾液并暂时贮于蜜囊中，归巢后，在巢房吐出，经过反复酿造而成。

花蜜是植物花内蜜腺的分泌物。花蜜的形成是在绿色植物进行光合作用时，吸收空气中的二氧化碳和土壤中的水分及其他元素，在阳光作用下制造营养物质，同时释放氧气。营养物质（主要是碳水化合物）除了供植物本身的生长发育外，剩余的部分贮藏在植物体内，当植物开花时，体内贮藏的营养物质被输送到花朵部，一部分转化为糖汁，并贮藏在花的蜜腺里形成花蜜，分泌出来以引诱昆虫采集花蜜，同时附带为其传粉、授粉。另一部分营养物质用于形成果实和种子。花蜜主要含有各种糖类的水溶液。蜜蜂采集时将花蜜一滴滴吸入蜜囊中，经过一番反复加工酿造才变成蜂蜜。

甘露是蚜虫、介壳虫、叶蝉等的排泄物，蜜露是植物花外蜜腺的分泌物。在无花期蜜蜂也采此类物质以酿蜜。

每只蜜蜂采集时将花蜜一滴滴吸入蜜囊中。每出巢采集一次需要20~40分钟，在巢内大约停留4分钟便再次出勤，流蜜盛期一天“出勤”10~40次。每次约采上百朵花，采到的花蜜只有0.5克。

（二）蜂蜜的形成

蜂蜜是蜜蜂的主要产品，蜜蜂采集花蜜时，每出巢采集一次需要20~40分钟，在巢内大约停留4分钟便再次出勤，在外界蜜源植物流蜜盛期一天“出勤”10~24次。蜜蜂采集时将花蜜一滴滴吸入蜜囊中，经过一番反复加工酿造才变成蜂蜜。蜜蜂从采集花蜜到酿造成蜂蜜要经过两个截然不同的过程：一个是物理过程，另一个是生化过程。

1. 物理过程：

在蜜蜂采集、酿造、贮藏蜂蜜的过程中，蜂蜜要经过一定的物理过程，即除去花蜜中多余的水分。一般花蜜中的水分含量在40%以上，有的高达60%以上，且含蔗糖的量也很高，达30%以上。这种低浓度的糖液在蜜蜂的蜜囊里时，蜜囊细胞就吸收了相当的水分，然后通过血淋巴从马氏管进入直肠排泄到体外。

工蜂将采集的花蜜回到巢箱内后以吻对吻的方式传递给内勤蜂，内勤蜂把花蜜吐在吻端并形成糖泡，以扩大其蒸发面，并通过反复吞吐，蜜蜂加进了其口腔分泌的一些转化酶类，使花蜜中的蔗糖转化为葡萄糖和果糖，这是生物化学作用的过程。同时，因蜂巢中的温度达33~35℃，蜜蜂又通过集体的花蜜被分散地贮于许多巢房中，以扩大其蒸发面，并通过在巢门口振动翅膀扇风，引起空气对流，使花蜜中的水分蒸发，到一定浓度后，花蜜被分散地贮于许多巢房的房壁上形成薄膜，继续蒸发。当水分降到20%左右且巢房装满时，形成高浓度蜜，这是一种物理作用的过程，可抑制各种微生物的生长。

2. 生化过程：

酿造蜂蜜主要是使花蜜中的糖分起化学变化，即当蜜蜂在采集花蜜时就分泌转化酶和淀粉酶混入花蜜内，采回的花蜜被内勤蜂吮入蜜囊，然后返回到口器中经反复多次吞吐后，再将蜜汁移入另一巢房。在反复吞吐的过程中，蜜蜂不断加入各种酶，并加以混匀，将原有的蜜糖、蔗糖和淀粉转化为葡萄糖和果糖。通过蜜蜂的酿造，使蜂蜜中的还原糖（果糖和葡萄糖）含量达到65%~80%，而蔗糖含量降至5%以下，这样前后需要5~7天才能酿造出成熟蜂蜜。蜂巢的温度十分有利于酶的活动。花蜜在糖分解酶的作用下得到充分地转化，待到花蜜水分降到20%左右，蜂蜜就基本酿造“成熟”，蜜蜂就用蜂蜡把贮蜜巢房封盖起来以备外界蜜源缺乏或越冬时食用。

成熟蜂蜜形成后，人们可以利用割脾的方式，或用摇蜜机的离心作用等方法获得成品原质蜂蜜，从食品学角度而言，蜂蜜属植物性食品。

三、蜂蜜的生物及理化特性

纯正优质、新鲜成熟的蜂蜜，是黏稠、透明或半透明的胶状液体。其味甜，具有较温馨的香味。

（一）蜂蜜的生物理化性状

蜂蜜有黏稠度，是透明或半透明的。其味甜润，具有较浓郁的香味。温度低于10℃以下或放置时间过长，容易转变为不同程度的结晶。此外，蜜源种类不同，它们所表现的物理性状也有所差别。

1. 蜂蜜的色泽：来源于不同蜜源的蜂蜜，其颜色也不同。蜂蜜的正常色泽可分为水白色、特白色、白色、特浅琥珀色、浅琥珀色、琥珀色和深琥珀色7个等级，例如野桂花蜜、刺槐蜜、荔枝蜜、紫云英蜜等为水白色、白色，荞麦蜜、桉树蜜为深琥珀色。蜂蜜的色泽，取决于其所含的植物色素种类和有色矿物质含量的多少。主要成分如胡萝卜素、叶绿素及其衍生物、叶黄素、花色甙；聚焦糖和铁、钙、铜、镁等，这些成分的含量又受植物种类及其生长环境的影响。如果矿物质含量高，尤其铁元素含量高；蜜的颜色就深，例如荞麦蜜、桉树蜜。如果花粉含量多，同样也会加深蜂蜜的颜色。一般蜜色浅淡者质量为佳，相应的有色矿物质含量少，花粉含量也不太多，这种蜂蜜的颜色就浅，如苜蓿蜜、刺槐蜜、椽树蜜、紫云英蜜、野桂花蜜等。此外，有些人为因素如阳光曝晒、加热过度，储存期过长等都会使蜜色不同程度加深。

2. 蜂蜜的香气和味道：蜂蜜的味道，以甜为主，具有较浓郁的香味，但有些带有苦涩，而质量较次的蜂蜜常常带有苦味、涩味、酸味或令人不愉快的臭味。蜜源植物的花香味，它是蜜源植物花瓣或腺体分泌的挥发油或酸类形成的，主要成分是醇及其氧化物、酯、醛、酮和游离酸等。所以说，蜂蜜的香味主要来自于花香，蜜香和花香基本一致的。单花蜜有本植物特有的花香味，混合蜜有天然的花香味气息。蜂蜜的香味较为复杂，其芳香性物质主要是挥发性的香精油、芳香醇等。蜂蜜的香味通常可分为清香、浅香、芳香、浊香和刺激性气味，一般人们都喜食香味浅淡、清香芬芳的蜜种，这样的蜜质量较好。如刺槐、荆条、紫云英等。有些带有蜜源植物本身所具有的特殊气味——刺激性或浓厚的怪味，如薄荷蜜，具有薄荷的辣味，荞麦蜜有它特有的浓郁气味。

蜂蜜的芳香气味和鲜美的滋味特别容易被热和不适当的贮藏方法所破坏，如过度加热，或者不适当地长期贮存，就破坏了蜂蜜原有的色泽和清香气味，以致使蜜色加深，香味减退，味道变劣。过度加热，除了使较易挥发的香味进入空气中之外，同时也改变蜂蜜的滋味，另外由于蜂蜜里的糖类、酸类和蛋白质等受到高热的影响而给蜂蜜带来令人不愉快的气味。

3. 蜂蜜具有黏滞性。即蜜蜂有抗流动性。这种黏滞性取决于它的成分，特别是含水量。温度升高，蜂蜜的黏滞性就降低，有些蜂蜜在剧烈搅拌之下也会降低黏度，静置之后又恢复原状。蜂蜜是黏稠的液体，如果把蜂蜜装在瓶子里摇动时，蜂蜜在瓶壁上流动缓慢，出现挂壁现象。随着温度的升高，蜂蜜的黏滞性就逐渐降低，但当温度达到43℃时，蜂蜜的黏滞性降低减慢。有些蜂蜜在剧烈搅拌之下也会降低黏度，静置之后又恢复原状。

蜂蜜是一种密度较大的液体，成熟的蜂蜜在20℃时的密度为1.39~1.42，蜂蜜的含水量不同密度也不同，衡量蜂蜜的浓度常用波美计，我们常见的蜂蜜多为39波美度，其含水量为25%，密度为1.3689。蜂蜜的比重与含水量有关，即与成熟度有关。不成熟的蜂蜜，由于含水量高，其比重就小。由于蜂蜜的含水量不同，比重的差别就很大。如果把蜂蜜暴露在湿度大的空气中，便形成稀薄的薄层，因水分含量大，比重小的保留在上层，造成上下层比重不一致。如果把两种含水量不同的蜂蜜，装进同一直桶里如不特别混合，那么含水量高的就处于含水量低的上方。这就是蜂蜜产生分层现象的原因。

4. 蜂蜜的吸湿性。这是蜂蜜从空气中吸收水分的能力。蜂蜜的吸湿性与它的特有成分——糖分及含水量紧密相关，当蜂蜜含水量为17.4%，恰好与空气相对湿度为58%时取得平衡，这时蜂蜜含水量为17.4%。如果把这种蜂蜜暴露在相对湿度高于58%的空气中，则蜂蜜就吸收空气中的水分，因而它的含水量就增加；蜂蜜暴露在相对湿度小于 58% 的空气中，含水量就减少。总之，暴露于空气中的蜂蜜，它的含水量与空气中的湿度取得动态平衡。蜂蜜吸收空气中的水分而很快地从表层稀释，并不断地缓慢地扩散到深层，当蜂蜜暴露于干燥的空气中，就散失水分，但比较慢，因为在表层形成了一层“干燥膜”、蜂蜜在吸收水分的同时也易吸收周围的异味，故此必须注意贮藏蜂蜜。

5. 蜂蜜的旋光性。这是它的光学特性。蜂蜜中含有多种糖和氨基酸，所以它具有旋光性。旋光度的大小与其本身的成分、溶液浓度、波层厚度、光的波长、测定温度等有关。正常的蜂蜜绝大多数是左旋的，因为蜂蜜中主要的成分果糖与葡萄糖的比例与转化糖中果糖与葡萄糖的比例大致相似。

6. 蜂蜜具有结晶性。蜂蜜的结晶与其植物的种类和温度有关，在冬春低温季节，蜂蜜会出现结晶，这是蜂蜜固有的一种物理变化，是蜂蜜的正常现象，并非变坏，对蜂蜜质量没有影响。由于蜂蜜的主要成分是果糖和葡萄糖，因而蜂蜜中存在着大量的葡萄糖晶核，当温度在 13 ~ 14℃ 时，经过 48 小时后，蜂蜜中的葡萄糖晶核就会互相聚合，出现结晶。蜂蜜结晶后，颜色变浅，结晶的状态随结晶速度，自快到慢而表现出油脂状、细粒状和粗粒状或团块。不同品种的蜂蜜结晶性不同，纯正的刺槐蜜不结晶，荆条蜜和枣花蜜结晶缓慢，而油菜蜜、棉花蜜、向日葵蜜等蜜种是葡萄糖含量较高，在低温下蜂蜜容易结晶。含葡萄糖、蔗糖较高的蜂蜜容易结晶；如果糖含量高，即使在适宜的温度下，也不易结晶。此外，浓度高的蜂蜜比浓度低的蜂蜜容易结晶，能够全部结晶的蜂蜜一般含水分低、浓度高，不容易变质，所以是优质蜜。

7. 蜂蜜的发酵性。蜂蜜中一般含有酵母菌（主要是耐糖酵母，还可能有些产酸的细菌）。蜂蜜之所以会发酵，除了本身含有机酸外，主要是耐糖性酵母菌活动的结果。不成熟的蜂蜜，如果蜂蜜中的水分含量高，在温度适合的情况下，耐糖性酵母菌大量繁殖、生长，分解蜂蜜中的糖分，产生酒精和二氧化碳，以致表面形成泡沫，也就是蜂蜜发酵。在有氧气的情况下，酒精进一步分解成醋酸和水，使蜂蜜带有酒味和酸味。蜂蜜轻度发酵后，应在60～62℃左右隔水加热保持半小时，即可杀死酵母菌，所以高水分蜂蜜都要进行加工，降低蜂蜜中水分的同时也杀死这些酵母菌。蜂蜜发酵后仅仅能够看到蜂蜜表面有一些白色泡沫，而不会发现像其他食物发酵变质以后产生的五颜六色的各种菌落，这一点正是蜂蜜不同于其他食品之处。因为蜂蜜所具有的弱酸性和高糖高渗两个独特的物理性状，能够抑制或杀死许多有害细菌，即使是浓度较低的不成熟蜂蜜，它也不会容许除耐糖酵母之外的任何细菌在其中肆意繁殖。所以，恩格斯曾经指出，蜂蜜是世界上唯一不会腐败的物质。但是以食用高浓度不发酵的天然成熟蜂蜜为好，因为它的风味和营养价值要远远胜过那些高水分加工而成的蜂蜜。

（二）蜂蜜的化学成分

蜂蜜的成分丰富，化学成分极其复杂，它含有生物体生长发育所必需的多种营养品，而不含有害物质。其主要成分是糖类，它占蜂蜜总量的四分之三以上，其中有单糖、双糖和多糖、但这些糖分的含量比例对于各种蜂蜜来说，有一个一致的特征，即果糖和葡萄糖的总和占蜂蜜糖分的85%～95%，而几乎在大多数蜂蜜种类中，主旋糖（果糖）都占优势，例如荆条蜜、枣花蜜和刺槐蜜等，部分蜜种如棉花蜜、野坝子蜜则右旋糖（葡萄糖）的含量比主旋糖多。各种蜂蜜中的蔗糖和麦芽糖含量很少，约在百分之几的范围内。此外，蜂蜜中还有蛋白质、氨基酸、有机酸、维生素、色素、芳香物质等。除了干物质外，其余的就是水分。

1. 蜂蜜含有糖类。蜂蜜是一种高度复杂的糖类混合物。除了葡萄糖、果糖、蔗糖和麦芽精外，还含有麦芽二糖、a－海藻糖，海藻糖、昆布二糖、松三糖等[1]。当然，这些糖大多数都不存在于花蜜里。因此人们认为可能是蜜蜂在酿造过程中或在蜂蜜的贮藏过程中，通过酶及蜂蜜里的酸类作用而形成的。蜂蜜之所以具有甜度、吸湿性及高能量，是果糖和葡萄糖占绝对优势的缘故。除了那些结晶很快的蜂蜜，如油菜蜜、棉花蜜等所含的葡萄糖多于果糖外，多数蜂蜜是果糖的含量比葡萄糖高，所以具有左旋性、果糖含量越高的蜂蜜，甜味越浓。以蔗糖的甜度为100，则果糖、蔗糖、葡萄糖三者甜度比为175：100：75。果糖与葡萄糖属于小分子糖，食用后不经消化即可为人体直接吸收。由于蜂蜜是一种高浓度的糖，它的比热较高，所以热能也高，人们常把它作为能源食物。

2. 蜂蜜含有蛋白质、氨基酸。蜂蜜中的蛋白质含量在0.29%～1.69%之间，平均为0.75%。有的花种含量则高达1%或2%以上，如：龙眼蜜、荔枝蜜、紫云英蜜、荆条蜜、油菜蜜等。不同的地区，由于地理气候的不同，同一种蜜所含的蛋白质也不同。如：龙眼蜜，福建产的含量为2.597%，广东产的含量为1.698%，海南产的含量为0.80%；紫云英蜜，湖北产的含量为0.801%，而湖南产的含量为0.58%。氨基酸的含量平均0.00476%，变化范围是0.0008%～0.0375%。蛋白质是生命代谢过程中的特殊介质，是所有器官和组织的基本物质。蜂蜜中的蛋白质、氨基酸在消化过程中和在机体的代谢反应及保护反应中起着重要作用。

蜂蜜中氨基酸量种类甚多，已知含有18种氨基酸，其中8种为人所必需氨基。蜂蜜中含有丙氨酸、精氨酸、谷氨酸、天门冬氨酸、组氨酸、赖氨酸、苯丙氨酸、脯氨酸、丝氨酸等，某些蜂蜜中还含有胱氨酸。蜂蜜中氨基酸的含量不仅数量多，而且种类也齐全。其中以天门冬氨酸、谷氨酸、亮氨酸为主要氨基酸，其次，如苏氨酸、丝氨酸、甘氨酸、丙氨酸、缬氨酸、异亮氨酸、赖氨酸等在蜂蜜中也普遍存在。而人们所需的必需氨基酸又是广为存在的，如苏氨酸、缬氨酸、亮氨酸、异亮氨酸、赖氨酸。这些氨基酸对机体的运动与修复有重要的作用，说明了蜂蜜营养价值高。

3. 蜂蜜含有矿物质，又称无机盐或灰分。蜂蜜中矿物质种类很丰富，但含量也很低，一般为 0.03% ~0.9%。主要矿物质为铁、铜、钾、钠、镁、锰、磷、硅、锌、硒等。深色蜜比浅色蜜含有更多的矿物质。蜂蜜中矿物质含量虽然不高，但是值得注意的是，它与人体血液中的矿物质含量近似。故用蜂蜜代替白糖加入膳食，就可提高人们对矿物质的摄取量，这也是蜂蜜的又一营养价值。因为矿物质对人体有着重要作用，它构成人体支架——骨骼，参与组成每一器官和细胞。矿物质不仅是组成细胞和组织的元素，同时也参加细胞和细胞间液体的许多代谢过程。矿物质还具有促进许多系统活化的作用。人体的一切器官和组织能够进行正常的生命活动，矿物质起了非常重要作用。所以蜂蜜中含有与人体相似的矿物质，从另一方面来说，使它更具有一定的营养价值。

4. 蜂蜜含有维生素。蜂蜜中含多种维生素，主要是 B 族维生素和维生素 C。尤其是 B 族为最多，每 100 克蜂蜜中含有 B 族维生素 300 ~40 微克。目前已知蜂蜜中含有：硫胺素（维生素 B1、抗神经炎素）能预防脚气病；核黄素（维生素 B2），其缺乏会得口角炎；抗坏血酸（维生素 C），其缺乏会引起坏血症；泛酸（维生素 B5）、生物素（H）、吡哆醇（维生素 B6）、叶酸（维生素 B9、Bc）、烟酸（PP）和凝血生素（K）等多种维生素，其缺乏，都会引起相应的疾病。蜂蜜中含有多种维生素，虽然含量不高，但它在人体代谢过程中起到了非常重要的作用。在酸性条件下贮藏，可以减缓维生素的破坏。但蜂蜜被加工过滤过程中，滤除了花粉，加之温度高，使维生素大为减少。

5. 蜂蜜中的酶类。酶是生物体产生的具有催化能力的特殊蛋白质，具有极强的生物活性。它的作用具有高度专一性。酶来自于蜜蜂本身及其采集的蜜源植物和排泄甘露的某些昆虫，其所含的酶类有转化酶、淀粉酶、葡萄糖氧化酶等。蜂蜜中最重要的酶是转化酶，它的作用是水解淀粉、糖元或糊精。未经充分酿造的蜂蜜，淀粉酶含量低，经过高温加热处理或贮藏过久的蜂蜜，其淀粉酶也会受到破坏，蜂蜜中的淀粉酶值，是判断成熟蜜与非成熟蜜、原蜜与加热蜜以及新蜜与陈蜜的依据。由于蜜源植物不同、蜂种不同，蜂蜜中所含酶量的不同，即酶值有高低，这是检验蜂蜜质量优劣的一个重要质量指标，国际市场要求酶值达到规定标准，凡是酸值在 8.0 以下的蜂蜜即视为不合格品。

蜂蜜之所以会发酵，除了本身含有机酸外，主要是耐糖性酵母菌活动的结果。由于耐糖性酵母菌在适合它繁殖的条件下就大量繁殖，分解蜂蜜中的糖分，产生酒精而发酵，有二氧化碳形成，以至表面形成泡沫，也就是蜂蜜发酵。

6. 多种酸类物质。蜂蜜中含有多种酸，其中主要是葡萄糖酸和柠檬酸，此外还有醋酸、丁酸、苹果酸和琥珀酸等。蜂蜜中的酸类赋予蜂蜜在味道上的复杂性，由于蜂蜜中含有高浓度的果糖，甜度较高，它掩盖了酸味。蜂蜜酸味的浓淡，可以鉴别蜂蜜有无发酵或掺假。根据蜂蜜的酸度，可以作为衡量其质量优劣的标准。正常蜂蜜的酸度在 3 以下，绝不超过 4。

7. 蜂蜜含有芳香物质。不同的单花蜂蜜具有不同的香气和味道，这是因为含有不同芳香性成分所致。蜂蜜中芳香物质主要来源于花蜜，其主要成分是醇和醇的衍生物——醛、酮及其相应的酯，以及氧化物、游离酸等。蜂蜜缺乏这些物质，就平淡无味。蜂蜜的成熟过程中通过发酵作用形成。一般说来，蜂蜜的香味与花的香味是一致的。

8. 蜂蜜含有胶体物质。蜂蜜胶体物质主要由部分蛋白质和蜡类、戊聚糖类及无机物质组成，决定着蜂蜜的混浊度，起泡性和颜色。浅色蜂蜜胶体物质含量在0.2%左右，而深色蜂蜜含量达1%。

9. 水分，指蜂蜜中所含的自然水分。水分含量的高低标志着蜂蜜的成熟程度。经蜜蜂酿制成成熟的纯正蜂蜜自然水分平均为18%左右，一般不超过20%。蜂蜜自然水分的含量受多种因素影响，如采集的蜜源植物种类、蜜蜂群势强弱、蜜期时间长短、空气的温度和湿度，以及蜂蜜的贮藏方法等，都会造成水分含量的变化。而超过20%自然水分的蜂蜜，很容易发酵。在蜜蜂巢里的蜂蜜，它的自然含水量是由花蜜经过酿造成熟后而残留下来的。分离蜜贮藏不当，蜂蜜会吸收空气中的水分浓度而变低，这样容易引起蜂蜜变质。因此，在取蜜和贮藏蜂蜜时要加以注意。

四、蜂蜜的种类与功效

蜂蜜种类繁多，分类方法也有多种，不同蜜源植物的蜂蜜各具特色，等级不一，优劣有别。

（一）蜂蜜的各种分类

蜂蜜的分类方法很多，目前世界还没有形成统一的分类标准。中国生产的分离蜜，分为单花蜜和杂花蜜（混合蜜）两类。能形成一定生产规模的单花蜜种约20余种，比如油菜蜜、紫云英蜜、荔枝蜜、枣花蜜、胡枝子蜜等。而我国土地辽阔，蜜源种类繁多，生产方式又多样，所以我国蜂蜜种类也很多，主要以单花蜜为主。

1. 根据物理状态分类

蜂蜜在常温、常压下，无论是贮存于巢蜜中，或者是从巢房里分离出来，经放置后，一般具有两种不同的物理状态，即液态和结晶态。

液态蜜：一般情况下，刚分离出来的蜂蜜都是液态的，澄清透明且流动性良好。经过一段时间放置以后，或在低温下，大多数蜂蜜形成固态的结晶，才形成结晶蜜。当然如要长期保存的液态蜂蜜，要经过人工加工，原来蜂蜜中的花粉蜂巢甚至翅膀的碎片等都已经除去，经过了高温消毒和过滤，蜂蜜中的淀粉酶和生化酶以及蜂蜜中的维生素等物质在整个处理过程中有些就被破坏了，也可永保液态蜜状态。经加工过的液态蜂蜜有的气更香，味更甜。

结晶蜜：往往是原来的分离出来的液态蜜经过一段时间放置以后，或在低温下，有许多就会出现结晶状态，这就是结晶蜜。由于晶体的大小不同，可分为大粒结晶、小粒结晶和腻状结晶。结晶颗粒直径大于0.5微米的为大粒结晶；颗粒直径小于0.5微米的为小粒结晶；结晶颗粒很小，看起来似乎同质的，称为腻状结晶或油脂状结晶。

2. 根据来源分类

我们知道，蜜蜂酿造蜂蜜时，它所采集“原料”的加工来源，主要是花蜜，但在蜜源缺少时，蜜蜂也会采集甘露或蜜露，因此我们把蜂蜜分为天然蜜和甘露蜜。

天然蜜就是蜜蜂采集花蜜酿造而成的。它们来源于植物的花内蜜腺或花外蜜腺，通常我们所说的蜂蜜指的就是天然蜜，又因来源于不同的蜜源植物，分为以某一植物花期为主体的各种单花蜜，如荔枝蜜、刺槐蜜、紫云英蜜、油菜蜜、枣花蜜、野桂花蜜、椴树蜜等。

蜜蜂虽然在某一个时期只从一种植物上采集花蜜，但是，大多数的蜂蜜中常常含有几种类型植物的花粉或花蜜，例如，南方荔枝花末期接着有龙眼花，油菜花末期接着有紫云英花，所以龙眼蜜里可能含有荔枝蜜的成分，紫云英流蜜早期可能有少量的油菜蜜成分。在一般情况下，蜂蜜是以一种或几种主要来源的花名来命名的。一般地说，某单花蜜就是该蜜源植物的花粉比例占绝对优势，例如在东北的椴树蜜中，椴树花粉应占绝对优势。但也含有许多其他同时开花的植物中取到的蜜，因它有两种以上的花粉混杂在一起，一般称为杂花蜜，或称“百花”蜜（见表2-1）。

甘露蜜是蜜蜂从植物的叶或茎上采集蜜露或昆虫代谢物——甘露所酿制的蜜。这是由于蚜虫吸取了植物的汁液，经过消化系统的作用，吸取了其中的蛋白质和糖分，然后把多余的糖分和水分排泄出来，洒在植物的枝叶上，蜜蜂就以它为原料酿造成甘露蜜。

大多数人都喜欢单花蜜，特别是在西方国家，所以单花蜜的价格也远高于百花蜜，市场上也就推出了越来越多的天然单花蜜品种。可以用多个单种花蜜相配合形成自己喜爱的百花蜜。在国际市场上蜜分为特种蜜（单花蜜）和混合蜜。

表2-1：　我国主要的花蜜种类和产区

种类	产地
槐花蜜	黄河和长江中下游地区，如山东、河南、河北、安徽、陕西、甘肃
荔枝蜜	主要分布于中国华南地区，如广东、福建、广西
枣花蜜	主要产区在河南、山东、河北、陕西、宁夏
紫云英蜜	主要分布于长江流域，如安徽、浙江、江苏省
柑桔蜜	主要分布于长江以南地区，如广东、福建、广西、四川、浙江省

3. 根据生产方式分类

按生产蜂蜜的不同生产方式，可分为分离蜜与巢蜜等。

分离蜜，又称离心蜜或机蜜，是把蜂巢中的蜜脾取出，置在摇蜜机中，通过离心力的作用摇出，并经过过滤的蜂蜜，或用其他方法从蜜脾中分离出来的蜜。这种新鲜的蜜一般处于透明的液体状态，有些分离蜜经过一段时间就会结晶，例如油菜蜜取出不久就会结晶。有些蜂蜜在低温下或经过一段时间才会出现结晶。

巢蜜，又称格子蜜，是利用蜜蜂的生物学特性，在规格化的蜂巢中，酿造出来的连巢带蜜的蜂蜜块。巢蜜既具有分离蜜的功效，又具有蜂巢的特性，是一种被誉为最完美、最高档的天然蜂蜜产品。人们根据蜜源植物的流蜜规律及蜜蜂封盖蜜脾的习性，可以按照不同的格式生产单花蜜。一个巢框可以分为 4 块、8 块、12 块不等。实验证明只要外界蜜源充足，无论大小方格，蜜蜂都能够造脾、灌蜜、封盖。单蜜块面积越大，封盖越快。巢蜜有双面和单面的。市场上出售的巢蜜是用透明无毒的硬塑料做成大小及形状不同的格子或把盖封好的全蜜脾用刀分割成一定形状的蜜块硬塑料盒装的巢蜜，先制作一定格式的巢框，然后将小块的巢块嵌入格内，装进巢框后放入采蜜群中，让蜜蜂在格子内营造巢脾、贮蜜、封盖成巢蜜。酿制成符合规格的巢蜜后，取下成熟的巢蜜块，装盒、包装，即成为市场上的商品巢蜜。

4. 根据生产季节分类

依据蜂蜜生产的时间与季节不同，人们可按一年四季不同的季节进行蜂蜜的分类。而且当人们对蜜源植物不了解之前，只以生产季节把蜂蜜分为春蜜、夏蜜、秋蜜和冬蜜。其中以春蜜和冬蜜为多。

春蜜——蜜源植物流蜜期从 4 月末开始到 6 月末止，春季生产的蜂蜜波美度高，一般高 1 ~2 度，质量好。

夏蜜——夏天的蜂蜜较清凉退火气，是去暑圣品，如莲花蜜。

秋蜜——蜜源植物流蜜期在7月中旬到8月中旬，生产的蜂蜜比夏蜜的波美度高0.5~1.5度。秋蜜如百花蜜。

冬蜜——一般在冬至前后割蜜，故名冬蜜。此时的巢蜜浓度比其他季节收获的巢蜜都要高，如有山茶、公母及野莓等，故冬蜜性较温和。冬蜜大部份为结晶蜜。因为冬天干燥一些，所以酿出蜂蜜含水量少，浓度高，质量较好，香味浓郁，宜于保健。因此，冬蜜有“蜜中精华”之称。

蜂蜜是人们熟悉的天然保健（保健食品）品。一般春蜜水份相对冬蜜高一些，其蜂蜜浓度也会低一些，因为，春天的花粉水份相对多一些。但有时各种分类方式错综在一起的，如龙眼蜜是春夏交之际产品。又如按季节分的冬蜜，也可有不同的单日花蜜，或有百花蜜。而且各种不同的蜜都有颜色，有的也可同时按色分。

5. 根据颜色分类

蜂蜜随着蜜源植物种类不同，颜色差别很大。无论是单花还是混合的蜜种，都具有一定的颜色，而且，往往是颜色浅淡的蜜种，其味道和气味较好。因此，蜂蜜的颜色，既可以作为蜂蜜分类的依据，也可作为衡量蜂蜜品质的指标之一。一般认为，浅色蜜在质量上大多优于深色蜜。在国际市场上，蜂蜜可分为特种蜜（单花蜜〕和混合蜜。依不同种类的蜂蜜之间存在着色泽差异，将其分为水白色、特白色、白色、特浅琥珀色、浅琥珀色、琥珀色及深琥珀色7个等级，其区分颜色的依据是普方特比色仪，根据普方特比色仪读数分级如下：

水白色8 MM以下

特白色8－17 MM

白色 17 – 34 MM

特浅琥珀色 34 – 50 MM

浅琥珀色 50 – 85 MM

琥珀色 85 – 114 MM

深琥珀色 114 – 140MM

单花蜜、特种蜜的价值较百花蜜高，要收集单纯的特种蜂蜜技术要求也高，受时间、区域等因素的限制。故单花蜜的价格也高于百花蜜，有利于人们随心所欲地配用各种天然单花蜜，以形成自己喜爱和适合自己体质的合成蜜。

6. 按照不同蜂种对蜂蜜分类

根据不同蜜蜂种类所采的蜂蜜进行分类，我国的蜂蜜主要指西方蜜蜂和中华蜜蜂的蜜，实际上还有大蜜蜂和小蜜蜂，不同的蜂种其酿造的蜂蜜有所有同，可分为：(1) 大蜜蜂蜂蜜：采自大蜜蜂的野生蜂巢，其含水量较高，易发酵；(2) 小蜜蜂蜂蜜：这种蜂蜜很少，主要作药用，价值较高；(3) 无刺蜂的蜂蜜：黑色，有酸味，主要作药用；(4) 印度蜂的压榨蜜和分离蜜等；(5) 西方蜂种产的蜂蜜为西蜂蜜，中蜂的蜂蜜为中蜂蜜。另外，还可依据有毒与无毒对蜂蜜进行分类为毒蜜、无毒蜜。还有一种是野蜂蜜，养蜂人仅在山林间放置蜂箱，吸引野蜂居住，然后再定期收取。然而毕竟是野蜂，产量低而价格高。

（二）常见蜂蜜的功效

蜂蜜为稠厚的液体，中医使用时将白色至淡黄色称白蜜，橘黄色至琥珀色称黄蜜。夏季如清油状，半透明，有光泽；冬季则易变成不透明，并有葡萄糖的结晶析出，状如鱼子。气芳香，味极甜。以水分小，有油性，稠如凝脂，用木棒挑起时蜜汁下流如丝状不断，且盘曲如折叠状，味甜不酸，气芳香，洁净无杂质者为佳。蜂蜜的性味：甘，平（《神农本草经》)。《本草纲目》称：

生凉，熟温。《本草汇言》称：味甘，气寒，无毒。其归经：入肺、脾、大肠经。《要药分剂》称：入心、脾二经。其主要功效为：补中健脾、清热润燥、缓急止痛、理气通便，和中解毒。可治肺燥咳嗽，肠燥便秘，胃脘疼痛，鼻渊，口疮，汤火烫伤，解乌头毒等。而痰湿内蕴、中满痞胀及肠滑泄泻者忌服。《本草经疏》称：石蜜，生者性寒滑，能作泄，大肠气虚，完谷不化者不宜用，呕家酒家不宜用，中满蛊胀不宜用，湿热脚气不宜用。不同种的蜜也稍有不同的功效，以下介绍一些常用的蜂蜜。

1. 混合蜜

百花蜜

采于百花丛中，汇百花之精华，集百花之大全。清香甜润，营养滋补，具蜂蜜之清热、补中、解毒、润燥、收敛等功效，是传统蜂蜜品种。

冬蜜

主要指在冬季收的蜂蜜，因地域不同，冬蜜的主要花种也不尽相同，如有山茶、桂花、鸭脚木（八叶五加、鹅掌柴）等。冬蜜品质较高，性较温和。可促进消化吸收，增进食欲，镇静安眠，提高机体抵抗力，对促进婴幼儿的生长发育有着积极作用。

天山蜜

又称伊犁野山花蜜。采自天山山区的多种野生蜜源植物，呈琥珀色，芳香益人，后味留长，略带苦味，不易结晶。因采集多种药用蜜源植物，固具有清热解毒、润肺、利尿等功效。

2. 瓜果树蜜

龙眼蜜

南方特有蜜种，具有龙眼的香气。龙眼蜜益心脾、补气血，有养血安神、开胃益脾、清热润燥、利气舒心、养颜爽目之功效。特别适宜妇女食用。

荔枝蜜

盛产于南方，是岭南特有的蜜种。荔枝蜜采自荔枝花蕊之花蜜，气息芳香馥郁，味甘甜，微带荔枝果酸味。浅琥珀色、易发酵。有其特殊的生津益血、理气补中、清热解毒、润燥清心之功效，既有蜂蜜之甘甜而清润，却无荔枝之燥热而上火。

枇杷蜜

是蜜蜂采集的枇杷花蜜。甘甜上口，是蜜中上品。枇杷蜜具有枇杷“主治肺热喘咳、胃热呕吐、烦热口渴”的药效，有清肺泄热、润肺化痰、止咳平喘等保健功效。是伤风感冒、咳嗽痰多患者的理想选择。

枣花蜜

产自河南、山西、陕西等地。有补中益气、补血养血的功效，对妇女、儿童、老人气血两亏有疗效。该蜜的维生素 C 含量很高，有助改善系统功能。

柑橘蜜

江南特产，采自柑之花蜜，色泽为浅琥珀色，具有浓郁的橙花香气，味纯，甘甜微酸，鲜洁爽口。具有柑之生津止渴、清热补中、润肺止咳、醒酒利尿的的功效，食之下气，利肠胃中热毒，除烦醒酒。同时还有养颜正气、化痰、消滞、补中，润燥之功效，本品适用于脾胃燥热、腹胀、胃肠道疾患者的保健食用。

哈密瓜蜜

蜜蜂采自哈蜜瓜花。呈琥珀色，浓度高，品质优良，有浓郁的哈密瓜香气，有补血益气、和胃理气的作用。

西瓜蜜

蜜蜂采自西瓜花。蜜呈琥珀色，浓度高，气味芬芳，有止渴生津、解暑、利咽、清热利水、止痢等功效，适用于中暑、发烧、烦渴、小便黄赤等症状。

苹果蜜

蜜蜂采自苹果花。产品有健胃、助消化、镇静、美容养颜、清热解毒、缓解神经紧张等功效，有利于加强肝脏解毒能力，可改善失眠症状。苹果蜜含有极高的维生素 C，久服对抑制皮肤中黑色素的沉着，有淡化面部雀斑及黄褐斑的作用。

3. 植物蜜

椴树蜜

是我国东北黑龙江等地特有蜜种，俗称“白蜜”。蜜色为浅琥珀色，具有浓郁的香味，容易结晶。本品有养胃补虚、补中益气、清热解毒、润燥、改善情绪、增强体质之功效，有一定的镇静作用。其质优，被公众认定为特级蜂蜜，较受欧洲人喜欢，是难得的森林蜜种。

紫云英蜜

又名红花草蜜，为人工种植，是我国江南名蜜，春季产自湖北、河南等地。具有清新宜人的草香味，甜而不腻，色泽为浅琥珀色。本品有清热解毒、祛风明目、润肺止咳、补中润燥、清肝明目、利尿消肿之特殊功效。对风痰咳嗽、喉痛、火眼痔疮等有一定的辅助疗效，是虚火旺盛人士之保健佳品。

油菜花蜜

采自油菜花，蜜呈浅琥珀色，浅白带黄，较紫云英蜜略深，略混浊，有油菜花的香气，味甜润，略具辛辣味，贮放日久辣味减轻，极易结晶，结晶后呈乳白色，晶体呈细粒或油脂状。性温，有行血和血、理气破气、补益身体、消肿散结的功能。

洋槐蜂蜜

又名刺槐蜂蜜、槐花蜂蜜。它芳香而透明，其性清凉，口感清香和淡。洋槐蜂蜜含有刺槐苷和挥发油，有舒张血管、改善血液循环、防止血管硬化、活血降低血压、润肠、杀菌等作用，临睡前能降低中枢神经的兴奋性，能起到催眠作用，常服本品能改善人的情绪，达到宁心安神效果。

荞麦蜜

该蜜色深味浓，富刺激性气味，蛋白质和铁的含量高，且含有芸香甙，能软化血管，是防治贫血、肾脏病的特效药。

芝麻蜜

采于芝麻花之蜜。呈琥珀色，气味浅香，味道甜而微酸，结晶色白微黄，泡沫多易膨胀。味甘性平，有补肝益肾、润燥通便之功。适合头晕眼花，耳鸣耳聋，须发早白，病后脱发，肠燥便秘的患者。

棉花蜜

棉花蜜产自棉花花。呈浅琥珀色略浅，较油菜蜜略深。无香气，有乳酸气息和蔗糖味道。味道甜而轻微涩口，稍有咸味，适口性差。容易结晶，结晶粒粗质硬。泡沫多，时间长即行消失。有清热补中的作用。

向日葵蜜

俗称葵花蜜，蜜蜂产自向日葵花。呈浅琥珀色、金黄色。气味浅香带浊。味道甘甜适中，回味微酸。容易结晶，结晶呈细粒或油脂状，浅黄色。其性甘淡。向日葵蜜含槲皮黄甙、三萜皂甙、向日葵皂甙，其甙元是齐墩果酸，具有扩张血管和短暂降压作用，该蜜对高血脂和慢性高胆固醇血症都有一定的防治功效。

桉树蜜

是采自桉树花的蜂蜜，呈琥珀色，深色，略浅。有刺激气味，桉醇味较重，日久渐轻，柠檬桉具柠檬香味。味道甜腻辣喉，略带咸味，微涩，不适口。结晶粒较粗，色暗黄。有助消化吸收，开胃健脾护肝，有防治胃炎，肠疾等食疗效果。

野玫瑰蜜

野玫瑰花其蜜深植内中。野玫瑰蜜之幽香扑鼻，在芳香蜜种中堪称一绝，其味薄而醇，细品之，可誉为“蜜中贵妇”。有提神醒脑、调理内分泌之功效。

胡枝子蜜

胡枝子蜜俗称苕条蜜。产自胡枝子，为豆科灌木花。浅琥珀色，气味微芳香，甘甜适中绵润。新蜜表面常有微沫，较易结晶，结晶细腻如脂。性味甘平，有润肺解热，利水通淋，强筋益肾，健脾祛湿之功效。

4. 药源植物蜜

黄连蜜

是采自中草药中黄连的花蜜，有黄连的药性及蜂蜜的特点，不仅有天然蜂蜜的保健营养价值，且具有中药黄连的医疗效果。黄连蜜色泽微黄，香味特别；味甜而不腻。本品有清热祛湿、镇静安神、泻火解毒、抗菌消炎之功效。治疗痢疾、毒疮皆有良效；适用于平时烟酒过多、心火旺盛、心情烦燥者的食疗保健。

藿香蜜

是蜜蜂采自中药藿香的花蜜酿制而成。蜜色呈琥珀色，气味独特，有中药之香气。本品承有藿香的功效，有解暑化湿、和胃止呕、清热解毒等功效。对于肠胃不适、恶心呕吐，湿热内蕴等方面有良好辅助疗效。除外仍有营养保健作用，对于胃肠功能欠佳、消化不良、体质虚弱者是理想的食疗保健品。

槐花蜜

是春季蜜种。水白透明，质地浓稠，不易结晶；具有清淡幽香的槐花香味，甘甜鲜洁，芳香适口。本品具有槐花之祛湿利尿、凉血止血之功效，能保持毛细血管正常的抵抗能力，降低血压，并用于预防中风，同时亦有清热补中、解毒润燥之功效。为蜜中上品，较适用于心血管病人的保健食用。

枸杞蜜

蜜蜂采集我国名贵中药枸杞花蜜酿造而成，枸杞花期5~9月，果期7~10月。本产品既有蜂蜜传统的营养保健价值，更因它是枸杞的精华，具有补肾益精、养肝明目、润肺止咳之功效。适合于气血两亏、肝阳上亢、视力下降、贫血、慢性肝炎、中毒性或代谢肝病及胆道系统引起的肝功能障碍；肾虚腰痛、遗精滑精、工作繁忙的人服用。

丹参蜜

是蜜蜂采自中药丹参的花酿造的纯天然蜂蜜，具有丹参“生新血、去恶血”功效。适用于女性月经不调、行经腹痛等症，此外，丹参蜜还可以“凉血消肿、清心除烦”。

五倍子蜜

产自长江以南中药蜜种。采自盐肤木花蜜，色泽略深，味甘甜，略有中药气味芳香。本品具有益气补中、解毒祛肺火、补肾虚、涩肠止泻、杀菌及收敛作用，对肺肾两虚、脾肾虚寒、口干舌燥、气促喘乏、痰火郁肺有良好辅助效果。特别适合虚汗、肺虚、肾虚、久泻久痢、痔血、便血等人，对改善睡眠有一定作用。

黄芪蜜

黄芪蜜采自天然中药黄芪花。花期6~7月，果期8~9月。具有中药黄芪之益卫固表、利水消肿的功效，从而有升阳举陷，补益中气、固表止汗、利尿消肿、强壮身体等作用。适用于气虚多汗、肾炎体虚、脏器下陷者保健食用。

金银花蜜

产自秦岭一带的稀有蜜种。金银花为忍冬科植物，夏初开花，气味芳香。有清热解毒、通经活络、消炎止痛的功效。具有预防感冒、止喉痛的作用，有类似广谱抗菌及抗病毒等功效。

蒲公英蜜

蜜蜂采蒲公草的蜜。《新修本草》谈到蒲公英："叶似苦苣，花黄，断有白汁，人皆啖之"。其蜜香气馥郁、味美鲜洁、回味无穷。具有清热解毒、散结疮疖、有疗毒、预防感冒喉痛的功效。

桔梗蜜

桔梗又名铃铛花，是中药材之一。其花开夏季，产于东北长白山区。桔梗蜜来自于天然桔梗花蜜，香气浓郁，味甜而不腻，色淡黄，晶莹剔透，乃蜜中之佳品。有润肺理气、祛痰散邪、健胃祛风、清热补中润燥之功效。适用于外感性的咳嗽、咽喉肿痛、胸闷、痰多者的食疗保健。

党参蜜

蜜蜂采自中药材党参花蜜酿造而成。味甘平，色泽呈琥珀色。其除有蜂蜜之特性外，更具有补中益气、生津和胃、润燥补血的功效，对脾胃虚弱、气血两亏、体倦无力、妇女血崩、贫血有辅助疗效，适于体虚、胃冷、慢性胃炎、贫血者的进行保健。

附：人参蜜。是珍稀蜜种。人参誉为保健美生第一品，而人参花蕾更显珍稀。人参四年始能开花，一棵人参一年只有一朵花，一般60斤人参一年只能收获一两参花，且取之不易，可见其珍贵无与伦比。在长白山人参产地"人参花蕾"素有"绿色黄金"之称，故人参蜜是珍贵蜂蜜。

五味子蜜

五味子蜜属于中药蜜种。色泽略深，味甘甜，略有中药香气。具有滋肾敛肺、生津润燥、清肝火，补五脏之气，解毒、止腹泻、杀菌等作用，对肺肾双虚，脾肾虚寒，气促喘乏，痰火郁肺有良好辅疗效果。适合用于盗汗、虚汗、肺虚、肾虚、久泻久痢、痔血、便血、劳伤遗精、神经衰弱等人的食疗保健。该蜜内含五味子素、苹果酸柠檬酸、维生素 A 和 C，故能治神经官能症、干眼病与口腔疾病。

益母草蜜

多产自我国西南高原药用益母草产区，是蜜蜂采自益母草花而来，一般在 5 月中下旬开花采蜜。本品有去瘀生新、调经活血、滋润养颜等作用。适合月经不调、经血过多、产前产后女性食用。是高血压、冠心病、肾病等的辅助食品。咽喉痛、声音嘶哑者可直接含服。

鸭脚木花蜜

俗称“冬蜜”。源于中药树种五加科鹅掌柴花蜜，鹅掌柴也叫鸭脚木、工母树，是岭南特有冬季蜜种。色泽为浅琥珀色，较易结晶，质地优良，味甘而略带特有苦味。除具有蜂蜜之清热、补中、解毒、润燥等功效外，还有发汗解表、祛风除湿之功效，对感冒发热、咽喉肿痛、风湿关节痛有较好辅助疗效。是带有中药特色的蜂蜜品种，深受东南亚地区人们喜爱。

野菊花蜜

主产地陕西，一般野菊花在 9 月底开，野菊花蜜性微温，蜜质透亮，口感甘醇，是优质蜜。野菊花蜜有止渴生津，清热解暑、清肺化痰、润肠通便、平肝明目、利尿消肿、养颜排毒等功效。对防感冒，治疗呼吸道感染、流行性感冒、急慢性扁桃体炎等有辅助疗效。

山楂蜜

采自药用食品山楂花蜜，性味甘平，含多种有机酸，维生素 C、胡萝卜素、钙、齐墩果酸、鸟素酸、山楂素等三萜类烯酸和黄酮类等有益成分。具有调气开胃、清咽利喉、健脾消食、去脂的功效。更有治疗食积不化、饱胀腹痛之功效。

玄参蜜

颜色深琥珀色，口感浓厚，带有中药玄参内含挥发性生物碱、甾醇、脂肪酸、亚麻仁酸、硬脂酸等多种有机酸。临床用于治疗咽喉肿痛，玄参蜜内含挥发性生物碱、甾醇、脂肪酸、亚麻仁酸、硬脂酸等多种有机酸。临床用于治疗咽喉肿痛、口干、目赤、耳肿、肠痛等。

乌桕蜜

又称桕子蜜，产自乌桕树花。呈琥珀色、深色，浅黄略深，时间延长色泽会加深。有刺激气味，味道甜而带有轻微酵酸味，回味较重，润喉感较差。容易结晶，结晶粒粗色黄而略暗。性味苦，微温。具有解毒，利尿，通便的功效。

5. 稀有蜜种

稀有特种蜂蜜指蜜蜂从特别稀有的蜜源植物上采集酿造的天然蜂蜜。这类蜂蜜多出自于深山老林，采集难，产量低，品质优，无污染，常为单一药用的植物花蜜，具有独特的芳香味和特别的药用价值。上面有的蜂蜜就是稀有蜂蜜，下面再简要介绍一些特种蜂蜜及其功效。

雪脂莲蜜

又名“苕子蜜”。产自云贵高原和四川等地。其蜜晶莹剔透，清凉皎洁，结晶细腻如脂。因其结晶时色白如雪、状如凝脂，香似莲花故誉为“雪脂莲”。有清热解毒、养颜美容、润肺通便之功效。

野桂花蜜

为稀有蜜种，产自华南地区深山老林冬天开花泌蜜的野桂花（也称柃木）花蜜。香气馥郁温馨、清纯优雅，味道清爽鲜洁、甜而不腻，色泽水白透明，结晶细腻。被誉为“蜜中之王”。有清热解毒、补中益气、润燥之功效。柃木亦是一种稀有中草药，

《中药大辞典》记录：柃木桂花“祛风除湿，治关节疼痛……”其有效成分菊甙已被证明有良好的营养保健作用。深受国内外人士喜爱，在古代则是皇宫的贡品。

另外还有香椿蜜：产自河北、河南等地，有驱风祛湿、化痰止咳功效。山薄荷蜜：深琥珀色，浓度高，具有中草药气味，具有强心利尿，清热消炎等功效。此外甘草蜜、罗布麻蜜、百里香蜜、红树林蜜等，都各有其不同的成分与功效。

（三）蜂蜜功效小结

1. 各种蜂蜜都有其统一的特性及功效，蜂蜜都有甜味，但有的略苦，有的略酸。蜂蜜都具有的作用如养身、通便、美容等，但有的蜂蜜因其蜜源植物不同，又有各自的偏重的功效。

2. 具有润肠通便作用：所有的蜂蜜都有润肠通便的功效。

3. 清热泻火作用：黄连蜜、枇杷蜜、荆花蜜、紫云英蜜、槐花蜜、桂花蜜、椴树蜜、冬蜜、百花蜜等。

4. 养颜美容的作用：雪脂莲蜜（苕子蜜）、野玫瑰蜜、益母草蜜、龙眼蜜、柑橘蜜等。

5. 润燥养肺作用：枸杞蜜、柑橘蜜、枇杷蜜、百花蜜、冬蜜、龙眼蜜、荔枝蜜、椴树蜜、紫云英蜜、槐花蜜、桔梗蜜、桂花蜜等。

6. 解毒作用：百花蜜、冬蜜、椴树蜜、紫云英蜜、槐花蜜、黄连蜜、五倍子蜜、藿香蜜、桂花蜜等。

7. 和胃健脾作用：党参蜜、黄芪蜜、藿香蜜、槐花蜜、紫云英蜜、椴树蜜、荔枝蜜、龙眼蜜、冬蜜、桂花蜜、五味子蜜、枣花蜜、柑橘蜜、芝麻蜜等。

8. 补气补血作用：党参蜜、黄芪蜜、桂圆蜜、益母草蜜、丹参蜜、枸杞蜜、五倍子蜜、菜花蜜、椴树蜜、荔枝蜜、龙眼蜜等。

9. 养心安神作用：龙眼蜜、五味子蜜、枣花蜜、黄连蜜等都对心神不安的失眠有治疗作用。

各种蜂蜜以上的作用并非单一的，许多蜂蜜都同时兼有多种功效，每一种蜂蜜往往是集多种作用于一身，发挥多重作用，从而调节人体功能的。

五、蜂蜜的保存、鉴别、食用方法

如果封盖好而成熟浓度高的蜂蜜也能保质多年。

（一）蜂蜜的保存

1. 适宜的容器、室温保存

蜂蜜是弱酸性液体，应采用符合食品卫生要求、不产生腐蚀的容器存放。容器要清洁卫生，彻底洗净擦干，不带异味。容器贮蜜不宜过满，特别是在运输时要留出 25% ~30% 的空间，以防蜜汁发酵外溢或受热振荡时胀破容器，造成损失。蜂蜜要放在干燥、清洁、通风和阴凉无异味的室内。

2. 分品种贮藏，以保持特色，防止混杂

蜂蜜种类不一，如紫云英蜜、油菜花蜜、柑桔花蜜、枇杷花蜜、枣花蜜等。每种蜜有各自的特色和风味，需要时再混合。适合时再根据消费者的需要混合用。因此要分品种贮藏，以保持特色，防止混杂。

3. 去除杂质、保持洁净

蜂蜜贮存前，要先将蜂蜜用过滤的办法去除杂质，保证蜂蜜的纯净。保持洁净的办法是将蜂蜜放在较高的大桶内，静置于温度较高、干燥的室内沉淀。沉淀时间视温度而定，一般 20℃时需 3 天，35℃时只需 10 小时，这时比重大的杂物下沉，纯净的蜂蜜则浮于上层，可将纯净蜂蜜捞出，另贮即可。

4. 防止发酵

蜂蜜中常有酵母菌存在，不成熟的蜂蜜含有的水分量大，最适宜酵母菌的生长，因此贮藏前需要进行适当处理。蜂蜜的吸湿力很强，即便是成熟蜜也会吸湿发酵。将蜂蜜盛入大口容器内，盖子不需十分密闭，让酵母菌发酵时产生的气体能排出去，以免造成容器爆裂，所以先将蜜敞开放在干燥、通风、阴凉处。在温度在25℃以上的室内静置数天，可蒸发掉多余的水分，待完全成熟后再贮存。

5. 防止吸湿吸味

蜂蜜的吸湿力很强，即便是成熟蜜也会吸湿发酵，所以长期保存时，容器要适当密封并置于干燥、通风、室温5～10℃的室内。室内不可放置有强烈气体的物品，以防蜂蜜吸收异味。

6. 蜂蜜的结晶

结晶后的蜂蜜有利于贮藏和运输。为加快结晶，可在蜜中掺入约0.5%的陈蜜。但供应市场的蜂蜜，必须保持外观透明、流质状态。对结晶的蜂蜜解冻，可用双层锅加热处理，即外层灌水、内层装蜜，等温度达到65～71℃时，保持数分钟后去火静置1天；或用炭火隔灰等法焐一天，撇去表面泡沫即可装入瓶中。

7. 蜂蜜的保存期

目前国家规定瓶装蜜保质期为18个月，但封盖成熟浓度高的蜂蜜也能保存多年。

（二）蜂蜜的中医炼制方法

根据中医传统的经验，生蜜性寒而润肠。熟蜜性温而补中。通过炼制蜂蜜，可以将所含水分、尘土、幼虫、蜡片、植物残渣等杂质去掉，能久贮不坏。

常用的炮制炼法是：取纯净的蜂蜜置于铜锅中，用文火熬炼，加以搅拌，去火后，放置片刻乘温用筛过滤，除去杂质去上沫。加热蒸发水分，至滴水成珠，即成为纯品。又法：以器盛置重汤中煮一日，候滴水不散，取用亦佳，且不伤火也。据《本草纲目》记载："凡炼沙蜜，每斤入水四两，银石器内，以桑柴火慢炼，掠去浮沫，至滴水成珠不散，乃用，谓之水火炼法"。其说要加水炮制。《雷公炮炙论》言："凡炼蜜一斤，只得十二两半是数，若火少，火过，并用不得。"（古代每斤十六两）。《本草经集注》云：凡蜜，皆先火上煎，掠去其沫，令色微黄，则丸经久不坏。以上说法均为蜜的炮制方法。

蜂蜜还常用于对其它中药进行炮制，以达到和药，减毒等作用。如蜜炙甘草：取甘草片，加炼熟的蜂蜜与开水少许，拌匀，稍焖，置锅内用文火炒至变为深黄色、不黏手为度，取出放凉。（甘草片每100斤，用炼熟蜂蜜25～30斤）。

（三）蜂蜜的鉴别方法

蜂蜜是一种营养丰富的食品，随着人们生活水平的提高，蜂蜜越来越受到人们的青睐。但是市场上的假冒伪劣蜜蜂产品也是花样翻新，愈演愈烈，所以鉴别蜂蜜的真伪、优劣将直接关系到消费者的切身利益和健康。

蜂蜜是由蜜蜂采集植物花蜜或分泌物，并经蜜蜂充分酿造而形成的，汇集了植物性成分、动物性成分和转化作用生成的成分。以此形成了蜂蜜特有的色香味，有利于人们对蜂蜜进行鉴别。蜂蜜的感官检验，就是凭借人的视觉、嗅觉、味觉和触觉等感官，对蜂蜜的色、香、味、性状、纯度和黏稠度进行感官体验。初步定性鉴别蜂蜜的真伪和优劣。同时观察蜂蜜的发酵，避免一些质量低、变质的蜂蜜产品危害人们的身体，故进行蜂蜜质量检查，优劣判断是每个蜂疗保健应具有的常识。

1. 蜂蜜的检查方法

蜂蜜是由蜜蜂采集植物花蜜或分泌物，并经蜜蜂充分酿造而形成的，汇集了各种成分，形成了蜂蜜特有的色香味。蜂蜜有其共同的基本特征，又有因花源不同而异的色香味及其它性质，检查时应视具体情况而定。蜂蜜的检查多通过眼观色泽，鼻闻香气，口尝甜味，手触结晶等方法进行。

（1）蜂蜜色泽的检查

不同种类的蜂蜜颜色不同，因此，颜色是鉴定蜂蜜真伪和优劣的因素之一。蜂蜜色泽的深浅，取决于蜂蜜中含有植物色素和有色矿物质的多少，主要成分如胡萝卜素、叶绿素及其衍生物、叶黄素、花色甙、聚焦糖和铁、钙、铜、镁等，这些成分的含量又受植物种类及其生长环境的影响。此外，有些人为因素如阳光曝晒、加热过度，储存期过长等都会使蜜色不同程度加深。蜂蜜的正常色泽可分为水白色、特白色、白色、特浅琥珀色、浅琥珀色、琥珀色和深琥珀色 7 个等级，蜜色以浅淡者质量为佳，如刺槐蜜、椽树蜜，紫云英蜜等。

应观察蜂蜜的颜色、光泽、透明度和黏稠度。若蜜色浅淡，光亮透明，晃动蜜瓶时，蜜液颤动较小，停止晃动后，挂在瓶壁上的蜜液缓缓流下，为挂壁现象，就是好蜜；反之蜜色较深，暗淡混浊，黏稠度差的蜜，质量较次；如果蜜色异常鲜艳多为掺入合成色素之类物质，掺入增稠剂的蜜，异常黏稠，韧性过高，蜜液表面易起膜。掺入糖稀的蜜，色深光泽差，较为混浊。掺入淀粉的蜜，浑浊暗淡，常有云雾状团块。

（2）蜂蜜香味的检查

蜜源植物的花香味是蜜源植物花瓣或腺体分泌的挥发油或酸类形成的，主要成分是醇及其氧化物、酯、醛、酮和游离酸等。所以说，蜂蜜的香味主要来自于花香，蜜香和花香基本是一致的。蜂蜜的香味通常可分为清香、浅香、芳香、浊香和刺激性气味，一般人们都喜食香味浅淡、清香芬芳的蜜种，这样的蜜质量较好，如刺槐蜜、荆条蜜、紫云英蜜等。

趁刚打开蜜瓶盖，在瓶口嗅闻，应具有良好的气味和蜜源植物的花香味，单花蜜有本植物特有的花香味，混合蜜有天然的花香味气息，假蜂蜜有的是蔗糖味、有的是香料味。尤其是新蜜特征明显易辨。陈蜜气味淡薄，特征不太明显。这时经常用的方法是，取少许蜂蜜放于手心，反复揉搓，然后再辨气味。在检查蜂蜜的气味时，应特别注意，蜂蜜有吸附其它异味的特性，对有异味（如汽油、煤油、樟脑、农药等）的蜂蜜。

（3）蜂蜜味道的检查

蜂蜜的口感，通常表现为甜而微酸的口感和轻微麻辣的喉感。首先是甜味，蜂蜜中可被人体直接吸收的单糖有葡萄糖和果糖，其中葡萄糖和果糖的含量，占到蜂蜜总量的65%～80%，蔗糖含量则低于5%。蔗糖的甜度为100，葡萄糖为74，果糖为173，蜂蜜因所含葡萄糖和果糖的比例不同，其甜度在125～140之间。可见蜂蜜的甜味是多种糖成分的综合表现。由于蜂蜜的花种不同，其甜味常有鲜洁甜润、一般甘甜和浓浊甜腻之分；其次是蜂蜜的酸味，它是由含量占蜂蜜总量0.1%的十几种有机酸和极少量的无机酸所形成的，蜂蜜的正常酸度在3以下，最高不超过4，口感表现为略带酸味；再次是轻微麻辣的喉感，主要是由占蜂蜜总量0.3%的蛋白质酶类和8～9种维生素所构成。

取少许蜂蜜放在舌尖上，使舌顶住上颚后闭嘴，让其缓慢溶化，此时可细心体会蜜的味道和口感，然后将其咽下，认真体会其喉感，并由喉部向鼻腔缓缓送气，注意再次体会气味。连续品味几次后，应用水漱口以保持味觉的敏感性。蜂蜜味道的基本特征是：甜而微酸，口感绵软细腻，喉感略带轻微的麻辣，余味轻而长久。掺杂使假的蜜，会感到蜜味平淡不足，喉感弱，余味淡薄、短促，甚至蜜味特点完全消失，同时夹带着掺品的味道。

（4）蜂蜜的触觉检查

主要是对蜜液黏稠度和结晶而言。液状蜂蜜在黏稠度较大时，用木棒或筷子在蜜中搅动会感到特别黏稠，阻力很大。用木棒挑起时，流下的蜜液呈线丝状连续不断，落在蜜面上呈折叠状，断丝后的断头回缩性很强，呈珠状落下。浓度较低的使用木棒挑不起来。亦可取一滴蜂蜜滴在报纸上，浓度高的纯蜂蜜是半球状、不易浸透报纸，浓度低的或假的蜂蜜容易浸透报纸。取一杯水，加入少许蜂蜜。真正的蜂蜜会很快沉入杯底，不易融化，用筷子慢慢搅动时，会有丝丝连连的现象。如果是假蜜，则很快就会溶到水里。蜜液的浓度较高时黏稠度也较大，蜂蜜结晶后，颜色变浅，结晶的状态随结晶速度，由快到慢而表现出油脂状、细粒状、粗粒状或团块状。蜂蜜的结晶与其植物的种类和温度也有关，一般纯天然的蜂蜜在 13～14 摄氏度时容易结晶。能够全部结晶的蜂蜜一般含水分低、浓度高，不容易变质，所以是优质蜜。结晶的纯蜂蜜用手搓捻，手感细腻，无沙粒感。假的蜂蜜，不易结晶。

（5）正确区分结晶蜜和发酵蜜

结晶蜜，即蜂蜜结晶，实质是蜂蜜中葡萄糖的结晶，是蜂蜜一种固有的物理特性。结晶的趋势取决于蜜中含结晶核的多少、含水量的高低以及储存温度和蜜源种类。含结晶核多的蜜结晶速度快，浓度高的蜜较易结晶，储存温度在 5℃到 13℃条件下不久就会结晶，低于 5℃和高于 27℃则会不易结晶。由于蜜源植物的种类不同，蜂蜜中葡萄糖和果糖比例也有差异，纯正的枣花蜜不易结晶，洋槐蜜和野桂花蜜结晶缓慢，油菜蜜和棉花蜜会很快完全结晶。

发酵蜜是蜂蜜中的耐糖酵母菌活动产生的分解酶使糖分分解为酒精和 CO_2，继之在醋酸菌的作用下，酒精再分解为醋酸和水。所以发酵后的蜂蜜，缺乏蜂蜜固有的滋味，蜜液稀薄，颜色变浅，有酒味或醋味，产生气泡或泡沫，严重时溢出容器，甚至会引起密封容器的膨胀、爆裂。

蜂蜜的结晶与发酵，前者是物理变化过程，后者是化学变化过程，两者存在着本质的区别。蜂蜜结晶后对其各种成分和营养价值毫无影响，结晶蜜便于贮运，但不利于分装零售。蜂蜜的发酵，是质量低、变质的表现，发酵蜜是不能作为商品蜜收购和销售的，也不能食用。

2. 几种简单检查掺假蜂蜜的方法

（1）掺蔗糖的检查方法

掺蔗糖是人为的将蔗糖熬成浆状掺入蜂蜜，这种产品色泽鲜艳、味淡、回味短、糖浆味浓。取少量购置的蜂蜜放于玻璃片上或倒置的碗底上，在日光下晒，或用电吹风吹，糖浆结成硬块，而蜂蜜仍成黏稠状。视其结块程度也可看出其掺假的量，一般硬块形成越大，掺假的量越多，反之则较少。

（2）掺面粉的检查方法

掺面粉者首先将面粉熬成糊，加入蔗糖，掺入蜜中出售，这种蜂蜜浑浊不透明，蜜味淡薄，用水勾兑后变浑浊。可取蜂蜜1份，加入4份水，加入数滴医用碘酒，如出现蓝色，则有面粉存在。

（3）掺饴糖的检查方法

掺饴糖的蜂蜜，香气差，味淡不甜。取少许蜜放于玻璃杯中，加入4倍的水，混匀，然后逐滴加入医用酒精，掺有饴糖者出现许多白色絮状物，而未掺入者则略呈浑浊，没有絮状物。

综上所述，进行蜂蜜质量鉴别，杜绝蜂蜜的掺假，不仅有待于生产、监督检测部门的努力，也有待于大众识别能力的普遍提高。这样不仅能促进养蜂业的蓬勃发展，而且能更好地真正保护广大消费者自身的权益。

（三）蜂蜜的食用方法与注意事项

1. 蜂蜜的食用方法

直接食用。可直接咀嚼巢蜜；或用小吸管直接吸取蜂蜜；或放蜂蜜在口中含服，此蜜原汁原味，清香甜润。

用水冲服。在服用时，可用冷或温开水冲服；或可以添加入牛奶、豆浆、稀饭中食用。主要注意冲蜜水的温度：所用的水及各种液体食物的温度不要超过60℃，切忌用沸开水冲服，易破坏维生素C和氧化酶等物质，而使其失活，破坏其营养价值。在夏季冲服可起清暑、解毒，平时服用可起补中益气的作用。当然仅当甜味剂时可不考虑温度的影响。

配物食用。把蜂蜜抹在面包或馒头上食用，或将其挟在上述食物中食用。或做成中药丸使用。

2. 常用剂量：

蜂蜜是一种天然产品，食用蜂蜜既要科学又要经济，日常食用蜂蜜的推荐剂量是儿童少年每天30～50克，成年人每天50～100克。

3. 注意事项

腹泻患者慎服：由于蜂蜜有润肠通便的作用，故此易致腹泻，或肠弱泄泻者者慎服。

痰湿壅盛，蜂蜜则当慎用。如机体中湿邪盛，出现脘腹胀满，舌苔厚腻时慎用蜂蜜，以防湿邪浸淫。

冒泡变质的蜂蜜不宜直接食用。

糖尿病患者慎服。

六、蜂蜜的中医防病保健作用

蜂蜜作为一种医疗保健品治疗疾病，已有悠久的历史。蜂蜜被认为是一种极好的食品和药品，在历代文献中有很多记载。蜂蜜被看成健康长寿的补品和妙药，主要是因为蜂蜜中合有非常丰富的营养物质。经研究分析，蜂蜜主要由葡萄糖和果糖等单糖组成，很容易被人体吸收，蜂蜜中除了单糖以外还含有若干对于细胞、组织和器官起正常功能的各种营养物质，蜂蜜营养丰富，产热量大。每公斤成熟的蜂蜜产热量约为12560焦耳（3000卡），不含脂肪，蜂蜜中含葡萄糖40.5%，果糖34.48%（大多数蜂蜜果糖高于葡萄糖，不同蜂蜜比例不同），水分17.7%，蔗糖1.9%，糊精1.51%，灰分0.81%，其他成分（蛋白质、鞣质、蜡、树胶、挥发油、酶类、盐类及各种酸类等）3.1%。由于蜂蜜内含有多种营养物质，又容易被胃肠吸收，所以能促进人体内的新陈代谢和保持旺盛的生理机能，是完美的保健滋补品，对老年人。儿童、产妇以及病后体弱者尤为合适。

蜂蜜是蜜蜂将采集的植物花蜜及分泌物经充分酿造而贮存于巢房里的甜味物质。现已检出的物质有180余种，主要成份葡萄糖占35~36%，果糖36%，蔗糖1.7~2.6%，麦芽糖以及丰富的氨基酸、矿物质、有机酸、酶类、芳香物质等。具有香甜可口，营养丰富，老幼皆宜的特点，自古以来被称为自然界的珍品。蜂蜜作为一种医疗保健品用于治疗疾病，已有悠久的历史。蜂蜜被认为是一种极好的食品和药品在历代文献中有很多记载。早在2200年以前的《神农本草经》中，就有关于蜂蜜的记载："蜂蜜止痛解毒，除众病，和百药，服久强志轻身，不老延年"。从这段文字记载来看，那时人们已经认识到蜂蜜的药用价值和滋补强身的作用。

李时珍在《本草纲目》中说："其入药之功有五，清热也，补中也，解毒也，润燥也，止痛也。生则性凉，故能清热；熟则性温，故能补中；甘而和平，故能解毒；柔而濡泽，故能润燥；缓可去急，故能止心腹肌肉疮疡之痛，和可以致中，故能调和百药，而与甘草同功”，“蜂蜜生凉热温，不冷不燥得中和之气，故十二脏腑之病，罔不宜之”。即蜂蜜具有补中、润燥、止痛、清热、解毒、止痛、美容等功效。蜂蜜质地滋润，可润燥滑肠；生用性凉，清热润肺；熟用补中，缓急止痛；甘以解毒，调和百药。蜂蜜对于内、外科疾病均有一定的疗效，同时用于配制中成药蜜丸的黏合剂、膏滋药的矫味、防腐及中药饮片炮炙也是不可缺少的物质。

1. 补中

蜂蜜有补中益气的功效。补中意为补益中气，补益中焦。中焦为脾胃之所在，脾胃为后天之本。脾胃亏虚，中气不足，甚至导致机体消瘦，神疲体倦，四肢乏力，食欲不振，气血亏虚，甚则有中气下陷之证，如脱肛、子宫下垂、胃下垂等病症。蜜能补养脾胃，增强食欲，强后天之本，补中气不足，调节肠胃功能，防止便秘。古代谓其长服能明耳目、面如花色、强志、轻身、不饥不老、适宜于虚弱之体及病后调养。故《药品化义》有蜂蜜采百花之精，味甘主补，滋养五脏之说。

2. 清热

蜂蜜有清热滋阴的作用。清热有清虚热与实热之分，另有暑热与燥热的不同，但蜂蜜对各种类型的热都有作用。《良疗本草》说“若觉热，四肢不和，即服蜜浆一碗，甚良”，由于蜜有养阴作用，故用于虚热者为宜，对于五心烦热、潮热盗汗、口干舌燥，大便干结，小便黄赤，舌红少苔者有效。热极生疮，蜂蜜外用治疗皮肤瘙痒、溃疡、疮疡也有一定的作用。近有用于治疗鼻炎，鼻窦炎及角膜溃疡及睑缘炎等。

3. 解毒

蜂蜜有解毒之功。人体之毒有内毒与外毒之分，内毒多因热致毒，因湿蕴毒等；外毒为外来之毒物内伤。古代人们就利用蜂蜜解酒毒，解乌头毒，解其他药物毒、食物毒。蜂蜜的防腐解毒，杀菌消炎作用也强，可治各种皮炎及阴道滴虫，促进伤口愈合。据俄罗斯报道，蜜是一种良好的口腔消毒剂。现代科研认为蜜含咖啡酸，有抗癌作用。由于蜜既能解毒又能补益，护肝。古人常用其中和诸药，并用其与其它药制成各种膏方。美国已用蜂蜜兑各种果汁作澄清剂，效果理想，并能保持全部的营养价值。

4. 润燥

蜂蜜有滋润生津的作用。肺燥则干咳甚至咯血，脾虚血燥则口干舌燥，肌肤甲错，肝肾阴亏则咽干颧红，眩晕耳鸣，失眠多梦，腰膝酸痛，溲黄便干，舌红少津，脉细数；肠燥则大便干结。蜂蜜可以润肺止咳、滋阴潜阳、平肝熄风、滑肠通便等。蜂蜜润燥以治肺燥咳嗽、大便干燥、皮肤干裂、口干等症。张锡纯认为其性“其凉滑润，为清肺润肺、利痰宁嗽之要品也”；老人津亏便结，可用开水冲服润肠通便，皮肤干燥搔痒可用淡蜂蜜水直接涂抹。有人取纯净新鲜蜂蜜加蒸馏水按1∶3配制，消毒后使用，治疗干眼综合症能提高视力。蜂蜜结台石膏治疗千裂脱屑型唇炎和唇疱疹收到较好效果。

5. 止痛

蜂蜜具有缓急止痛作用。缓急止痛：“缓”和缓、缓解之意；“急”拘急、急迫之意；“痛”多指痉挛引起的疼痛。凡痛症西医要急止，而又兼中医缓克，治本之道矣。故蜂蜜可缓解拘急以止疼痛；因其味甘的药物入脾，通过补益脾胃之气，以缓解肝气乘脾所致的拘急性疼痛，同时也有疏肝理气的作用。主要指缓解痉挛引起的疼痛，如肠痉挛，肌肉痉挛等，如可配合乌梅安胃丸等冲服以治疗胆道蛔虫症、胆囊炎、胆石症等拘急疼痛。蜜外涂还可疗烧伤、冻伤及各种外伤的疼痛，并能止心腹肌肉创伤之痛。

6. 美容

蜂蜜具有营养全身，润泽皮肤的作用。蜂蜜是最理想的护肤品。无论是内服或外用，蜂蜜是良好的美容品，它能供给皮肤养分让皮肤具有弹性，能杀灭或抑制附着在皮肤表面的细菌，还能消除皮肤的色素沉着，促进上皮组织再生。蜂蜜是皮肤细胞滋生剂，外用可被人体表皮细胞所吸收，从而增强了表皮细胞的活力，促进皮肤细胞的新陈代谢，改善皮肤的营养状况；内服其营养丰富而多样化，又易被人体吸收利用，对于皮肤有滋润作用，尤其是冬季气候干燥时，多吃蜂蜜能防止皮肤皲裂。如能长期内服及外敷外涂，有助美容，蜂蜜之所以被称为理想的天然美容剂，是因为蜂蜜不仅可作为化妆品用，而且还有医疗保健作用，可使皮肤洁白细腻，保持自然红润、白嫩；消除和减少皱纹，有防止皮肤衰老的特殊功能。还可以抗炎、防腐、保护创伤表面，对皮炎、手足皲裂、口腔炎、冻伤、烫伤等疾患有疗效。

七、蜂蜜的临床应用与研究

蜂蜜被看成健康长寿的妙药，人们认识到蜂蜜的药用价值和滋补强身的作用，因为其有非常丰富的营养物质，又容易被胃肠吸收，所以能促进人体的新陈代谢和保持旺盛的生理机能。蜂蜜对于内、外、妇儿等科疾病均有一定的疗效，同时还是配制中成药蜜丸的黏合剂，是膏滋药的矫味、防腐及中药饮片炮炙中不可缺少的物质。

蜂蜜的药用价值很广泛，对肝炎、肝硬化、肺结核、神经衰弱、失眠、便秘、胃及十二指肠溃疡等都有很好的辅助治疗作用。蜂蜜广泛应用在医药方面、食品工业方面以及在人们家庭日常生活中。现代研究表明蜂蜜主要作用为：调节肠胃功能，增强食欲，防止便秘；清肺作用，对呼吸系统疾病有相当效果；改善神经系统疾病，改善睡眠；解毒，护肝；杀菌消炎，促进伤口愈合；美容养身等作用。

蜂蜜与消化系统疾病的防治：

1. 蜂蜜与肠胃道疾病

润滑胃肠：蜂蜜被奉为防治便秘的良药。便秘多因体内上火、津液耗竭、大便干涩和炎肿致肠腔狭窄所致。由于大便困难，故而使肛门受到创伤后可导致肛裂、出血、痔疮，甚至发生癌变。一般可取蜂蜜适量，视人而宜用之，青少年以白萝卜片蘸蜂蜜嚼食，老年人用香蕉蘸蜂蜜吃、每日数次，疗效显著。习惯性便秘、老人和孕妇便秘都有疗效、每天早、晚空腹蜂蜜 25 克，

现代研究表明，蜂蜜对于功能性便秘疗效较佳。高氏[1]观察饮用蜂蜜汁对外伤性颅内血肿患者便秘的影响，并与无采用蜂蜜组对照，结果：蜂蜜组首次排便时间明显提前，排便所用的时间缩短，腹张和便秘发生率明显降低，明显优于对照组（$P<0.05$）。王氏等[1]应用自制蜂蜜栓塞肛治疗治疗婴幼儿便秘 50 例，并与开塞露射肛治疗对照，比较两组患儿治疗前后排便持续时间及两次排便间隔时间，并观察两组患儿并发症发生情况。结果：治疗组有自主排便反应 39 例，对照组有自主排便反应 11 例，两组比较有极显著性差异（$P<0.01$）。治疗组腹泻、便血、肛周红肿等并发症发生率低于对照组，两组比较有显著性差异（$P<0.05$，$P<0.01$）。余氏[5]用蜂蜜结台复方丹参片治疗平均年龄为 73.8 岁的老年性便秘患者 11 倒，总有效率为 90.8%。田氏[1]用蜂蜜配莱菔子、火麻仁、大黄治疗便秘 48 倒，总有效率为 100%。

和胃滋补：蜂蜜可调节胃肠功能。蜂蜜能使胃病和胃烧灼感消失，对胃和十二指肠溃疡、胃穿孔、结肠炎、消化不良及慢性胃炎等[1]疾病均有效果，同时其还有消炎、促进创伤面愈合、增

强消化系统功能及滋补作用。叶氏等[1]采用岗松花蜂蜜（简称岗松蜜）治疗慢性胃炎、消化性溃疡（胃、十二指肠溃疡）357例，每次剂量30～50g，疗程15～90d，总有效率96.6%。魏氏[1]运用蜂蜜单味治疗胃十二指肠溃疡40例，并用H_2受体阻断剂加抗菌药物治疗40例对照观察，结果两组有效率无统计学差异，但蜂蜜组恶心、便秘、乏力等副反应及复发率优于西药组。

2. 蜂蜜与肝病

肝炎是一种常见病，经常服用蜂蜜对防治肝炎有较好的效果。

传染性肝炎，无论甲型或乙型，亦无论有无黄疸，肝内病变皆表现为肝细胞变性和坏死，导致肝功能受损，而肝脏参与体内消化、排泄、解毒和代谢过程，其中以代谢机能最为重要。当肝功能受损后，其代谢机能发生障碍，导致低血糖、氨中毒等。另外，肝脏是机体内最富有酶的一个器官，事实上肝脏之所以能发挥其代谢机能，也是通过酶作用的结果，倘若肝组织变性坏死可致酶的活性降低或缺乏。BImge等通过实验观察蜂蜜对阻塞性黄疸大鼠的作用，发现蜂蜜可以抑制阻塞性黄疸引起的肝脏损害。

蜂蜜有养肝，促进肝脏机能恢复的作用。这是因为蜂蜜具有刺激肝组织再生作用，同时蜂蜜含有大量单糖、多种氨基酸、维生素、矿物质、酶和有机酸，蜂蜜中的葡萄糖除了构成细胞组织的营养物质外，它还能增进肝脏糖元物质的贮存，并使组织的新陈代谢加强。人体的肝脏起过滤器的作用，它能解除细菌产生的毒素，而糖元则使这种作用得到加强，因而提高人体抗感染能力。肝病患者每天早、晚空腹服蜂蜜50～70克，长期服用对恢复健康大有好处。目前，国内外[1]临床已将蜂蜜应用于传染性肝炎的辅助治疗。

3. 蜂蜜应用举例

（1）防治胃肠病：每天早晚各空服50克蜂蜜，可调节肠胃功能。饭前半小时服用蜂蜜，可刺激胃酸的分泌，对于萎缩性胃炎（缺乏胃酸）、消化不良慢性胃炎患者，宜饭前服用；而对于肥厚性胃炎（胃酸过多）患者宜饭后服用，因饭后 2～3 小时服蜂蜜可抑制胃酸的分泌。

（2）治疗便秘：便秘多因热邪内扰，导致津液亏虚而大便干结；或因中气虚弱，无力行舟而致便秘。可坚持每天早晚各取生蜜 50 克用温或凉开水冲服。或用白萝卜汁加蜂蜜饮食；老年人气虚者可用香蕉蘸蜂蜜吃，每日数次，致大使如常用为止。

（3）治疗痢疾、慢性肠炎久治不愈者偏方：取大蒜 50 克，石榴皮 250 克煎浓液，加入蜂蜜 1000 克搅拌均匀，每日早晚各服 1～2 匙，连服 10 天，效果良好。对慢性肠炎可多治几个疗程，治疗时患者应少吃肥腻食品，以清淡为主。

（4）消积食：对于大餐后的积食，可用蜂蜜促使胃酸正常分泌，还有增强肠蠕动的作用，能显著缩短排便时间。用法：每天早晚空腹服蜂蜜 25 克；或用白萝卜汁加蜂蜜饮食。

（5）治疗小儿疳积：取鲜蜂蜜、山楂各 250 克，将山楂洗净捣碎，入锅加少许水稍煮，再倒入蜂蜜加热小火煮 10 分钟，滤渣取汁，让小儿每日三次，每次一匙服用。

（6）解酒：蜂蜜成分中含有一种大多数水果没有的果糖，它可以促进酒精的分解吸收，因此有利于快速醒酒，并解除饮酒后的头痛感。用法：饮酒前吃 50 克蜂蜜或几块涂蜂蜜的饼干面包，酒后饮蜂蜜水。

古今方例：

《伤寒论》云：治阳明病，自汗出，若发汗，小便自利者，此为津液内竭，虽鞕不可攻之，当须自欲大便：食蜜七合。于铜器内，微火煎，当须凝如饴状，搅之勿令焦著，欲可丸，并手捻作铤，令头锐，大如指，长二寸许，当热时急作，冷则鞕。以纳谷道中，以手急抱，欲大便时乃去之。

《千金方》治上气咳嗽，喘息，喉中有物，唾血：杏仁、生姜汁各二升，糖、蜜各一升，猪膏二合。上五味，先以猪膏煎杏仁黄，出之，以纸拭令净，捣如膏，合姜汁、蜜、糖等，合煎令可丸。服如杏核一枚，日夜六、七服，渐渐加之。《食疗本草》曰："治胃气虚，风热，不能食：姜汁半鸡子壳，生地黄汁少许，蜜一匙头。和水三合，顿服。"

《药性论》云："若中热不能食，（生姜）捣汁和蜜服之。又汁和杏仁作煎，下一切结气实，心胸拥隔，冷热气。"

《金匮要略》甘草粉蜜汤：治蛔虫病，吐涎心痛，发作有时，毒药不止：甘草二两，粉一两重，蜜四两。上三味，以水三升，先煮甘草取二升，去滓，纳粉、蜜，搅令和，煎如薄粥，温服一升，瘥即止。（按：关于方中的"粉"，有两种解释：一说是铅粉，为杀虫峻药；一说是米粉，为和中养胃之品。）如治蛔虫病，可用铅粉；蛔痛屡服杀虫剂而痛未解，则用米粉。

《现代实用中药》谈到治胃及十二指肠溃疡：蜂蜜一两八钱，生甘草三钱，陈皮二钱。水适量，先煎甘草、陈皮去渣，冲入蜂蜜。一日三次分服。

（二）蜂蜜与呼吸系统疾病

1. 蜂蜜的消炎、润肺、祛痰、止咳功效

蜂蜜有消炎、祛痰、止咳等功效，其中以枇杷蜜的止咳作用最好。肺燥热咳患者可取甜梨一个，去皮核，然后切薄片拌蜂蜜吃，每日数次，一星期内即可见效。结核患者则可日服蜂蜜50～75克。

蜂蜜可缓解疼痛，同时还能使人体血红蛋白增加和降低血沉，从而使结核病症减轻，民间一直流传着用蜂蜜和牛奶或动物油脂来治疗结核病的偏方，有很好的疗效。鼻炎患者用10%蜂蜜

水溶液放入吸入器内使其雾化后吸入呼吸道，患者咽后壁发干的感觉消失，黏膜变得湿润，脓性分泌停止，病情很快缓解。

美国科学家发现，蜂蜜可包覆喉咙并具镇静效果，缓和儿童咳嗽症状。研究人员以某诊所105名上呼吸道感染的2～18岁患者为研究对象。分别请父母在孩子睡前施以咳嗽药、蜂蜜或什么都不给，并在睡眠前后询问父母孩子睡眠及咳嗽的情形，结果发现，所有儿童的咳嗽症状皆有好转，但在量表中给蜂蜜的分数最高，给咳嗽药者次之。

2. 蜂蜜应用举例

蜂蜜可防治咳嗽、感冒和喉咙痛。

（1）蜂蜜用于咽喉痛

睡前含服蜂蜜可缓慢性咽炎；

用绿茶配蜂蜜代茶饮治疗喉咙肿痛；

喝蜂蜜柠檬水还可缓解咽喉疼痛，减少喉咙干燥等不适。

（2）防治咳嗽

防治小儿咳嗽：取鸭梨1～2个，蜂蜜50～60克，将梨洗净、去皮、挖洞去核，装入蜂蜜，盖严隔水蒸熟，趁热食用；或榨出梨汁加入蜂蜜冲服。

对于慢性咳嗽及痉咳者：取川贝母10克、冬虫夏草2个炖水，等降温后由蜂蜜冲服，早晚各服一次。

（3）增强免疫、防治感冒类方

①蜂蜜大蒜汁：将大蒜剥皮、洗净、磨碎，加等量蜂蜜混匀，每日服用2次，每次一匙蒜蜜，用温开水冲服。用于治疗流行性感冒。

②姜汁蜂蜜饮：取新鲜生姜若干榨汁，按1∶1的比例配蜜，制成生姜蜜汁，对感冒亦有良好疗效。每天2次，每次20毫升。

③川贝蜂蜜膏：取川贝母2份，半夏一份制成粉末，由蜂蜜

调服，早晚各服一汤匙。

（3）古方例

《千金方》：治三十年咳嗽：白蜜一斤，生姜二斤（取汁）。上二味，先秤铜铫，知斤两讫，内蜜复秤知数，次内姜汁以微火煎令姜汁尽，惟有蜜斤两在，止。旦服如枣大，含一丸，日三服。禁一切杂食。

《圣济总录》凉膈丸治热嗽：甘草二两，猪胆汁浸五宿，漉出炙香，捣罗为末，炼蜜和丸，如绿豆大，食后薄荷汤下十五丸。

《经验广集》五汁膏：治劳嗽，蜂蜜、姜汁各四两，白萝卜汁、梨汁、人乳各一碗。共熬成膏，早晚滚汤服数匙。

（三）蜂蜜与心血管系统

蜂蜜补心养心，对心血管疾病有很好的防治作用。蜂蜜中含量高又易被人体吸收的葡萄糖，能营养心肌和改善心肌的代谢功能，能使心血管舒张和改善冠状血管的血液循环。蜂蜜由于能保证血流正常，因而对心力衰竭和心脏有一定疗效，每日服用50～75克蜂蜜，长期服用，就能保证心脏工作正常，民间有用蜂蜜作为治疗心机能不全、心绞痛等病症的辅助方法。根据近代医学文献报道蜂蜜对心脏病患者益处不少，常服蜂蜜的心脏病患者体况可明显改善，促使血液的成分正常血红蛋白含量增加，心血管收缩力加强。根据鲁索夫的报道，每天口服100～120克蜂蜜，可使血压适度下降。并指出，有人早已将蜂蜜用于治疗心肌炎和慢性肺心病以及瘀血性心功能不全。蜂蜜含有大量易吸收的葡萄糖，可增强心肌功能，并能促使血管舒展，改善冠状血管的血液循环。心血管病人长期服用蜂蜜（每天20～50克）会改善体质，提高血红素在血液中的含量。

蜂蜜应用举例：

1. 防治高血压、低血压和动脉粥样硬化：每天早晚用温开水冲服60～70克蜂蜜，连服15～20天，可使血压缓慢恢复正常。可增强血管壁弹性，防止动脉粥样硬化。

2. 降脂方：取鲜山楂500克、蜂蜜250克，将山楂洗净榨汁，冲入蜂蜜后服用。

《现代实用中药》谈到治高血压，慢性便秘：蜂蜜一两八钱，黑芝麻一两五钱。先将芝麻蒸熟捣如泥，搅入蜂蜜，用热开水冲化，一日二次分服。

（四）蜂蜜与神经系统疾病

蜂蜜对神经系统有保健治疗作用，可治疗惊厥、头痛、情绪压抑、工作能力低下等症状。《神农本草经》记载，久服蜂蜜可以增强意志、轻松身体、保持青春、延年益寿。蜂蜜是绝佳的安神催眠补品，而且没有其他药物所具有的如压抑、疲惫、分神和破坏协调等不良反应，可以治疗各种神经官能病（如心神经官能症）和神经衰弱。

安神定志：蜂蜜有一定的安神催眠功效，而且没有其他药物所具有的如压抑、疲惫、分神和破坏协调等不良反应，可以治疗各种神经官能病（如心神经官能症）和神经衰弱。蜂蜜之所以能让兴奋的神经安眠，是因为蜂蜜中的葡萄糖、维生素、镁、磷、钙可以调节神经系统功能，缓解神经紧张，促进睡眠。而且蜂蜜没有其他药物所具有的压抑、疲惫、分神等副作用。苹果蜜的镇静功能最为突出。黄氏[11]观察蜂蜜辅助治疗心脏神经官能症的疗效，治愈率88%，高于单纯西药组63%。提示蜂蜜辅助治疗中学生心脏神经官能症可显著提高疗效。故此蜂蜜辅助治疗中学生心脏神经官能症取得较好疗效，值得临床推广应用。

（五）蜂蜜与创伤、烧伤、冻伤

蜂蜜治疗感染性创伤和烧伤（或烫伤）有良好疗效，由于蜂蜜中含有酸性物质和高浓度糖类物质，使细菌在创伤部位难以生存。同时也由于蜂蜜中存在着生物素，对机体代谢起着促进作用。蜂蜜可明显减轻炎症和创伤发炎引起的周围组织浮肿，减少渗出液和疼痛，使创伤部位能迅速长出肉芽组织。

科学家发现蜂蜜能抑制包括耐药细菌的生长，能够治疗久治不愈的伤口。这种疗法可追溯到古埃及。人们一直认为蜂蜜对伤口的治疗作用，是蜂蜜隔绝了伤口的空气，以及高浓度糖抑制细菌的生长。但英国威尔士大学卡迪夫研究所的 Cooper 博士研究发现，同样糖浓度和黏稠度的人造蜂蜜较天然蜂蜜的杀菌作用低 3 倍，说明蜂蜜含有其它未被发现的杀菌物质。有可能是蜜蜂分泌的酶，亦有可能是来源于原产花蜜的植物。有些种类的蜂蜜稀释后产生过氧化氢（hydrogen peroxide；俗称双氧水）能够杀菌。因为在实验室内，无论是否产生过氧化氢的蜂蜜都能杀菌，故 Cooper 认为不仅仅是过氧化氢杀菌。而 Cooper 所用的细菌是从伤口和医院采集的耐药金黄色葡萄球菌和肠球菌，能够耐受甲氧西林和万古霉素。

不同种类的蜂蜜杀菌能力有不同。尽管所有的蜂蜜均具有在稀释状态下杀死细菌的“过氧化氢”，但不是每一种蜂蜜都拥有相同的水平。一些蜂蜜仅在 0.4% 的浓度时即可抑制培养皿中的细菌生长，但有的蜂蜜即使达 50% 浓度也不能达到抑菌效果。从新西兰一种称作麦卢卡茶树的花粉中酿出的蜜，其抗菌活性具有最强的稳定性，不受高温或酶的影响，即使加热也破坏不了，并且在阳光下搁置几个月也不影响活性。将活性麦卢卡蜜敷涂在高吸收性海藻纤维上，可以制成包扎用品，帮助治愈多种伤口。

古今用蜂蜜治疗举例：

《济急仙方》治疗肿恶毒：生蜜与隔年葱研膏，先刺破涂之，如人行五里许，则疗出，后以热醋汤洗去。

《药性论》治口疮：蜜浸大青叶含之。

《肘后方》治男子阴疮：蜜煎甘草末，涂之。

《普济方》百花膏：治痘疮痒甚，误搔成疮，及疮痂欲落不落者，白蜜不拘多少，涂于疮上，其痂自落，且无疤痕，亦不臭秽。

《本草纲目》蜜酒：治风疹，风癣，沙蜜一斤，糯饭一斤，面曲五两，熟水五升，同入瓶内封七日成酒，寻以蜜入酒代之，亦良。

《怪证奇方》：治汤火灼疮，甘草煎蜜涂。

《梅师集验方》：治热油烧外痛，白蜜涂之。

《补缺肘后方》：治鼾，白蜜和茯苓，涂上。

《千金翼方》：治药毒不止，解烦闷方：甘草二两炙，白粱粉一升，蜜四两，煎服法与《外台》同。

《上海常用中草药》：解乌头毒，白蜂蜜每次一至四汤匙，温开水冲服。

（六）蜂蜜提高免疫力

在食物或饮料中加上一匙蜂蜜，可提升天然抵抗力。研究显示，每天吃蜂蜜不仅可满足你爱吃甜食的习惯，而且可提高血液中抗氧化剂的量。

研究人员表示，蜂蜜含有不同浓度的多酚物质（polyphenols），这些成分是抗氧化剂，被认为可降低心脏病与癌症的发生机率，多酚物质还存在于水果、蔬菜、茶和橄榄油中。在这项研究中，研究人员让25位参与者每天吃4匙蜂蜜，而这些参与者也维持他们正常的饮食，研究为期29天。两种不同的蜂蜜含有多酚物质的量也不同。在实验前与实验结束后抽血检查，结果显示，摄取蜂蜜量愈多，则血液中的多酚物质浓度也愈高，吃多酚物质含量高的蜂蜜，则血液中的抗氧化剂浓度也愈高。

加州 Davis 大学的研究人员表示，抗氧化剂是由于减缓体内疾病的发生过程，而达到保护人体的作用，这些抗氧化剂具有清除自由基的功能，而自由基是体内的不稳定物质，它会损害细胞。研究人员表示，平均每人每年会摄取超过 150 磅的糖类，而以蜂蜜取代一些传统的糖类，也许是更健康的选择。

蜂蜜消除疲劳法：在所有的天然食品中，大脑神经元所需要的能量在蜂蜜中含量最高。蜂蜜中的果糖、葡萄糖可以很快被身体吸收利用，改善血液的营养状况，特别是在熬夜后。用法：中午一杯蜂蜜水。

（七）蜂蜜与美容

蜂蜜不仅是医家良药，而且是美容佳品，其历史悠久。内服或外用天然蜂蜜，可改善营养状况，促进皮肤的新陈代谢，增强皮肤的活力和抗菌力，减少色素沉着，防止皮肤干燥，使肌肤柔软、洁白、细腻，并可减少皱纹，起到很好的养颜美容作用。

现代研究表明：蜂蜜对美容有如此大的作用和效果，是因为蜂蜜中的蛋白质、葡萄糖、果糖、多种维生素、20 多种氨基酸、多种常量和微量元素以及酶类等护肤成分，作用于表皮和真皮，为组织细胞提供养分，促进它们分裂、生长，对促进老年性皮肤改善，减少色素沉着，防止皮肤干燥和滋润皮肤都有良好作用。如经常服用蜂蜜，其作用就更显著。有资料表明，蜂蜜中所含蛋白质具有去除皱纹的作用，可促进皮下肌肉的生长，使肌肤显得丰满而富有弹性。特别是蜂蜜中所含多种活性蛋白酶对人体内分泌有重要的作用，可以使影响美容根本原因的内分泌紊乱得到调整，从而调节和促进新陈代谢，使皮肤表皮细胞更新加快，显得年轻、有活力。蜂蜜中的氨基酸不仅起到重要的营养皮肤的作用，还可使老化和硬化的皮肤恢复水合性，防止角质层水分损失，保持皮肤内外环境水分平衡，保持皮肤的滋润和健康。

蜂蜜使用举例：

自制蜂蜜面膜：用蜂蜜做面膜是有效而简单的方法。

面膜美容是现代流行的美容护肤方法之一，愈来愈受到人们的青睐，面膜有膏状、胶状、粉状和模型状等几种，当脸部皮肤涂上面膜后，水分蒸发会产生收紧皮肤、刺激面部血液循环的作用，带有营养物质的面膜能促使皮肤细胞直接吸取营养，面膜还可对脸上的色素、痤疮、雀斑起到防治作用。浓稠蜂蜜可直接当面膜使用。可消除面部表皮脱落的细胞、污垢，收缩毛孔和防皱的作用，是物美价廉的美容品。蜂蜜是最理想的护肤品。它能供给皮肤养分让皮肤具有弹性，能杀灭或抑制附着在皮肤表面的细菌，还能消除皮肤的色素沉着，促进上皮组织再生。

蜂蜜为佐料配合应用其它材料制作家庭面膜方法：

黄瓜面膜：取鲜黄瓜汁加入奶粉、蜂蜜适量调匀后涂面，20~30分钟后洗净，或将黄瓜洗净切薄片直接贴于脸部，具有润肤、增白、除皱的作用。

白芷面膜：取白芷10克，白附子10克，共研细末，加水和蜂蜜适量调浓浆敷面，20分钟后洗净，有祛皱、消斑、增白作用，适用于面部色素沉着或黄褐斑患者。

蜂蜜番茄面膜：先将番茄压烂取汁，加入适量蜂蜜和少许面粉调成膏状，涂于面部保持20~30分钟，具有使皮肤滋润、白嫩、柔软的作用，长期使用还具有祛斑除皱和治疗皮肤痤疮等功能。

蜂蜜牛奶面膜：酸牛奶、蜂蜜、柠檬汁各100毫克，加5粒维生素E调匀，敷面并保留15分钟，然后用清水洗净。此法可促进皮表上的死细胞脱落，新细胞再生，从而达到健美皮肤的目的。

蜂蜜是古老而年轻的养生佳品，是人类难得的天然产物。蜂蜜近年来的研究进展较快，研究发现[12]蜂蜜含有大量糖类和有益成分，具有抗炎、抗菌等药理作用，在临床上可以协同主药治疗多种疾病。蜂蜜作为中药炮制和中成药重要辅料，在中药应用方面，其炼蜜工艺及质量标准还需进行研究，制定国家标准。

参考文献

[1] 中国食品土畜进出口商会特产部．国际蜂蜜市场综述．国际农产品贸易，2007（2）：40－42.

[2] 顾雪竹，李先端，钟银燕等．蜂蜜的现代研究及应用．中国实验方剂学杂志，2007，13（6）：70－72.

[3] 高彩芬．饮用蜂蜜汁对神经外科患者预防便秘的临床观察．河北医科大学学报，2008，29（5）：771－773.

[4] 王军，马翠芳，苑海英．自制蜂蜜栓治疗婴幼儿便秘 50 例效果观察．齐鲁护理杂志，2008，14（9）：45－46.

[5] 余叠牛．蜂蜜在现代临床医学中的应用．中国养蜂．1997，140（3）：13.

[6] 田琨，贺建平．通便丸治疗便秘 48 例．陕西中医，1997，18（5）：194.

[7] 黄东萍，蒋贵发，周文誉等．几种蜂蜜对幽门螺旋杆菌的体外抗菌作用［J］．时珍国医国药，2006，17（10）：1989－1990.

[8] 叶兆云，赖超祥．岗松花蜂蜜治疗慢性胃炎消化性溃疡的效果观察．中国自然医学杂志，2004，6（2）：F004.

[9] 魏本祥．单味蜂蜜治疗胃十二指肠溃疡 40 例．世界今日医

学杂志，2000，1（5）：542.

[10] Imge Erguder, Sibel S Kilicoglu, Mehmet Namuslu, et al. Honey prevents hepatic damage induced by obstruction of the common bile duct. World Journal of Gastroenterolog, 2008, 14 (23): 3729 -3732.

[11] 黄金书．蜂蜜辅助治疗中学生心脏神经官能症疗效观察．现代中西医结合杂志，2007，16（16）：2213 -2214.

[12] 顾雪竹，李先端，钟银燕等．蜂蜜的现代研究及应用．中国实验方剂学杂志，2007，13（6）：70 -72.

第三章　蜂花粉与人类健康

蜂花粉（Bee pollen）是蜜蜂从被子植物雄蕊花药和裸子植物小孢子囊内采集的花粉粒，经过蜜蜂加工而成的团状物，是蜜蜂主要食料“蜂粮”的原料（见图3－1）。

花粉是种子植物体中的雄性细胞，相当于植物的“精子”，是植物生命的精华。花粉的英文单词pollen原意就是“精力充沛的，力量强大”的意思，说明在很早以前，西方人就认识到花粉具有丰富的营养及能量。

花粉按其传播方式可分为两种，一种叫风媒花粉（anemophilous pollen），一种叫虫媒花粉（entomophllous pollen）。风媒花粉指借助风力传播的植物花粉，一般花粉粒小，质轻，量多，花粉外壁光滑，易于引起人的过敏；虫媒花粉指以昆虫为传播媒介的花粉，一般花粉粒大，质重，外壁有突起或粘质，有的还带有小刺，易黏附在昆虫体上。这些花粉，花被发达，颜色鲜明，有香气和蜜腺。我们日常见到的花大多为虫媒花粉，五颜六色，招蜂引蝶。如果树中的桃、李、杏、梨、苹果、柑

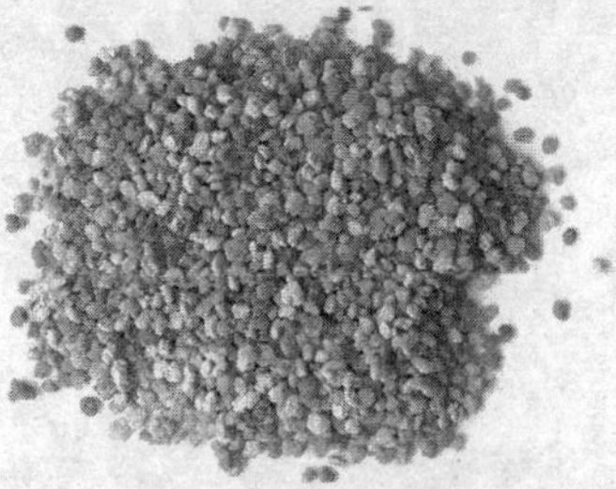

图3-1　蜂花粉原粒形状图

桔等，农作物如油菜、养麦、甘薯、空心菜、豆类等，还有木本植物的乌桕、刺槐等。虫媒花粉安全无毒，一般不易致敏。蜂花粉是典型的虫媒花粉，以蜂花粉为代表的虫媒花粉的营养含量要高于风媒花粉。

蜂花粉又称“花黄”、“花精”、“黄”、“黄糜”等，蜜蜂采集花粉时加上自己特殊的腺体分泌物、唾液和花蜜初步加工而成为花粉团（见图3－2）。花粉团呈西米大小，其实是由成千上万的花粉粒组成。每一粒花粉极其微小，肉眼无法看见，要借助显微镜才能见其轮廓。花粉团的颜色有淡黄、黄色、淡绿、绿色、粟色、青色、灰白色等，且有清香气味，稍甜，略带枯涩，有的微苦，略腥。

花粉是显花植物雄蕊中的雄性生殖细胞，它不仅携带着生命的遗传信息，而且包含着孕育新生命所必需的全部营养物质。由于蜂花粉营养丰富，功效齐全，被誉为“全能的营养食品”、“浓缩的营养库”、“浓缩的天然药库”、“内服的化妆品”、“浓缩的氨基酸”等，是人类天然食品中的瑰宝。

一、古代蜂花粉的应用

我国是养蜂古国，早在二千多年前人们就认识了花粉，并应用于医疗、食品及化妆品方面。与此同时，作为植物精华的蜂花粉也被我们祖先认识和利用。屈原在《离骚》早有写过:“朝饮木兰坠露兮，夕餐秋菊之落英”著名诗句，这里所指的落英即落花，凋谢的落花自然有花粉，这可能意为蜂花粉在当时被食用。

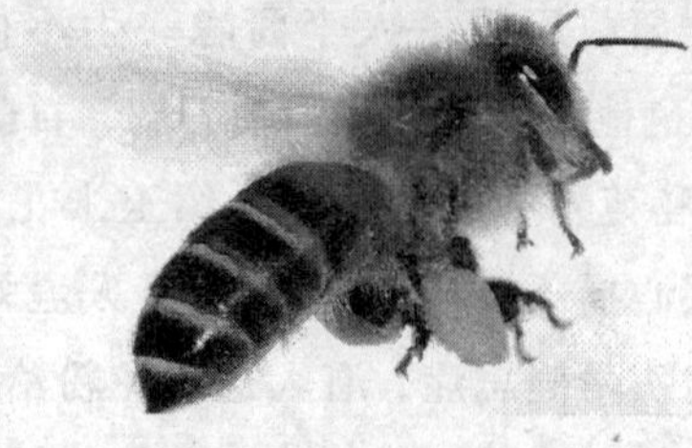

图3-2　蜜蜂携带着花粉团

在许多古代医籍中也可找到大量的关于蜂花粉的药用记载。我国最早的一部药物学专著《神农本草经》就把蒲黄（香蒲的花粉）和松黄（松树的花粉）列为上品，称之甘平无毒，主治心腹寒热邪气，利小便，消瘀血，久服令轻身，益气力，延年。蒲黄即香蒲科植物东方香蒲、水烛香蒲或其它同属植物的花粉。

唐代苏恭《唐本草》中，载有松花的花粉，其名曰“松黄”：甘温无毒，主润心肺，除风止血；亦可酿酒，三月采收拂取，正如蒲黄，久服轻身疗病。同时在《新修本草》中亦有相同记述。唐代甄权的《药性本草》，记载有花粉可“利水道，通经络，止女子崩中”。

宋代苏颂等编纂的《图经本草》记载：“蒲黄即花中雄蕊粉，细若金丝，当欲开之时便取之，以蜜搜之作果品食之甚佳”。《诸家本草》记载花粉可治疗“血气心腹痛，血运血瘀，颠扑血闷”。柳树的柳花（柳蕊）也是传统中药，《神农本草经》说它主治风水黄疸，我国宋朝药学专著《本草衍义》（1116 年）明确指出“柳花即出生有黄蕊者也”。

李时珍在《本草纲目》提出了“蜜采花作之各随花性之温凉也”的论述。此外，还指出萱草花粉可治疗酒胆（肝炎）乳痛卵痛。据记载唐朝诗人李商隐一生不得志，长期抑郁寡欢，公元 847 年，他身患黄肿和阳萎等病，百药无效，后食玉米花粉而愈。《古今秘苑》中收载了他介绍玉米花粉的诗句：“借问健身何物好，天心摇落玉花黄”。唐朝诗人孟郊（751～841 年）任溧阳县令时患头晕健忘症，有人送蜂花粉给他食用，后来在清明节，他去济源，亲眼看到了养蜂人收集花粉，兴奋地写下了“蜜蜂辛苦踏花来，抛却黄糜一瓷碗”，这里的“黄糜”正是蜜蜂采集的油菜花粉。

花粉作为食品的应用

到了明朝花粉已成为民间食品了。明代药学家李时珍《本草纲目》中，有“松花和白糖，印成糕饼，食之甚佳”，还记有花粉制成的美容方，即以红、白莲花蕊及桃花、梨花、梅花等花蕊配制而得，专门用来治疗面野、粉刺、雀斑等面部皮肤疾病。明代弘治年间吴县知县《便民图纂》是根据前人经验总结。书中记载的“干蜜法”、“花粉蜂蜜浆”就是制作花粉蜂蜜浆的方法，在蜂蜜中加入花粉，按10：1的比例加入，先将蜂蜜在砂锅中炼沸，等滴水不散时将花粉加入即成。这是我国食品花粉蜜制剂的古代传统制作方法。

清代王士雄著《随息居饮食谱》记述松花粉糕点制作法：将白砂糖加水熬炼好后加入松花粉；清代《市京岁时记胜》和《燕京岁时记》中记载松花粉做糕饼的有：榆钱糕、玫瑰糕、藤萝花粉饼、九花饼，也有不提花种名，统称“花糕”、“春饼”者。这些说明自明清以来花粉糕点在我国食谱中占有重要的地位。

古代用花粉调粥、调汤的记载也屡见不鲜，如《本草纲目》和《泉州本草》中的“月季花粉汤”，元代的《饮膳正要》中有“松花汤”。

花粉酒是千百年来我国广大人民深爱的养生美酒。唐朝诗人郭元振《秋歌》中有“延年菊花酒”之句；苏轼还专门写过《蜜酒歌》。诗中描写了用花粉采制酒的过程。《便民图纂》记载了菊花酒的做法是：“酒醅将熟时，每缸取菊花花粉二斤入酒内搅匀，次早榨则味香美，一切有香无毒之花粉，仿此用之，皆可”。元代宋伯仁《酒小史》和清代王士雄《随息居饮食谱》中记载了多种花粉酒，例如：“蔡他棣花粉酒”、“玫瑰花粉酒”、“桂花酒”等。花粉发酵是我国古代加工花粉的有效方法，从现代生物学角度看，花粉经酒糟发酵处理，不仅能增加花粉营养成分的生物利用度，而且也使人易于吸收，还能除去部分花粉中致敏原，是有现实意义的。而且花粉经发酵后再制成糕、饼、晶、饮料及糖果，较未发酵时的花粉更有益。

蜂花粉美容

我国古代利用蜂产品作为美容剂历史也很悠久，有内服也有外用。内服蜂花粉作为美容食疗方法，历史早有记载，例如明·彭大翼《山堂肆考饮食卷二》中记载，唐女皇武则天令御医寻找长生不老药，御医们最终向其推荐了“花黄”、“花精”（花粉），武则天食用后容颜俊美，面色红润白嫩，令她欢喜不已，遂令人“四方采集百花花精，加米对醋，密封陈放半秋，再晾干与炒米共研，压制成糕，名曰花精糕”，供自己享用，有时也赐予群臣共享。也正因为花粉的作用，武则天年过八旬尚红光满面，精神饱满，成为我国历史上少有的高龄皇帝。

历史上因服用花粉长寿、更美丽的事例甚多，西施、董小婉、萧美人等绝世佳人均有服用花粉的记载。唐代元宰之妾薛瑶英，自幼长期服有花粉丸“一香丸”，终生“肌肤柔润，笑语生香”。清·许之凤《古今秘苑》中记载，花粉连带花蕊，配入鸡血中，加曲发酵封闭，制膏，可令面光华。清·德合《御香飘渺录》记载，慈禧太后长期用含有花粉的“耐尽花露”洗浴，虽至幕年仍“嫩质疑无骨、柔肌倍有香”。

据记载在春秋时期，晋献公的爱妃骊姬谋杀太子申生，她在自己的头发和脸上搽上花粉调蜜的“香膏”，召太子陪她游园，早春时节引来了蜜蜂和蝴蝶集其鬓，妃要太子申生为她驱赶蜂蝶，使远处楼台上观看的晋献公相信了太子调戏骊妃，从而杀了太子申生。北朝民歌《木兰诗》长达三百余字，描写了少女木兰代父从军的故事。诗中有“当窗理云鬓，对镜贴花黄”的诗句，可见我国民间女子应用花粉较为普遍。明朝周棣王的《普济方》

中居然有花粉所引的美容方，是以红、白莲花蕊用桃花、梨花、梅花花蕊配制的复方，专门用来治疗粉刺、雀斑等。后魏《齐民要术》卷五“种红蓝花”这一节中，有阳脂、手药、香粉的制作方法，在配料中都提到了花朵，实际为花粉。花粉中的天然活性因子，能有效的保护皮肤，防止皮肤干燥，加强皮肤新陈代谢，从而起到美容的效果。

国外对蜂花粉的认识也很早，古希腊哲学家就认为青春永存的奥秘在于花粉，因此早期的奥林匹克运动员就通过食用花粉来增加能量。

蜂花粉的形成过程与保存

蜜蜂天生就有采花粉的本领。蜜蜂身上有三对足形成灵巧的蜂花粉刷、蜂花粉栉、蜂花粉耙和蜂花粉蓝等特化构造，专门用于采集和携带蜂花粉。而且蜜蜂周身长有绒毛，有的还呈分叉羽毛状，这样便于黏附蜂花粉。

（一）蜜蜂采集蜂花粉

蜜蜂采集蜂花粉主要就是依靠蜂体表面的绒毛黏附花粉粒，然后用前足跗节刷收集黏附在胸部和腹部的蜂花粉粒，通过一系列动作，传递到后足基跗节内侧的蜂花粉栉上。再通过足胫节端部的蜂花粉耙刮集，使蜂花粉粒集中黏附在蜂花粉筐的下方。最后通过后足跗节基部外端的耳状突的推挤，将蜂花粉粒集推进蜂花粉筐[1]。

采粉蜜蜂携蜂花粉团归后，在育虫区和贮蜜区之间，寻找一个适合贮粉空巢房或未装满的蜂花粉房，将腹部和后足伸入巢房，用中足基跗节将蜂花粉团铲落在巢房中。卸落在巢房中的蜂花粉团，由内勤蜂咬碎夯实，并吐蜜湿润，在此过程加入了蜜蜂分泌的一些物质，主要为一些酶类。贮存在巢房中的蜂花粉，养蜂学的术语称为“蜂粮”。蜜蜂常在装蜂花粉的巢房上再涂一层蜂蜜，然后封盖，以作长期保存，备为食用。

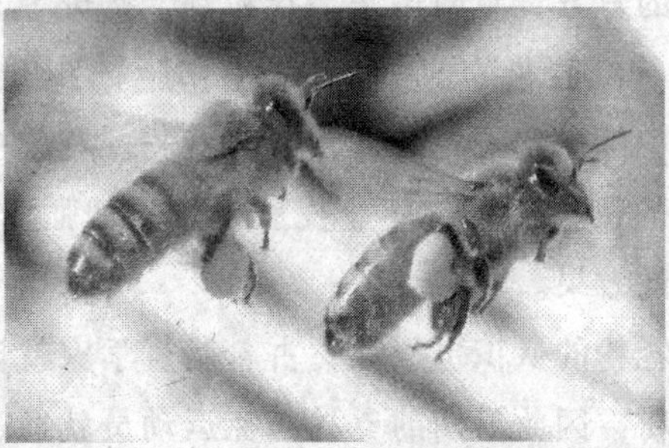

图3–3 工蜂采带花粉图

蜜蜂一次飞行采集只能带回两个花粉团（见图 3 – 3），每个花粉团的重量为 7 ~ 9mg。如果要采收 lkg 鲜蜂花粉，一只蜜蜂大约要进行 6 万多次采集飞行。1g 蜂花粉相当于 125 个含水量为 12% 的花粉团，一只蜜蜂每天能完成 50 次飞行，每次飞行要 14 分钟。如果每次飞行的理论产量是 15mg，需要采集 600 朵花，这样每只蜜蜂每天的理论产量只有 750mg。

（二）人工收集蜂花粉

我们所见到的蜂花粉，如高粱米或西米大小，多数花粉呈圆球状、长圆球状和不规则状等。人们现在享用的蜂花粉，是养蜂人用装置在巢门口的脱粉器，把蜜蜂采集回来的花粉脱落下来并收集起来，经除杂、干燥、消毒后制成的蜂产品。

具体做法是：用铁铜丝编孔或注塑成型，制造一个带孔的花粉截留器，安放在蜂箱巢门口（也可放在蜂箱内的箱底处），孔径为 4. 5 ~ 5. 0mm，正好使蜜蜂通过，但蜜蜂后足上的花粉团通不过去，被刮落下来，滑落在下面的集粉盒内。由于花粉截留器是放在巢门口，凡是进入蜂巢的蜜蜂都要通过小孔，这样便把蜜蜂采集回来的花粉采收下来。把花粉小球及时取出，进行干燥保存。

常用的干燥方法有：日光干燥、通风干燥、火炕干燥、蜂群干燥、电热干燥、远红外干燥、冷冻真空干燥、化学干燥等。经过干燥的蜂花粉（含水要达到6%以下）再进一步灭虫卵、灭菌后即可贮存。

（三）蜂花粉的保存

蜂花粉富含营养物质和生物活性物质，若贮存不好，则会导致生虫、发霉、变质，营养成分损失较大。因此，蜂花粉的贮存是关系到蜂花粉质量的关键之一。贮存蜂花粉一要防止蜂花粉生虫、变质；二要减少蜂花粉有效成分的损失，对于鲜花粉的贮存应尽量创造低温、无氧和干燥的条件，其贮存有下列几种方法：

1. 冷藏法

将蜂花粉干燥，使水分降至10%以下，装入无毒塑料袋内，扎紧、密封，置-20℃～-18℃的冷库或冰柜中，在这样的低温下，微生物无法生长，虫卵被冻死，蜂花粉的呼吸作用也停止，因此可以保存几年而不变质。如果条件不具备，也可将其贮于-5℃的冷库中，这种贮存条件只能抑制微生物的生长和虫卵的孵化，却不能完全阻止蜂花粉的呼吸作用，因此保持不变质的贮存期远短于-20℃～-18℃低温条件下的贮存期。

2. 除氧剂法

除氧剂是一种化学制剂，通过还原反应除去密闭器中的游离氧，从而防止食品由于氧化而变质发霉等。将蜂花粉干燥后（使含水量在6%以下），装入包装袋，然后加入除氧剂，密闭，在室温下避光保存。用该法可保存蜂花粉一年。在贮存期内，蜂花粉形状、颜色、气味等外观质量无改变，含水量略有降低，霉菌含量明显下降，可有效控制虫蛀。此法保存的蜂花粉，在其主要营养成分中，蛋白质、还原糖、微量元素无变化，游离氨基酸未减少，而维生素C损失较大。由于此法成本低，在大生产条件下，对于不具备大型冷库的加工单位和产量较大的养蜂单位来说，本法是解决花粉原料贮存的一个行之有效而又经济简便的好方法。

3. 充气法

将蜂花粉干燥，使含水量降至5%以下，然后装入双层塑料袋内，抽成真空，用二氧化碳（CO_2）或氮气（N_2）充气后密封贮存；或再加入0.01%蜂胶乙醇提取物喷洒，贮存效果更好，密封，置常温保存即可。

4. 加糖混合贮存法

将蜂花粉和白糖按2∶1混合，装在容器里捣实，表面覆盖一层15毫米厚的砂糖，然后密闭，此法可使蜂花粉在常温下保存两年。

5. 自然干藏法

将蜂花粉干燥，使含水量降至5%以下，装入塑料袋或其他容器，放入-20℃冷库冻2~3天，或用环氧乙烷气熏2.5小时后装袋，杀死蜂花粉中的虫卵。经此法处理的蜂花粉在常温下可保存一年。

蜂花粉的成分相当复杂。来源于不同植物的蜂花粉，其成分的种类、含量有所不同，功用也各有差别。即使采自不同地区与季节的同种植物的鲜花粉，其成分及含量也有差异，但差异相对不大。故此蜂花粉要分门别类存放，当然如只要百花粉时可混合放置。

二、蜂花粉的成分

蜂花粉是有花源植物的特有部分，是植物体精华之所在，它含有孕育一个新的生命所需要的多种营养素，是人类理想的营养源。花粉大小在10~100微米，其结构可分为花粉壁和内含物（有效成分）。同一粒花粉在显微镜下，可看到两个形态不同的面，叫赤道面和极面，花粉粒的表面是不平滑的，有的凸起叫脊，有的凹陷叫沟，还分布有一些孔状下陷，叫萌发孔，花粉管就是从萌发孔外突萌发的。花粉粒的外面是一层坚硬的外壁，叫花粉壁。内部是含有各种营养物质和生殖细胞的内含物。内含物与花粉壁之间由一膜状物隔开。它不但含有人体通常必需的蛋白质、脂肪、糖类，还含有对人体生理功能具有特殊功效的微量元素、微生物、生物活性物质。正因如此，被人们誉为“微型营养库”。蜂花粉的化学成分，因蜜蜂采集植物种类、地区和季节的不同而有一定的差异。

（一）蜂花粉内含的成分

蜂花粉的形成过程非常特殊，使得其成分相当复杂，尤其是其内含物营养丰富，现已检出的就有200余种之多，其内含物主要有蛋白质、糖、脂肪、维生素、微量元素和生物活性物质等。概括起来有如下几大类：

1. 水分

刚刚采集的新鲜花粉，水分含量约为21%～30%，由于含水量较高，易发霉变质，不利于贮藏和运输，因此，采收后的花粉，应及时干燥处理，使其含水量在2%～5%之间，以利于蜂花粉的保存。

2. 蛋白质和氨基酸

蜂花粉中含有丰富蛋白质和多种氨基酸。蜂花粉在营养学上被称为“完全的蛋白质或高质量蛋白质”。其所含氨基酸一般在1%以上，其中所含的人体必需氨基酸约为牛肉、鸡蛋的5～7倍。经研究分析，同一种花粉其总氮量是很接近的，有研究测定油菜花粉的总氮量，共测定14个不同产地的样品，其总氮量约为4%～5%，平均为4.45%。

3. 糖类

蜂花粉中的糖类约占干物质的1/3，主要是葡萄糖、果糖，还有蔗糖、淀粉和纤维素、半纤维素等。不同蜂花粉所含的糖类成分不一，据分析，玉米花粉还原糖为36.55%、果糖12.94%、葡萄糖9.06%、油菜花粉还原糖为22.74%、果糖为9.99%、葡萄糖为4.79%。

4. 维生素类

蜂花粉含有丰富的维生素，且含量很高，比蜂蜜高100倍，是一种天然维生素的浓缩物。据报导，花粉中以B族维生素较为丰富，包括B_1、B_2、B_3、B_5、B_6、B_{12}等，此外还有胡萝卜素和类胡萝卜素、维生素C、维生素E、维生素P和维生素D等。蜂花粉中各维生素含量（mg/100g干花粉）如下：维生素E 21～170；维生素C 7.08～205.25；维生素B_1 0.55～1.50；维生素B_2 0.50～2.2 0；烟酸1.30～21.00；泛酸0.32～5.00；维生素B_6 0.30～0.90；维生素H 0.06～0.60；维生素M 0.30～0.68；肌醇188.00～228.00等。

5. 脂类

蜂花粉中所含不饱和脂肪酸约占脂类物质的60%～91%，远比其他动植物脂类中的含量高。在不饱和脂肪酸中有几种是人体不能合成的，必须从食物中摄取，称之为必需脂肪酸，如亚油酸、亚麻酸和花生四烯酸等。在荞麦和三叶花粉中发现有花生酸，而一般这种花生酸仅存在于动物脂肪中。含碳的亚油酸、亚麻酸和花生四稀酸都具有维生素F活性，是前列腺体的组成部分，因此能起到调节激素活性的功能；还能降低血液中胆固醇浓度，并使胆固醇从机体中释出，达到预防和治疗动脉粥样硬化。花粉的磷脂有胆碱磷酸甘油脂、肌醇磷酸甘油脂、氨基乙醇磷酸甘油脂（脑磷脂）、磷脂酰基氯氨酸等。所有这些物质都是人体和生物体细胞半渗透膜的组成部分，它有机地调整离子进入细胞，积极参与物质交换。由于磷脂还具有促脂肪作用（防治脂肪肝作用），可抑制脂肪在有机体内形成和过多积累以及在细胞内的沉积，主要在肝脏组织内抑制肝脏的脂肪变性，还能调整脂肪交换过程，因而可预防动脉粥样硬化的产生。

6. 矿物质

蜂花粉中含有多种矿物质成分，特别是微量元素很丰富，含有人体必需的元素 Zn、Cu、Mn、Fe、Ca、K、Na 等。颜氏[1]对蜂花粉所含微量元素进行了测定，蜂花粉中含量较高的几种化学元素含量如下：钾 0.6 ~ 1.0% （400 mg/100g）；钙 0.29%（170 ~ 410 mg/100g）；磷 0.43% （190 ~ 580 mg/100g）；镁 0.25% （90 ~ 270 mg/100g）；铜 1.7%；铁 0.55%。此外还含有硅、硫、氯、钦、锰、钡、银、金、钯、钒、钨、银、钴、锌、砷、锡、铂、钼、铬、铜、锶、铀、铝、氦、铅、铰等 26 种元素。所有这些元素都是生命有机体内生理生化过程的重要刺激质。

7. 生物活性物质

蜂花粉对人体具有神奇的功效，与蜂花粉中含有的生物活性物质有关。龚氏[1]用分光光度法对蜂花粉中的总黄酮进行测定。蜂花粉所含有的黄酮类化合物具有抗动脉硬化、降低胆固醇、解疼、防辐射等作用。刘氏[1]等研究发现，花粉中已分离鉴定的黄酮类化合物有黄酮醇、槲皮酮（栎精）、鼠李素、异鼠李素、木樨黄素、二氢黄酮醇、山奈酚、二氢山奈酚、柚（苷）配质、芹菜（苷）配质、杨梅黄酮、花色素、原花青素等。

8. 主要有机酸及酶

蜂花粉中含有 100 多种酶和辅酶酶，主要酶类有：淀粉酶、转化酶、纤维素酶、蛋白酶、磷酸酶、葡萄糖氧化酶、磷酸脂酶等。花粉中含有酶是影响细胞新陈代谢的重要物质，对营养成分的分解合成、消化吸收起催化作用。

主要有机酸有：原儿茶酸、没食子酸、阿魏酸、对羟基桂皮酸，还有甲酸、乙酸、丙酮酸、苹果酸、琥珀酸等。

9. 其他生物活性物质

除上述各营养成分外，花粉还富含核酸，这类高分子化合物是遗传信息的载体。同时，在生殖细胞核内的细胞质内还有大量脱氧核糖核酸。其遗传信息具有很强的生物活性，可促进细胞的再生和预防衰老，对多种慢性疾病有较好的疗效。花粉中还含有其他多种生物活性成分，如激素、生长素、芸苔素、植酸、乙烯、赤霉素、多糖等，还有3%～4%的一些未知物质。

蜂花粉的化学组成表：有的花粉成分取其含量的范围，有的则取其平均数。不同种类的蜂花粉所含的各种成分不尽一致（见表3－1，见表3－2，见表3－3，见表3－4，见表3－5，见表3－6，见表3－7）。

表3－1：　　蜂花粉的主要成分含量

成分	每100克花粉的平均含量	
	克	%
干物质	70.0～81.7	70～80
水分	21.3～30.3	30～40
总糖含量	20.0～38.8	20～39
果糖	19.4	52
葡萄糖	14.4	48
蛋白质	7.0～36.7	11～35
脂质（脂肪和脂类物质）	1.38～20.0	1～20
灰分	0.9～5.5	1～7
维生素	全部	
生长因子	有	
抗生素	存在	

蜂花粉中所含的蛋白质含量较高，与酪素蛋白质中必需氨基酸的比较见表3－3。酪蛋白又称干酪素，是奶液遇酸后所生成的一种蛋白聚合体。酪蛋白用途广泛，含有多种氨基酸，可作为食品添加剂中的增稠剂、营养强化剂（强化蛋白质）等作用。

表3－2：　不同种类花粉的化学成分

植物名称	碳水化合物	蛋白质	脂类	淀粉	水分	灰分	其他物质
橄榄	35.78	16.10	4.69	1.06	10.12	0.90	30.80
蒲公英	34.92	11.12	14.44	1.99	10.96	0.91	27.64
桃	32.44	26.48	2.71	1.63	8.47	2.81	27.09
金桃丝	30.27	26.90	2.85	0	11.10	3.04	25.74
桉树	29.96	26.22	1.38	1.96	9.06	2.71	30.64
李	28.29	28.66	3.15	0.74	9.79	2.63	27.49
白三叶	26.89	23.71	3.40	1.32	11.56	3.14	31.30
黑芥	25.83	21.74	8.58	2.66	13.22	2.54	28.09

表3－3：　花粉与酪素蛋白质中必需氨基酸的比较

氨基酸	蛋白质		氨基酸	蛋白质	
	花粉	酪蛋白		花粉	酪蛋白
亮氨酸	7.1～9.0	8.7	赖氨酸	6.3～7.7	6.9
缬氨酸	5.8～11.2	6.6	异亮氨酸	5.1～7.0	5.7
精氨酸	4.6～6.0	3.4	苯丙氨酸	4.1～5.9	4.8
苏氨酸	4.1～5.3	3.9	组氨酸	2.5～3.2	2.7
蛋氨酸	1.7～2.4	2.8	色氨酸	1.2～1.6	1.2

表3－4：　部分植物花粉的脂肪含量

植物名称	含量（%）	植物名称	含量（%）
桦树	31.33	风铃草	19.5
云杉	15.72	蒲公英	14.44
马栗	11.34	峨参	6.03
松树	5.93	榛树	4.2
禾本科植物	2.79	玉米	1.43

表 3－5：　部分植物花粉的胡萝卜素含量

植物种类	含量（mg/100g）花粉		植物种类	含量（mg/100g 花粉）	
	总量	β－胡萝卜素		总量	β－胡萝卜素
蒲公英	212.55	38.38	苜蓿属	5.76	3.17
樱桃	58.30	26.33	苹果	3.46	1.37
白柳树	57.10	3.96	福寿草属	3.14	1.15
水杨梅	33.34	0.63	柳叶莱属	2.45	1.1
马栗	30.94	0.43	悬钩子属	1.73	0.82
柳树	27.00	5.12	梨	1.56	1.09
三叶草	11.83	2.47	风铃草	0.88	0.61
矢车菊属	11.46	11.00	荞麦	0.66	0.60

表 3－6：　花粉中维生素的平均含量（微克/克）

维生素种类	平均含量	维生素种类	平均含量
VB_1	5.75－10.80	VA	见胡萝卜素
VB_2	16.30－19.20	VC	152.00－640.00
VB_6	0－9.00	VD	0.20－0.60
VB_{12}	有含量	VE	0.10－0.32
烟酸	98.00－210.00	VH	0.10－0.25
泛酸	3.00－51.00	肌醇	30.00－40.00
叶酸	3.40－6.80	生长因子	有含量

表 3－7：　部分花粉的酚类化合物的含量

植物名称	mg/100g 干花粉			
	白花色素	苯邻二酚	黄酮醇	氯原酸
矢车菊属	741.00	48.75	1617.25	177.50
三叶草	487.50	68.75	1853.09	127.50
福寿草属	426.40	75.40	410.02	118.33
风铃草	327.60	39.00	147.60	85.00
马栗	289.25	107.25	916.44	124.02
药用蒲公英	273.05	89.37	306.09	123.65
柳	227.50	84.50	505.40	600.00
梨	178.75	58.50	1895.22	148.75

续表 3-7

植物名称	mg/100g 干花粉			
	白花色素	苯邻二酚	黄酮醇	氯原酸
白柳	152.75	126.75	1010.80	801.20
苹果	139.70	85.75	1026.76	179.69
荞麦	137.80	94.40	210.20	66.00
樱桃	133.25	66.75	1009.76	440.00
柳叶菜属	122.20	96.20	236.50	118.33
苜蓿属	111.18	104.10	1524.60	64.51
悬钩子属	106.60	72.80	920.00	85.00

（二）蜂花粉壁里的有效成分

蜂花粉壁是蜂花粉具有的一层坚硬外壁。花粉外壁含有复杂的有机化合物孢粉素（$C_{96}H_{22}O_{24}$），能抗高温、耐强酸强碱，具有惊人的坚固性和顽强的耐化学腐蚀性。

蜂花粉的部分重要有效成分就存在于蜂花粉壁里，蜂花粉壁里的有效成分主要有：

1. 胡萝卜素

胡萝卜素是蜂花粉壁的重要组成物，也是蜂花粉最重要的有效成分之一。在不同植物的蜂花粉里，胡萝卜素含量及胡萝卜素的种类可能各异。据测定，紫云英蜂花粉中含胡萝卜素高达234.3毫克/100克、山里红蜂花粉含111.7毫克/100克。胡萝卜素是维生素A的前体，以B_1胡萝卜素最为重要。

2. 黄酮类化合物

黄酮类化合物也是蜂花粉的最重要成分之一，黄酮类化合物也主要存在于蜂花粉外壁。据报道，我国油菜蜂花粉中黄酮含量有的高达4.1%。许多属于黄酮类的化合物都有抗炎、降血脂、防止动脉粥样硬化及毛细血管变形的作用。

3. 酶

酶是蜂花粉里的重要生理活性成分，在蜂花粉的内壁和外壁里含有大量的酶类。生物体内进行的许多化学反应都要靠酶来促成，许多生理作用也都离不开酶。张氏[1]等认为，人体的某些慢性病和疑难病，往往是由于酶的缺乏或受到损害而引起的，因此，蜂花粉对人类的某些慢性病和疑难病有一定的治疗作用。

4. 矿物质

在蜂花粉壁里含有较多的钙，而钙是构成骨骼和牙齿的重要成分，对血液的凝固以及维持神经、肌肉组织的正常兴奋性等都有重要作用。在蜂花粉壁里还含有少量的磷和镁，还可能含有其他微量元素。

5. 其他成分

在蜂花粉壁里还含有糖类以及蛋白质等营养成分，还有果胶质、半纤维素、纤维素、木质素、孢粉素等食物类成分。其中含有的食物纤维有预防便秘和结肠癌的作用。在蜂花粉壁里还可能含有一些其他未知的有效成分有待于研究开发。

（三）关于蜂花粉的破壁问题

食用花粉是否要破壁一直是人们询问的问题。有人认为食用的花粉不破壁，其内部有效成分不能被人身所吸收或吸收率很小。花粉有两层花粉壁包裹着，外壁硬度较大，所以有人认为食用时非破壁不可。但无论从人或动物试验都证明，花粉经过口腔、胃、肠一系列消化酶的作用之后，花粉的营养成分一般都能被消化吸收。因花粉具有孔沟萌发孔，人体食用花粉，经过胃肠停留的时间较长，其中胃的蛋白酶、肠的胰蛋白酶对花粉有消化作用。而且花粉进入胃肠之后，由于水分从萌发孔沟渗进花粉内，形成花粉内渗透压和粒外渗透压的差异，在胃肠的搅动下，花粉内的有效成分，许多营养成分从萌发孔沟中释放出来而被吸收，所以花粉内服不破壁，其有效成分完全能被吸收。

粪便检查发现，在大便的花粉残渣中基本上测不到剩余营养素，也找不到完整的花粉粒。破壁花粉与未破壁花粉，其消化吸收率基本没有差别。破壁后的花粉，其中对人体有益的各种酶等生物活性物质较易变性。且破壁后的花粉若包装保管不好容易发生霉变。

外用花粉化妆品时应该破壁。食用花粉，无论破壁或不破壁均可被有效吸收。但如果用花粉作为化妆品等外用护肤品的原料，为了便于吸收其中的营养成分如氨基酸、维生素 C 和维生素 E 等，最好还是经过破壁工艺处理提取，使护肤效果更佳。因外用的花粉化妆品，由于不经过人的胃肠作用，皮肤不能直接吸收，经过破壁提取，才能起到护肤美容的效果。现在有很多破壁的方法，如机械的气流粉碎方法、温差破壁、微生物破壁等。

蜂花粉的品种

由于植物的生长环境及吸收、合成各种物质的能力不同，以致各种蜂花粉中所含的物质种类和量的有不同，其颜色、味道、功效、成分等均有差异，其基本保存了植物花粉的特殊成分与作用。蜂花粉种类不同，其在食疗中体现了不同的滋补、医疗、保健作用，现就常用的蜂花粉进行介绍：

（一）粮油瓜菜类花粉

油菜蜂花粉

油菜花粉是我国最丰富的花粉之一。油菜花粉呈黄色，有特殊的清腥味，香味浓郁。它的总黄酮类、谷甾醇含量较其他花粉高，具有抗动脉粥样硬化、降血脂、镇痛、防辐射等作用，对动脉粥样硬化、静脉曲张性溃疡、高胆固醇和对抗辐射等有一定治疗作用，是心脑血管疾病患者的首选。它还具有护肝排毒、消肿止痛之功，是男性前列腺炎的克星，特别适用于老年男性长期服用。据报道，其治疗前列腺炎的有效率高达90%。它还可祛斑、防衰老，有美容之功，常常用于治疗黄褐斑。

荷花花粉

荷花粉为橙黄色，色、香、味俱佳。其有效营养成份含量最高，氨基酸（包括人体必需而自身不能合成的八种氨基酸）总含量达24.2%以上。具有抗氧化功能的总黄酮含量3.92g/100g。荷花粉中维生素成分最齐全而且含量较高，特别是油质中的不饱和脂肪酸含量为任何花粉所不及。荷花粉滋阴、护脾养胃、安心神、养生润颜，对脾胃虚弱、神疲乏力、虚烦失眠有很好的疗效；它还可益肾固精、利尿、散结、暖腰膝，对肾虚腰痛、遗尿、尿频及肾结石等有很好的治疗作用；除此之外，荷花粉的清心凉血、排毒养颜、消湿祛风之功，对雀斑等疾病的治疗效果良好，民间认为具有较好的美容功能，深受女性朋友的喜爱。

荞麦花粉

荞麦花粉呈暗黄色、灰绿色。在所有蜂花粉中，它的芸香苷含量最为丰富。荞麦花粉有健脾理气、养血补血作用。对软化血管、保护血管壁有很强的作用，可增强毛细血管的韧性，清除血管内壁堆积的垃圾，防止流血和出血，并可减少血液凝固所需的时间；还能增强心脏的收缩，使心跳速度减慢，用于心悸、心脏衰弱、毛细血管脆弱等病症。此外，它还有利于降血脂，改善血循环，对冠心病、高血压有辅助治疗作用。

玉米花粉

玉米花粉团粒较小，呈淡黄色、米黄色，微带胶质状，味较淡。它有活血、利尿、益肾固本之功，可预防治疗肾虚血瘀所致的小便不利，相当于西医的前列腺增生、前列腺炎，专治男性病。而且其降血压、降血脂的作用很明显，能增强心肌耐缺氧、耐缺血能力，改善血液循环，抗疲劳，增强体质。另外，它还能促进脾脏、骨骼、淋巴结和胸腺免疫器官的发育，增强免疫细胞的活性，提高机体对抗细菌和病毒的能力；并有抗辐射、抗癌作用。同时，玉米花粉能提供人体所需的多种营养成分，对于因缺少某种营养所引起的疾病，亦有良好的辅助疗效。因此玉米花粉在临床上有广泛的应用，并作为多种疾病的补充治疗品和日常营养的补充品。

芝麻花粉

芝麻花粉团较松散，呈咖啡色或白色，较甜。芝麻花粉有益神补脑，滋阴补血，润燥滑肠，止血行痢，清肿止痛，强身健体，增加食欲，提高思维能力，改善脑神经疲劳之功，可辅助作为神经系统平衡剂和止痛剂。此外，还对阴亏血虚引起的头晕、眼花、耳鸣、失眠及肠燥便秘等有明显疗效。

向日葵蜂花粉

向日葵花为头状花序，生顶端的花盘。花盘上有两种花，即舌状花和管状花。舌状花的颜色和大小因品种而异，有橙黄、淡黄和紫红色，为无性花。管状花，位于舌状花内侧，为两性花。花冠的颜色有黄、褐、暗紫色等。依靠蜜蜂进行授粉。向日葵蜂花粉为黄色、橘红色，稍甜，略有苦涩味。向日葵蜂花粉可用于治疗乙肝、咳喘等。

哈蜜瓜花粉

哈蜜瓜花粉富含丰富的芸香式和黄酮类物质，内含多种不饱和脂肪酸磷等微量元素和多种营养成分，具有降低血脂、血压及胆固醇的作用。丰富的维生素 B 为机体脂肪转化为能量的作用媒介，可以使脂肪转化为能量得到释放。有提神醒脑，增强记忆力，提高睡眠质量等作用，对失眠病人有一定疗效。

西瓜蜂花粉

西瓜粉呈深黄色。含 V_C 和 B_1 较高，可调节植物神经功能，保护皮肤，消除祛斑，养颜美容极佳。它对内脏、心血管和腺体运动也有一定的良性调节作用。此外，还有清热解毒、清咽利喉、消炎散肿之功，对因热毒引起的咳嗽、咽喉肿痛、口腔溃疡及牙龈炎、牙周炎等均有很好的疗效。

南瓜蜂花粉

南瓜蜂花粉为黄色，稍甜，略有苦涩味；它含维生素 B_1 较多，能调节自主神经功能，对神经系统疾病作用比较明显，常用于治疗自主神经功能紊乱导致的心律失常等。

棉花蜂花粉

棉花以自花授粉为主，也有一部分是虫媒授花粉。棉花蜂花粉为黄色、金黄色，稍甜，略有苦涩味；治疗肝炎与头痛有一定的效果。

（二）树木及果类蜂花粉

茶花粉

茶花粉呈橘红色，气味清香，微甜可口，口感较好。其氨基酸含量居各种花粉之首，微量元素及血酸含量也高于其他花粉，还富含烟酸、叶酸、脂肪酸、蛋白质、维生素、活性酶等多种有效活性成分，其中烟酸和不饱和脂肪酸以及 B 族维生素远比其它花粉含量高。它具有调节内分泌、深层保养肌肤的功效，并能有效预防皮肤的各种不良现象，增强皮肤活力，美容及抗衰老的效果非常明显，是女士瘦身养颜、美容护肤之佳品。它还可调压降脂、提神醒脑，提高神经的兴奋性、防止动脉硬化和抑制肿瘤细胞生长，对高血压、高血脂、心脏病、糖尿病、肝炎、便秘、老年痴呆、儿童智力低下、神经衰弱及前列腺炎等均有很好的治疗作用。故茶花粉为美容护肤保健、医疗及癌症的首选花粉。

栗树蜂花粉

板栗花粉呈浅黄色，栗树花粉有补血的功效。它还能促进血液循环，对静脉曲张也有一定的治疗。此外，板栗花粉还具有减少肝及前列腺充血的功效，对肝脏和前列腺疾病均有良好的治疗作用。

桉树花粉

桉树的花呈缨状，为粉红色。桉树花粉具有疏风退热、开胃醒脾和补益、抑菌消炎、防腐止痒等功效，还具有一定的抗菌作用，常用于感冒后的调理。蓝桉蜂花粉则呈灰色，有退热之功，还有轻微的抗菌作用，可用于治疗感冒和支气管炎，它还具有补虚的作用，用于体质虚弱的调理。

（三）野生植物类花粉

野玫瑰蜂花粉

野玫瑰又称野蔷薇。野玫瑰蜂花粉性平和，味微苦，色淡黄，野玫瑰花粉营养成分丰富，富含叶酸、泛酸，蛋白质含量高（经水解后测定出 19 种氨基酸含量为 22%），维生素含量媲美荷花粉（尤其是 B 族、E 族维生素含量更高），可促进皮肤的新陈代谢，改善营养状况，增强皮肤的活力，具有清除体内自由基、排解体内毒素的作用。可提高皮肤对外界不良环境的抵抗力，使干燥或老化的皮肤富有弹性，令肌肤柔软、细腻、洁白，并可清除各种褐斑、减少皱纹，有美容的功效，是女士美容养颜之佳选。它还有利尿之效，对肾结石有一定的治疗作用。

盐肤木花粉

盐肤木花粉也叫五倍子花粉，为深黄色。具有生津止渴、敛肺止汗、益脑安神之功，对肺虚气短、自汗盗汗、失眠健忘、梦多心悸等均有很好的疗效。

水飞蓟花粉

水飞蓟是一种优良的护肝植物，含有新型黄酮类物质（主要成分为水飞蓟宾），具有保护肝细胞膜、改善肝功能、增强肝细胞再生等作用，对急慢性肝炎、肝硬化及代谢中毒性肝损伤等均有较好疗效。而其花粉集植物药用之精华，无毒副作用，因此是理想的养肝护肝佳品。

薰衣草蜂花粉

熏衣草花粉含芸香甙、镁和锌丰富，对神经系统有良好的作用，具有醒神、利尿、促进食欲等效用。它的特有营养成分可修复受损细胞，软化肌肤表面老化的角质，能有效防止暗疮、粉刺、黑头的形成，令肌肤富有光泽、细腻。它还有利尿、兴奋的作用，对有胃病或食欲不佳者有良好的疗效。

百里香草蜂花粉

百里香属植物在中国称为地椒、地花椒、山椒、山胡椒、麝香草等，能改善消化系统及妇科疾病，促进血液循环，增强免疫力，减轻神经性疼痛，抗菌。帮助伤口愈合，治疗湿疹及面疱肤质。活化脑细胞，提升记忆力及注意力。对头皮屑和抑制落发十分有效。其蜂花粉能加速体内血液循环，有调节免疫力，提高体质的作用，并能明显地提高智力，它还是一种抗菌剂。它有和胸镇咳之功。

矢车菊蜂花粉

矢车菊为草本植物，花紫色、蓝色、黄色或白色等。其花粉有润肠、利尿、抗风湿的作用。既是轻泻剂，也是利尿剂，还能抗风湿，也可用于防治肝病、体虚等。

（四）中草药花粉

蒲公英蜂花粉

蒲公英蜂花粉为褐色、深黄色。它含类脂较高，能促进脑细胞的发育和智力发育，增强神经系统功能，用于智力低下及脑部受损的辅助治疗。同时，有利尿之效，对肾脏和膀胱有良好的保护作用。它有化痰、益肾、散寒之功效，并能通经活络，提神醒脑，对身体虚弱者有补益作用，常用于治疗虚寒咳喘等。

党参蜂花粉

党参蜂花粉团较松散，呈白色，较甜。含党参精华，有补中益气，活血健脾，益气生津之功，用于辅助治疗神经衰弱、失眠、食欲不振等症状，适合身体虚弱或者非常疲劳、生活不规律、气血双虚、缺铁性贫血的人士服用，特别适宜老年滋补，效果非常好。

山楂蜂花粉

它具有退热、强心、调节神经系统功能和止痛等作用，可作为强心剂，是一种神经系统平衡剂和止痛剂，可用于治疗头痛、目昏、忧虑，还可缓和血液循环功能紊乱导致的心悸和心绞痛等。

野菊花花粉

菊花花粉有清热降火，平肝明目之功；还能促进皮肤新陈代谢，延缓衰老，改善皮肤生理状态和功能障碍。

益母草花粉

益母草花粉呈粉白色，能活血调经，并能清热、消瘀，专治妇女月经不调，妇科疾病等。

三叶草蜂花粉

三叶草花粉含黄酮类较丰富，有抗动脉粥样硬化，治疗静脉曲张性溃疡，降低胆固醇和抗辐射的作用；对习惯性流产也有很好的治疗作用。

（五）其他花粉

虞美人蜂花粉

虞美人，又名丽春花、赛牡丹、满园春、仙女蒿、虞美人草，为罂粟科罂粟属草本植物，花期在夏季，花色有红、白、紫、蓝等颜色。虞美人蜂花粉呈黑色，它有镇静安神的作用，可以作为轻微的麻醉剂。用于治疗咳嗽、支气管炎、百日咳、胃病等有特效，对头痛、眼花、心悸等也有很好的治疗效果。

欧石楠花粉

欧石楠是挪威的国花。俗名苏格兰石楠。产于北欧，花呈钟形的粉红色，迷你小花开满枝头，又有人称之为“山中薄雾”。人们在夏季末时采取粉紫色小花作为茶饮用。欧石楠花粉甜而略酸，能减轻疲劳感，养颜美容，促进肠蠕动，帮助消化，帮助利尿，对治疗前列腺炎有一定的疗效。

迷迭香蜂花粉

迷迭香的拉丁原名意指“海之朝露”，是一种名贵的天然香料植物，生长季节会散发一种清香气味，有清心提神的功效。其花粉能促进食欲，具有兴奋、健脾和胃、强心的作用，适用于体虚和身体疲劳、肠胃疼痛、肝肾功能恢复等人群。

鼠尾草蜂花粉

鼠尾草，也称洋苏草、洋苏叶，具有利尿、清肠胃、促进食欲、减轻肠胃胀气等良效。其蜂花粉也有发汗、调整月经、利尿等功效，对人体的消化功能和肠功能均有很好的作用。

百花粉

百花粉是集多种花粉的功效于一身，性味与蜜蜂所采的品种有关，一般味甜而略苦，具有着蜂花粉常有的功效，常用于调整内分泌，其还可激发胰岛素分泌，用于预防与治疗糖尿病。

在众多花粉中，味道较好的有茶花粉、荷花粉、党参花粉、玉米花粉和五倍子花粉、油菜花粉等，都普遍受到广大民众的喜爱，有的虽然味道不太好，但其营养价值高，也受到人们的青睐。总之，蜂花粉是浓缩的营养库，所以它在医疗、保健、美容等方面具有良好的功效。

三、蜂花粉的质量鉴别方法

蜂花粉产品在国内外都是以原蜂花团粒经筛选、去杂、烘干、灭菌后包装出售。检验蜂花粉质量的方法比较多，主要分作理化检测、感官检测和简易检测。理化检测的方法比较复杂，并且需要一定的精密仪器，不利于普通的人们进行蜂花粉优劣的鉴别能力。简单检验方法主要采用看、嗅、尝，即从蜂花粉外形、颜色、干燥度、气味、滋味、杂质等来鉴别。日常购买蜂花粉，主要凭感官鉴别或简单检验，方法简单、迅速，可初步鉴别出蜂花粉质量的高低。

（一）目测

主要靠眼目观察蜂花粉的外形与颜色等方面。

1. 外形

比较好的蜂花粉团颗粒为不规则扁圆形，颗粒整齐，颜色一致，无粉末、无杂质、无异味、无霉变、无虫迹、干燥好，品种纯正。蜂花粉团颗粒大小一致，直径为2.5~3.5毫米，约为高粱米与西米大，每个干重10~17毫克，带工蜂后肢嵌入蜂花粉的痕迹；无霉变、无虫蛀或鼠类毁坏的迹象。正常情况下，比较纯的蜂花粉具有某一品种特有的颜色，具有光泽感，混入的其他花粉粒应在7%以下，最高不得超过15%；蜂花粉团的大小应基本相同，具有某种蜂花粉相对固定的形态。通常蜂花粉团呈不规则的扁圆形团粒状，并带有采集工蜂后足嵌的痕迹。而伪造蜂花粉团粒也不怎么规则，大小不一，无工蜂后肢痕迹。

2. 颜色

不同蜜源的蜂花粉各具有自己的颜色，单一蜂花粉颜色一致，表面光滑有光泽。大多数蜂花粉呈黄色或褐色，也有黄绿色、黑色、橘红色等多种颜色，可参照标准品颜色以区分真伪。常见的油菜、向日葵、玉米等呈黄色，紫云英为橘红色，乌桕为橘黄色，荞麦、荆条为灰绿色。

3. 没有杂质：在蜂花粉中不能混有蜂尸、泥沙等杂质。

（二）鼻闻

蜂花粉鲜品具有浓郁芳香气味，无异味；新鲜蜂花粉有明显的单一花种清香气，霉变的蜂花粉或受污染的蜂花粉无香气味，甚至有难闻的气味或异味。伪造的蜂花粉无浓郁的香气。

（三）口尝

用口尝试其滋味：取蜂花粉少许放放口中，细细品味。新鲜蜂花粉的味道受粉源植物花种的影响差别较大，品种不同，味有不同，味道辛香，许多花粉味甜，略有苦涩；也有花粉是多带苦味，余味涩，略带甜味，无异味；有的蜂花粉较苦，有的蜂花粉很甜，个别的蜂花粉还有麻、辣、酸感。伪造的蜂花粉无辛香味道。

（四）手捻

新鲜蜂花粉含水量较高，手捻易碎、细腻、无泥沙颗粒感。若手捻时有粗糙或硬沙粒感觉，说明蜂花粉中泥沙等杂质含量较大。干燥的蜂花粉其含水量在10%以下，将干燥好的蜂花粉团攥在手里轻轻搓，有唰唰响声，用手捻捏不软、有坚硬感。如用手一捻即碎的蜂花粉，说明没有干燥处理好，含水量较高，也有可能因受潮发霉而引起变质。而伪造蜂花粉一般不易压碎。

总之，优质的蜂花粉必须具备三个条件：一要新鲜，保证活性物质不受损失；二要细菌数在安全的范围内；三要不霉变。花粉具有丰富的营养成分，很容易受潮和污染、发生霉变。为了保证新鲜，蜂花粉必须冷藏。

四、蜂花粉的服用方法

蜂花粉作为一种营养丰富的保健品，常被人们食用。蜂花粉中丰富的营养，也是细菌等微生物生长繁殖的培养基，因此，如果在生产和保存上不注意，就很容易导致蜂花粉变质，人吃了这种变质的蜂花粉，就有可能产生食物中毒。

1. 食用方法：

蜂花粉是一种天然营养保健品，食用时可用温开水送服，也可将其放入口细细咀嚼，或者将蜂花粉与蜂蜜混合搅拌在一起食用，不经加工可以直接入口食用，这样可以防止某些营养成分在加工过程中造成人为损失。由于蜂花粉来源于大自然，附有少许尘沙，应将花粉与蜂蜜以1∶4的比例调和成花粉蜜并放置几天后服用，勿食沉在瓶底的尘沙。新购进的纯净蜂花粉，经过消毒灭菌（家用酒精）后存入冰箱中贮存；若是已经过灭菌处理过的则可免消毒。每日服蜂花粉2次，一般在早晚空腹时服用最佳，若饭前服用蜂花粉后胃有不舒服的感觉，则可改在饭后半小时内服用；也可将蜂花粉磨细成粉末，用时按量以水冲服。

2. 食用剂量：

蜂花粉的服用量应根据服用者的体质状况及服用目的的不同而异。正常情况下，成年人以保健或美容为目的，一般每日可服用5～10克，强体力劳动者以增强体质为目的（如运动员）或用作治疗疾病（如前列腺炎等），每日用量可增加到20～30克。3～5岁儿童每日用量可在5～8克之间，6～10岁儿童每天用量以8～12克为宜。如病人每天可吃到100～200克，由于蜂花粉是最为天然的营养品，酌情适量多对人也无妨。

(1) 对于食用比较讲究的人，也可自制花粉口服液服用，具体方法是：

将干燥的蜂花粉兑入等量的水，保持数小时使其充分浸透成为糊状后，放入低温冰箱（调至 -15℃以下）冷冻 2~3 日；

(2) 从冰箱取出，立即捣碎，随即用 3 倍量的热沸开水冲浸，通过热胀冷缩的作用将外壳进行破壁，使之营养成分充分释放出来，但其成分有部分损失。

(3) 静置几个小时，抽取上清液，再将残渣作 2 次处理；

(4) 取其上清液兑入蜂蜜等，即为花粉的口服液，每日按需要量服用。

(5) 将干燥的蜂花粉兑入蜂蜜，按 1:3~10 不等，浸泡数小时使其充分浸透后，调成糊状，放入冰箱保鲜层即可食用。

3. 注意事项：

(1) 冲服花粉时，切不可用 60℃以上的水冲服。

(2) 蜂花粉经过蜜蜂和人双重选择，安全无毒。但对于个别严重过敏反应，请停用或采用小量多次，逐渐加大服用量的方法，另外饭后服用也可减少过敏的发生。

(3) 花粉长期存放，应密封置于冰箱内。

(4) 蜂花粉具有特殊的辛香味道，不太适口，所以服用花粉可各取所需。

(5) 关于有毒花粉的问题：据报道，确有某些花粉是有毒的。如雷公藤花粉、藜芦花粉、珍珠花花粉等。蜜蜂有时在花源短缺时，也采有毒花粉，混杂于花粉团中。因此，为了安全起见，对可疑花粉，尤其是色泽不同，有异味的花粉，应请专家鉴定，或进行花粉形态学签定。另一方面还应注意到蜂花粉及花粉食品的过敏或毒性，往往在蜂花粉的收集、贮藏等环节，可能蜂花粉受外界因素的污染或霉变而引起有毒，这与花粉本身的毒性无关。因此要注意蜂花粉的收藏及卫生状况。

4. 蜂花粉的过敏反应

蜂花粉及花粉食品是否会引起过敏是人们普遍关心的问题。虽然蜂花粉是虫媒花粉，不易引起过敏，但在临床上确有极敏感体质的一些人会过敏。当然与人们常说的患有“花粉症”不同，这多是指风媒花粉引起的过敏。早在1819年英国医生的斯托克（J. Bostock）就报道他发现每当一种叫枯草的植物开花时，就引起一些人出现流泪、流鼻涕、哮喘等呼吸道过敏症状，开花季节过后，过敏症状也慢慢消失；另有当柳树、桉树、杨树、梧桐树等开花时就有很多人有“花粉症”出现。

蜂花粉过敏原理：蜂花粉过敏反应，其实质是一种异常的免疫变态反应，即超敏反应。因为蜂花粉中含有异性蛋白质（包括酶），具有抗原性，在机体是一种特殊的致敏蛋白质，一种抗原性的特异性变应原（过敏反应的过敏原），进入机体后，产生特异性抗体，使机体处于致敏状态，当机体再次食入或接触同一种蜂花粉变应原的刺激后就产生相应的过敏反应，造成人体机能的生理紊乱和组织损伤引起变态反应（过敏反应）。

蜂花粉的过敏反应症状：呼吸道症状，表现为发作性喷嚏，流大量清水鼻涕，鼻、眼、耳、咽及上颌奇痒，有的人出现哮喘症状。发作呼吸道症状的同时，也有一些病人表现为花粉过敏性结膜炎，其中少数可累及角膜；个别人服用花粉还会出现腹隐痛、或腹剧痛，伴有腹泻；有的人出现皮疹、荨麻疹，过敏性皮炎；严重者可出现过敏性休克现象。但停服后即愈。花粉症一般以发生迅速、消退快为特征，常在几秒钟、几分钟内发生局部或全身性过敏反应，但在整个过敏反应中，一般无明显的组织细胞损害，反应症状也随着停止摄入后而消失。

过敏反应的预防：大量科学实验证明，蜂花粉中所含的物质是没有毒性的。卡亚指出："不管你服用多长时间的花粉，服用多大剂量的花粉，都是绝对安全的。"有的国家给运动员每天服用58克花粉，连服数月，都未发现明显的过敏和毒性反应，相反，体重增加，体力增强，运动成绩提高。故此一般开始以小量服用，待20余天机体适应后，可较大量食用。如一旦发现过敏现象，就应减量，或停服一段时间后，再小量渐进地食用。蜂花粉对一般人都可以适应的。

五、蜂花粉的功效

随着科学技术的发展，越来越多的人已认识到蜂花粉独有的保健和美容价值，使其成为人类天然食品的一宗瑰宝而受青睐。那么食用蜂花粉对人体究竟有什么作用？实验和实践证明，经常食用蜂花粉主要有十大益处：

1. 调免疫

蜂花粉能促进免疫器官（脾脏、骨髓、淋巴结和胸腺）的发育；阻止免疫抑制剂对免疫器官的损害；加速抗体的产生，延缓抗体的消失，促进T淋巴细胞和巨噬细胞的增加，并能提高巨噬细胞的吞噬能力，从而全面提高机体的免疫功能。蜂花粉中能明显提高机体免疫功能的主要有效成分有：维生素C，维生素E，维生素A、D，牛磺酸，核酸，微量元素等。

2. 调血液

蜂花粉对高血脂和动脉粥样硬化的作用：蜂花粉中含有芸香甙和黄酮类化合物，能明显地降低血脂含量，防治动脉粥样硬化；蜂花粉中的烟酸，具有降低胆固醇的作用，临床上烟酸作为扩张周围血管和治疗血管疾病的药物；蜂花粉中含有丰富的抗坏血酸（荞麦蜂花粉每100克含量高达90.7毫克），可以增加毛细血管的致密性，减低血管的渗透性和脆性，可以防治动脉粥样硬化症；蜂花粉中含的镁及必需脂肪酸既能降低胆固醇含量，后者还能减少血小板的黏附性。因此，服用蜂花粉对高血脂和动脉粥样硬化有预防和治疗作用。

蜂花粉中含有丰富的黄酮类化合物，黄酮类化合物具有很好的抗动脉粥样硬化、降低胆固醇、降血脂等作用。近年来研究还发现，黄酮类通过抑制低密度脂蛋白氧化、抑制血小板凝集、降低血液黏度，减少血管栓塞倾向，从而起到防止心脏病发作和降低冠心病死亡率，对高血压、脑溢血、静脉曲张、中风后遗症等也有防治作用。

蜂花粉中营养丰富，对贫血有良好的疗效。因为蜂花粉中含有被称为造血元素的铁、铜和钴。铁是合成血红素、肌红蛋白、细胞色素体系等的原料。铜参与血红蛋白的合成及某些氧化酶的合成和激活。钴是维生素 B_{12} 的组成成分。B_{12} 与叶酸参与红血球形成的过程中，若缺乏 B_{12} 时可引起恶性贫血，故蜂花粉对于防治血虚有疗效。

3. 抗衰老

蜂花粉对延缓衰老有其独特之处。蜂花粉能为人体补充营养要素、提高免疫的活力、增强新陈代谢、调节内分泌功能、增加应激能力等，许多方面都对延缓衰老有益。蜂花粉所含多种活性酶、黄酮化合物、植物激素、免疫球蛋白等营养成分有助于提高超氧化物歧化酶的活性，催化过氧化脂质的分解，减少过氧化脂质的形成和积累，特别是其所含抗氧化营养素能阻止生成过氧化脂质，降低其含量，从而起到增强体质和延缓衰老的作用；蜂花粉还可延缓皮肤细胞衰老，增强皮肤弹性，可防治老年人皮肤萎缩、瘙痒症、老年斑等。

蜂花粉是一种活性物质，特别是蜂花粉中，对机体进行双向调节，增强机体应激能力，使生命过程合理旺盛，从而起到健身、祛病和抗衰老作用。王氏[1]等认为衰老原因还在于下丘脑和脑垂体功能衰退，蜂花粉则能使下丘脑和脑垂体功能恢复，从而起到延缓衰老的作用。

4. 益肠胃

蜂花粉既能增进食欲又能增强消化功能，对于胃口不佳、消化吸收能力差的消瘦症能有效地康复。蜂花粉中还含有抗菌和抗病毒作用的物质，对沙门氏菌、大肠杆菌、伤菌等有良好的杀灭作用，因而有“肠内警察”的美称，所以能减轻由肠内致病微生物引起的肠炎、腹泻；同时蜂花粉对胃肠功能紊乱、溃疡病、便秘也有良好的治疗作用。

5. 益肝脏

蜂花粉可防止脂肪在肝脏的积累，因此能防止肝脏演变为脂肪肝，对肝脏起到良好的保护作用；同时蜂花粉是恢复肝功能的高级营养剂，对肝炎有良好的疗效，蜂花粉的这一功效可能与蜂花粉含有激素、维生素、氨基酸、核酸及多种微量元素有关，根本原因可能是蜂花粉提高了机体的免疫功能。

6. 益美容

蜂花粉中即含有丰富的能被皮肤细胞直接吸收的氨基酸，又有皮肤所需要的天然维生素、各种活性酶和植物激素，因而能促进皮肤细胞新陈代谢，改善营养状况，增强皮肤的活力，延缓皮肤细胞衰老，增加皮肤弹性，使皮肤柔软、细腻、洁白、鲜润，并能清除各种褐斑，减少皱纹，因此被誉为“美容之源”。由于蜂花粉既可食用，又可搽用；既能治表，又能治里，所以是当今世界公认的天然美容佳品。

7. 益减肥

蜂花粉中生物活性物质对机体的各种生理功能、各个器官系统的生理活动具有很好的调节作用，使人体的新陈代谢正常，特别是可以去除体内多余的脂肪。现代研究发现肥胖的原因是B族维生素供应不足所致，因为B族维生素是机体脂肪转化为能量的媒介，而蜂花粉中含有丰富的B族维生素，可以使脂肪转化为能量得以释放，导致脂肪减少，从而收到减肥的效果。

8. 益抗癌

蜂花粉能激活免疫系统，增强免疫，诱生干抗素；增强血清免疫球蛋白，激活巨噬细胞，从而提高机体对癌症的免疫能力；抑制癌细胞DNA的合成，阻止致癌基因同细胞DNA的紧密结合；阻止外来致癌基因的活化；解除外来致癌基因的毒性，增强机体天然适应能力，修复细胞DNA损伤；阻止癌细胞的分裂与生长，因而使蜂花粉表现出良好的抗癌作用。

杨氏等[7]通过对小鼠腋下移植肿瘤S180后给荷瘤小鼠灌胃花粉多糖液，观察花粉多糖液对肿瘤的抑制作用。将60只荷瘤小鼠随机分为环磷酰胺组（50mg/kg）、阴性对照组、花粉多糖实验组，实验组连续给小鼠灌胃花粉多糖液10d。结果表明：800mg/kg花粉多糖组可明显降低瘤体重量，抑瘤率明显提高，达43.63%，与对照组比较差异显著，并呈剂量一效应关系。同时，吞噬指数与肿瘤对照组比较差异有非常明显的显著性。结果显示，花粉多糖液达到一定浓度时具有抑制肿瘤和提高小鼠腹腔巨噬细胞的吞噬作用。蜂花粉多糖作为一种天然无毒的绿色食品，在抗肿瘤方面的药用价值有着广泛的应用前景。

9. 益体力

蜂花粉含有增进和改善组织细胞氧化还原能力的物质，加快神经与肌肉之间冲动传递速度，提高运动员反应能力。运动员食用蜂花粉后，背肌有力，握力提高，心肺功能改善，并能增强体力、耐用力和爆发力，增大肺活量，迅速消除疲劳和保持良好的竞技状态，是一种理想的体力增进剂。

10. 益大脑

蜂花粉含有丰富的蛋白质、氨基酸、维生素和微量元素等营养物质，还含有合成神经递质的原料，因此，蜂花粉能为脑细胞的生育和生理活动提供丰富的营养素，促进脑细胞的发育和新陈代谢，增强中枢神经系统的功能和调节平衡，使大脑保持旺盛的活力，改善记忆功能，增强智力，并对老年性痴呆症有良好的防治效果。蒋氏等[8]研究蜂花粉通过抗氧化作用，对大脑发挥抗衰老作用；能使大脑皮层、纹状体、海马等不同脑区兴奋性氨基酸神经递质 Glu 水平提高，同时提高牛磺酸水平。花粉能明显提高衰老动物皮层、纹状体等脑区精脒水平，活化脑细胞，具有重要的抗脑衰老作用。

六、蜂花粉的应用

《中华本草》记载：花粉含有丰富的遗传物质，天天食用可以快速消除疲劳、消除便秘、消除四肢酸痛、恢复体力，并能消除粉刺、营养肌肤、美容养颜，对糖尿病、心脑血管疾病、肿瘤、前列腺炎有辅助治疗作用。蜂花粉作为人类的一个重要营养源，被营养学家誉为“当代世界的营养之冠”，并以独到的功效和神奇的作用风靡全球。在 20 世纪 80 年代，全世界就掀起了一股“蜂花粉热”旋风，随着科学技术的发展，越来越多的人已认识到蜂花粉独有的保健和美容价值。

（一）蜂花粉在免疫系统的应用

蜂花粉中能明显提高机体免疫功能的主要有效成分有：维生素 C，维生素 E，维生素 A、D，牛磺酸，核酸，微量元素等。现代研究表明[9]，蜂花粉能刺激免疫器官，比如刺激脾脏和淋巴结增大；阻止免疫抑制剂对免疫器官的损害；加速抗体的产生和延缓抗体的消失；促进T淋巴细胞和巨噬细胞的增加，并提高巨噬细胞的吞噬能力，从而全面提高机体的免疫功能。

蜂花粉中富含L-酪氨酸与牛磺酸，是很重要的抗氧化剂与免疫调节剂，能活化白细胞与神经系统功能，对大脑的正常功能也很重要。

（二）蜂花粉在血液系统的应用

1. 蜂花粉对高血脂和动脉粥样硬化的作用

动脉粥样硬化是危害人寿命的主要疾病之一，高脂血症是动脉粥样硬化的重要诱因，这两种疾病多见于老年人，一般用于此两种病症的药物，多需长期服用才能见效，而且可能有一些副作用。蜂花粉中含有芸香甙和黄酮类化合物，能明显地降低血脂含量，防治动脉粥样硬化；蜂花粉中的烟酸，具有降低胆固醇的作用，临床上烟酸作为扩张周围血管和治疗血管疾病的药物；蜂花粉中含有丰富的抗坏血酸（荞麦蜂花粉每100克含量高达90.7毫克），可以增加毛细血管的致密性，减低血管的渗透性和脆性，是临床上用来治疗动脉粥样硬化症的药物；蜂花粉中含的必需脂肪酸既能降低胆固醇含量又能减少血小板的黏附性；蜂花粉中所含的镁也有降低胆固醇的作用。

2. 蜂花粉对心脑血管的作用

冠心病、心肌梗塞、脑中风等心脑血管疾病都是由高血脂、高血压等引起，已被世界卫生组织列为一直是各国医学界投入最大的研究课题。许多研究表明，蜂花粉中含有丰富的黄酮类化合物，黄酮类化合物具有很好的抗动脉粥样硬化、降低胆固醇、降血脂、治疗慢性前列腺炎、抗衰防老、增强免疫功能等作用。近年来研究还发现，黄酮类通过抑制低密度脂蛋白氧化、抑制血小板凝集、降低血液黏变，减少血管栓塞倾向，从而起到防止心脏病发作和降低冠心病死亡率。

3. 蜂花粉与贫血

贫血是由于各种原因，使人体血液内的红细胞和血红蛋白低于正常值（红细胞的正常值是：男 450 ~ 550 万/立方毫米，女 380 ~ 500 万/立方毫米；血红蛋白的正常值是：男 11.5 ~ 15.5 克%，女 9.6 ~ 12.5 克%），医学研究和临床实践表明：蜂花粉对贫血有良好的疗效，因为蜂花粉中含有丰富的被称为造血元素的铁、铜和钴。铁是合成血红素、肌红蛋白、细胞色素体系等的原料。铜参与血红蛋白的合成及某些氧化酶的合成和激活。钴是维生素 B_{12} 的组成成分。B_{12} 与叶酸参与红血球形成的过程中，若缺乏 B_{12} 时可引起恶性贫血。

（三）蜂花粉在消化系统的应用

1. 蜂花粉在胃肠系统的应用

蜂花粉中含有近百种酶类，服用蜂花粉既能增进食欲，又能促进胃肠蠕动，又能增强消化功能；同时能够消灭或抑制致病菌，而不影响肠道正常菌群；还能调节胃肠道的吸收功能。故适用于防治多种胃肠道疾病。胃溃肠和十二指肠溃疡是胃黏膜和十二指肠黏膜发生溃疡的疾病。一般需吃富含蛋白质的食物来修复溃疡面。但补充蛋白质会给因溃疡而本来已虚弱的胃肠道加重负担。蜂花粉中含多种活性氨基酸，服用后不必经过消化和分解即可直接被人体所吸收，转送到溃疡面，去进行组织修复。蜂花粉中所含的多种酶和辅酶，也会有益于这种修复工作。

另外，蜂花粉对便秘有保健作用，粪便是食物营养被吸收后剩余的残渣，具有很大的吸附能力，在粪便中可能含有体内的异物，以及肠内细菌产生的毒素。便秘日久，常可引起腹部胀痛，甚至腹痛，食欲不振，长期便秘，粪便中的有毒物质会被肠黏膜吸收，随血流到全身各部，会产生多方面的不良影响，出现头痛、失眠、皮肤瘙痒或产生暗疮，严重时可能产生肠癌等症。及时治疗便秘不但可解除排便困难带来的痛苦，而且有利于预防其他不良后果。在蜂花粉中含有大量的纤维素、本质素、果胶质、孢粉素等，都属于食物纤维，随着蜂花粉的品种不同，食物纤维的含量可能不同，多数可达10% ~20%。这些成分都可能起到刺激肠壁，促使肠壁蠕动，防治便秘的作用。蜂花粉里还有维生素B_1等，有活跃肠功能的作用，有助于防治便秘。

2. 蜂花粉对肝脏的保健作用

肝脏既是合成器官又是解毒器官，由于日常的进食不注意，加之过量的饮酒，往往会对人体的肝脏系统造成损害。有时也会因为病毒的侵入使肝脏出现病变，导致肝细胞长期慢性炎症，部分细胞死亡，肝脏纤维组织增生，残存肝细胞结节性增生，导致供血阻断和减少。此时的肝细胞已不再具有正常的结构、形态和功能，并且丧失了合成、代谢、免疫、解毒的功能。花粉中磷脂能防止脂肪在肝脏中的堆积。

有关专家通过研究发现，“蜂花粉”作为一种纯天然的物质，对于肝类疾病有一定的治疗作用。“蜂花粉”是一种“浓缩的营养库”，它的药理作用包括防腐、杀菌、制菌等，另外它还有抗氧化的作用。张氏等[1]发现天花粉在镇静、镇痛、抑制发炎方面也有一定的疗效。在多种肝细胞微粒体的研究中发现，每天服用一定量的蜂花粉后，会增强肝细胞的解毒功能，使进入肝细胞内的毒性物质能够有效地被分解掉。李氏[1]等研究发现蜂花粉中含有丰富的B族维生素，服用蜂花粉后，B族维生素合成各种酶类物质，参与脂肪的分解，从而能够清除掉人体内肝细胞的三酸甘油酯。由此表明，蜂花粉是可以预防肝细胞中脂肪的存积，从而对脂肪肝进行有效地预防及治疗。

（四）蜂花粉在神经系统中的应用

神经系统疾病是由于大脑中缺少神经递质、肝脏退化不能清除毒素等因素引起的。它使大脑以下的神经传导发生故障，神经细胞发生生物电的紊乱，而导致机体无法听从大脑的指挥或发生行为错乱等。蜂花粉中含有多种营养素，能有效的治理或缓解疾病的发生。

维生素 E、维生素 C、硒是抗氧化剂，能清除自由基，缓解疾病的进程并能减少神经药物的用量。钙、镁在神经冲动的传导中非常重要，这两种矿物质需要一起服用，才能更好地发挥功效。γ-氨基丁酸能作为神经递质，稳定神经元的活力。维生素 B_{12}：能维护、遮盖和保护神经末梢的髓鞘处于正常状态。叶酸对维护神经系统的健康非常重要。泛酸是抗应激反应的维生素。

（五）蜂花粉在精神科疾病中的应用

蜂花粉含有多种有效成分，能使神经衰弱、过度疲劳、情绪波动以及失眠、头痛等症状得到不同程度的缓解，提高人民的生活和工作效率。

蜂花粉治疗精神科疾病的机理尚未完全清楚。有的学者认为蜂花粉对神经系统有特殊作用，能促进脑细胞发育、增强中枢神经功能。日本医学博士有用清康在其著作中提到，蜂花粉有促脑抗疲劳的作用，认为这种效果来自蜂花粉中的维生素 B_1 和钙。维生素 B_1 能促进碳水化合物的代谢，碳水化合物在代谢中有一个重要的中间产物叫丙酮酸，如缺乏维生素 B_1，组织（特别是脑组织）和血液中丙酮酸积存多了，会出现神经障碍。维生素 B_1 能使丙酮酸化为二氧化碳和水，从而使症状消失。维生素 B_1 不但能使神经活动正常进行，而且维生素 B_1 本身也是构成神经的一部分。而钙有抑制神经、促使神经安定的作用。在蜂花粉里同时含有钙和镁，钙和镁有协同作用，因而能更好的调节神经功能。

（六）蜂花粉的美容功效

蜂花粉是美容佳品。它能提供皮肤所需营养，特别是维生素

A，能防止皮肤干燥。另外，蜂花粉能促进皮肤细胞新陈代谢，延缓皮肤细胞老化，增加皮肤弹性，保持皮肤柔软、健美。

1. 蜂花粉的化妆与美容作用

蜂花粉对青春痘也可收到很好效果。据报道，日本妇女使用蜂花粉化妆品六个月，对青春痘、雀斑消除率为75%～80%，而对比的一般化妆品为0～5%，秋田市23岁的某先生，患有严重的便秘和青春痘，不施行灌肠便无法排便，自服用蜂花粉后，不用灌肠也可排便，青春痘大大减少。青春痘患者内服蜂花粉是最经济有效的治本方法。

用蜂花粉做成的化妆品，据日本报道，经过六个月的搽用，可使中年妇女皱纹的消除率为70%、老年斑为50%、黑痣雀斑为30%、脓泡为50%。目前，蜂花粉化妆品品种繁多，如蜂花粉美容霜、蜂花粉美容水、蜂花粉生发水、蜂花粉雪花膏和蜂花粉护发剂等。

蜂花粉可延缓皮肤氧化作用，减少老年斑的形成，蜂花粉磷脂能调节细胞膜，提高皮肤细胞的渗透性，增强皮肤新陈代谢作用，恢复皮肤的弹性，因而蜂花粉对真皮细胞能起到很好的营养作用。对祛皱防皱，尤其对黄褐斑，老年斑具有独特的疗效。有研究用蜂花粉治疗青春痘患者95例，显效95例。

经常食用蜂花粉还有利于保护头发，改善头发光泽，加速新发生长，防止头发变色和脱落。青春期少女食用蜂花粉，不但可以满足青春期少女生长、发育的需要，而且还可以稳定情绪，集中注意力，提高学习成绩。

2. 蜂花粉与减肥

随着人们生活水平的提高，患有肥胖的人数大幅度上升，肥胖症已成为一种世界性的疾病。研究表明：蜂花粉中的生物活性物质对机体的各种生理机能，各个器官系统具有生理调节作用，使人体的新陈代谢正常，特别是可以去除体内多余的脂肪。日本京都大学营养学研究发现，肥胖的原因是维生素 B 族供应不足所致，因为 B 族维生素是机体脂肪转化为能量的媒介。而蜂花粉含有丰富的维生素，是一种天然的多种维生素浓缩物，尤其是富含 B 族维生素，可以使脂肪转化为能量得以释放，导致脂肪减少，从而达到减肥的效果。特别是患有高血压、糖尿病、冠心病的肥胖者，这些病本与肥胖有关，肥胖更会使病情加重，在治病的同时必须减肥，否则效果不好。

蜂花粉中丰富的维生素能对人体进行全面的营养，对人体脂肪代谢和糖代谢能起到良好的平衡调节作用，能把肥胖病人的高血压、高血糖降为正常，在服用蜂花粉减肥的同时，也得以治疗。因此服用蜂花粉所收到的效果，不仅可以减肥，而且使身体更健康。

（七）蜂花粉可以延缓衰老

蜜蜂产品被专家誉为“新的长寿因子”。其中王浆、蜂花粉和蜂蜜是常用的长寿滋补品，而蜂花粉对延缓衰老有其独特之处。现代研究表明：蜂花粉之所以能抗衰老而延年益寿，其主要原理是：

1. 蜂花粉中芸香苷（维生素 P）和黄酮类等成分，能增强毛细血管壁的强度，可防治老年人常见的心脑血管硬化、高血压、脑溢血、高脂血症和心律失常等病。

2. 蜂花粉为老年人的脑细胞生理活动提供充足的营养原料，从而能活跃脑细胞，改善脑功能，有利于防治老年痴呆症、老年神经病、震颤麻痹症等。

3. 蜂花粉能增强食欲，可防治老年人肝硬化、便秘和慢性胃肠道疾病等。

4. 蜂花粉能防治老年人前列腺增生，急、慢性前列腺炎，阳痿等症。

5. 蜂花粉可提高内分泌腺的分泌功能，调节各种新陈代谢，可治疗更年期综合征，老年人糖尿病，骨质疏松症，甲状腺疾病等。

6. 蜂花粉可治疗老年人慢性鼻炎、慢性支气管炎、哮喘等。

7. 蜂花粉可增强老年人的骨髓造血功能和胸腺功能，从而提高T淋巴细胞和巨噬细胞的活性，有利于预防各种疾病。

8. 蜂花粉所含营养成分有助于提高超氧化物歧化酶的活性，特别是所含抗氧化营养素能阻止生成过氧化脂质，降低其含量，从而起到增强体质和延缓衰老的作用；蜂花粉可延缓皮肤细胞衰老，增强皮肤弹性，可防治老年人皮肤萎缩、瘙痒症、老年斑等。

9. 蜂花粉可激活性中心，从而防止细胞中酶自身的破坏，增强超氧化物歧化酶活性，催化过氧化脂质的分解，减少过氧化脂质的形成和积累，从而起到延缓衰老的作用。衰老原因还在于下丘脑和脑垂体功能衰退，蜂花粉则能使下丘脑和脑垂体功能恢复，从而起到延缓衰老的作用；蜂花粉是一种活的具有生命的物质，特别是蜂花粉中多种活性酶、黄酮化合物、植物激素、免疫球蛋白等，对机体进行双向调节，增强机体应激能力，使生命过程合理旺盛，从而起到健身、祛病和抗衰老作用。

（八）蜂花粉在前列腺增生疾病中的应用

前列腺增生的发病机理与机体内分泌系统的调节和控制发生平衡失调，及器官组织的生理功能衰变等多种因素有关，主要是由于老年男性体内前列腺的发育和生理状态的维持依赖体内有足够的雄激素，尤其是雄激素和雌激素的平衡。性激素间的比例发生紊乱，导致睾丸酮过多的转化为二氢睾丸酮，而使前列腺内的结缔组织开始增生，严重时腺体体积可能比正常腺体大出10～15

倍，肥大的前列腺刺激或压迫尿道，阻塞尿道，影响尿液的排出，引起尿频尿急，滴沥不爽，排尿困难，尿潴流等症状，并可转化为前列腺癌，青年人可导致不育症。

黄氏等[13]进行了花粉提取物对小鼠前列腺增生药理作用的研究；蔡氏等[14]用花粉及醇提物进行抗前列腺增生与炎症的比较研究。关于花粉治疗前列腺疾病的报导[15]：花粉能促进内分泌腺的发育，有提高和调节内分泌功能的作用，因而对一些由内分泌功能紊乱引起的疾病起到治疗作用。蜂花粉治疗前列腺增生的作用在于它可以在激素的受体水平上发挥类雌激素、抗雄激素的作用，抑制二氢睾丸酮的生物效应，使增生的腺体逆转近似正常，并能调节膀胱尿道平滑肌的功能，尤其是花粉中所含谷氨酸、脯氨酸等 20 多种氨基酸，可改善前列腺组织的血液循环，减轻水肿，缓解前列腺肥大引起的尿道梗阻。此外，花粉所含丰富的亚麻酸（有测定，党参、向日葵和油菜花粉分别含亚麻酸 23.8%，23.6%，8.5%），它能被延长为更长链的花生四烯酸。花生四烯酸在环氧化酶的作用下被氧化合成中间体内过氧化物 PGG2 与 PGH2，然后两者相继在前列腺素异构酶和前列腺素合成酶的催化作用下合成前列腺素与前列腺环素，从而对前列腺体产生抗增生作用。

蜂花粉具有调节体内各器官功能，加强新陈代谢，增强机体活力和抗疾病能力，改善内分泌的调节功能，抑制和防止了腺体增生。所含有的黄酮素、吲哚乙酸也是前列腺增生的克星。涂氏等[16]用蜂花粉合癃闭散治疗前列腺增生，蜂花粉能治本，并且无毒副作用，起到了良好的疗效。

蜂花粉丰富的营养价值，广泛的生理功能和医疗保健作用，已引起国内外广泛的重视和关注，花粉制品在国外被推崇为“特殊营养品”。一度曾是西方市场的超级热门货，风靡欧、美及日本。我国从20世纪70年代末以来，对花粉制剂的开发研究，经历了从初级产品、低水平重复开发，到优胜劣汰，向纵深高质量开发研究的发展过程。目前，花粉制剂已形成了包括片剂、丸剂、胶囊剂、软胶丸、口服液、颗粒剂、散剂、糕剂、糊膏剂、浸膏剂及配伍中药的各种复合制剂的一类医疗、保健、抗衰老的药品及功能食品和保健用品。

参考文献

[1] 陈璇，胡福良．蜜蜂花粉采集行为的调控机制［J］．昆虫知识，2009（3）：490－494.

[2] 颜卿．蜂花粉与微量元素［J］．广东微量元素科学，2006，13（12）：42.

[3] 龚叶南．分光光度法测定蜂花粉中的总黄酮［J］．河南大学学报：医学版，2009，28（2）：121－124.

[4] 刘建涛，赵利，苏伟等．蜂花粉生物活性物质的研究进展．食品科学，2006，27（12）：909－910.

[5] 张红城，董捷，尹策．八种蜂花粉醇提物对酪氨酸酶的二酚氧化活性的抑制作用［J］．天然产物研究与开发，2008，20（5）：880－883.

[6] 王萍，张蓓，秦桂芳，杨新．蜂花粉抗衰老的作用机理与应用［J］．中国老年保健医学，2008，6（3）：31.

[7] 杨新跃，刘志勇，汪礼国等．蜂花粉多糖液抑制肿瘤作用的实验研究［J］．江西农业大学学报，2006，28（2）：293－294，303.

[8] 蒋滢，杨炳华．蜂花粉抗脑衰老的实验动物研究［J］．氨基酸和生物资源，1996，18（3）：11－14，22.

[9] 李文明，程学敏．蜂花粉对幼鼠免疫功能影响的研究［J］．

河南预防医学杂，2008，19（3）：179 - 180.

[10] 丁春暄．蜂花粉的保健作用［J］．现代养生，2007（8）：20.

[11] 张瑱，陈钧，杨小明等．蜂花粉的雌激素样作用研究[J]．江苏大学学报：医学版，2004，14（4）：285 - 288.

[12] 李文立，杨杏芬，张波等．蜂王浆与蜂花粉复合剂对老龄大鼠肝氧化应激的影响［J］．中国老年学杂志，2005，25（6）：675 - 676.

[13] 黄汉清，郑庄安，王琳．花粉提取物对小鼠前列腺增生药理作用的研究［J］．中国养蜂．1987（1）：18 - 19.

[14] 蔡华芳，陈凯，李兰妹等．花粉及醇提物抗前列腺增生与炎症的比较研究［J］．中国养蜂．1997（4）：4 - 5.

[15] 郭芳彬．蜂花粉防治前列腺增生的效果和机理探析［J］．蜜蜂杂志，2004（10）：5 - 7.

[16] 涂从刚，胡志萍．蜂花粉合癃闭散治疗前列腺增生 68 例［J］．四川中医，2004，22（4）：49.

第四章 蜂王浆与人类健康

蜂王浆（Royal Jelly），又称蜂乳。是蜜蜂青年工蜂舌腺和上腭腺的分泌物，为乳白色或淡黄色浓稠物，呈奶油状，具有酸、辣、涩的味道，在蜂群中蜂王一生和工蜂、雄蜂的三日龄幼虫以蜂王浆为食。是人类一种天然抗衰老的高级保健食品。

人类食用蜂王浆的历史悠久，在有关亚历山大大帝的记录和马可波罗的游记里都有关于蜂王浆的记述，在圣经、古兰经和犹太教法典中都有过蜂王浆治病的记述。据古埃及历史记载，女王克里奥佩特拉用蜂王浆来帮助她保持健康和美丽。1792 年弗郎克斯·哈伯（Francos Huber）提出蜂王浆一词；1954 年 82 岁高龄的罗马教皇皮奥十二世在身患重病、生命垂危之际服用蜂王浆奇迹般地恢复了健康。

我国是世界上最大的蜂王浆生产国，但我国对蜂王浆的研究起步较晚。1956 年 10 月，匈牙利养蜂专家波尔霞博士应邀来我国访问，在谈话中讲到蜂王浆的作用和经济价值（当时国际市场 1 千克蜂王浆的价格为 4000 ~ 8000 美元），而使我国的养蜂工作者受到启发，开始进行蜂王浆的生产、药理和临床应用的全面研究，并取得了可喜的成果。除大量生产蜂王浆外，还生产了系列蜂王浆制品，除满足本国需要外，还出口到世界很多国家，成为世界上最大的蜂王浆出口国。

一、蜂王浆的形成及分类

（一）蜂王浆的形成过程

蜂王浆是5～15日龄的哺育工蜂上颚腺和舌腺的分泌物。工蜂分泌王浆的一对腺体位于头内两侧，由两串葡萄状腺体组成，称王浆腺（见图4－1）。营养腺的两条中轴导管分别开口于口底部的口片侧角上。由于口片属于舌，所以营养腺是舌腺，也被称为咽下腺。

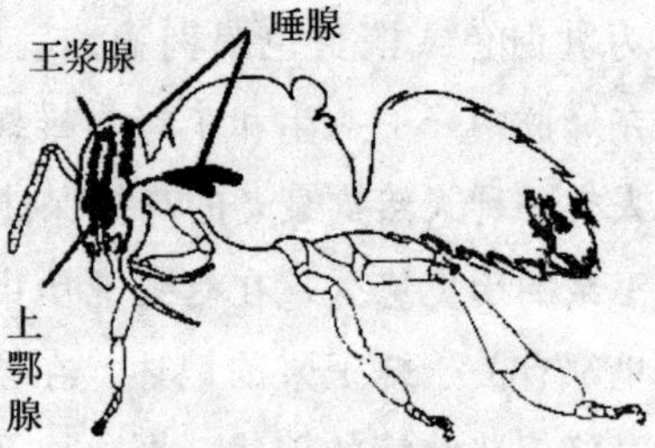

图4–1 工蜂的腺系统

当蜂群繁殖到达高峰期时，蜂群里的工蜂数量不断增加，工蜂就会在巢脾上筑造用于培育蜂王的王台基，并强迫蜂王在台基中产下受精卵，当受精卵孵化出幼虫的前夕，工蜂就在王台基中分泌蜂王浆。新的蜂王就会被培育出来。蜂王浆在蜜蜂个体的生长发育过程中具有十分重要的作用，同样的受精卵，在王台内的卵孵化成幼虫到成虫全过程，食用的全是蜂王浆；而工蜂房内的卵孵化后，只食用3天王浆，此后一直吃蜂蜜、花粉，这些幼虫发育成工蜂。蜂王整个生长发育期为16天，个体比工蜂大一倍左右，体色也鲜艳，神态好。蜂王从它在王台里出生的“婴儿”时期开始，一直到老死，终生都由众工蜂供给它王浆吃，所以蜂王在产卵盛期，每天可产卵1500～2000粒，其寿命是蜂群里最长的，可活五年之久，是蜜蜂王国中唯一的长寿者。工蜂整个生长发育期为 21 天，它是以蜂蜜、蜂花粉为食粮，寿命在流蜜期只有 30 天左右，冬眠期也只能维持 8 个月左右[1]。由此可见蜂王浆的形成过程，也决定了其神奇的功效。

（二）蜂王的王台

蜂群中培育新蜂王时所筑造的一种临时性巢房叫王台（queen cells）。数量有数个至数十个不等，常筑在巢脾的下沿或两侧，特殊情况也筑在巢脾中央。工蜂筑造王台时先筑造圆杯状的台基，口朝下，当蜂王在台基内产下受精卵开始培育蜂王时即称为王台（见图 4－2）。随着卵的孵化和幼虫的生长发育，工蜂用蜂蜡逐渐将王台加长（人工育王时，可用人工台基先加入育王群，经蜜蜂修整和清理后，再移入卵或小幼虫）。幼虫发育到 5 天半后，工蜂将王台口封闭，蜂王幼虫在里面继续发育。封口后的王台形如乳头状，表面有凹凸皱纹，王台像个低垂的花生米。蜂王羽化出房后，王台壳即被工蜂咬毁。蜂群在自然分蜂期筑造的王台称为自然王台（亦称分蜂王台）；在失王期，工蜂将含有 3 日龄以内幼虫的工蜂房改造成的王台，称为急造王台。

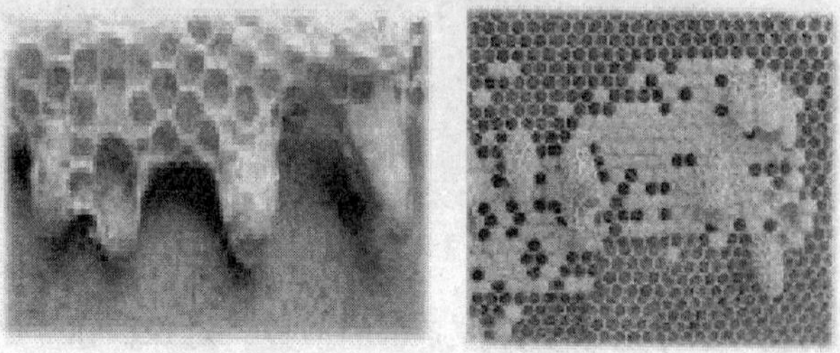

图4–2 自然蜂王台形成

（三）蜂王浆的成批生产

利用工蜂分泌蜂王浆的特性，利用人工王台巧获蜂王浆：蜂王浆是由 5 ~ 15 日龄工蜂取食蜂蜜和蜂粮后，加以自身的分泌物，在体内经过复杂生化反应，转化成蜂王浆，贮存在工蜂头部的王浆腺内，需用时分泌出来，供给蜂王及 3 日龄以内的蜜蜂蜂幼虫食用。养蜂专家发现蜂群中的蜂王幼虫（见图 4 – 3）生长发育到约在第 4 天时，工蜂在王台内喂入的蜂王浆最多，每个王台内有 500mg ~ 1000mg 蜂王浆。因此养蜂者在适合的条件下，采用人工制作王台培养蜂王幼虫的方法来生产蜂王浆。每次在取浆框上，装上 60 ~ 80 个人工制作的王台，先放入蜂群，让工蜂清理打扫 2 ~ 3 小时，再在王台里移入 24 小时内的幼虫后，放入蜂群中，当蜂王幼虫生长到第 3 ~ 4 天（在人工移虫后 68 ~ 72 h 左右采集王浆为宜），这时王台内蜂王浆的量已很多，这时就可提出取浆框，用尖嘴夹子把王台内幼虫挟出，再用取浆笔将王台里的蜂王浆刮出或用吸浆器吸取出来，新鲜蜂王浆要放进消过毒的塑料瓶内低温保存。

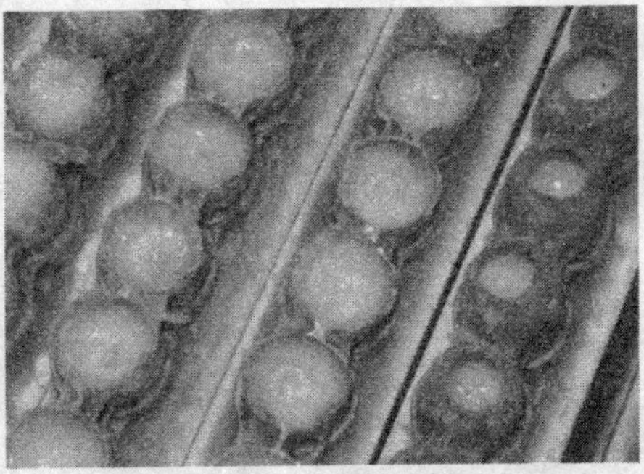

图4–3 人工蜂王台中的蜂王幼虫

蜂农在生产中必须要进行质量的监控；对蜂群建立档案，严禁病蜂、弱蜂产浆；生产工具必需经过沸水或酒精消毒，取浆在防尘、防蝇的纱帐进行，不得在露天、阳光直射和有苍蝇、有灰尘、有污染的环境下采集。取浆后立即放在专备的干冰冷藏箱中保鲜等。

（四）蜂王浆的种类

蜂王浆的分类主要根据蜜粉源、色泽、生产季节和蜂种来定[2]。

1. 按蜜粉源种类分类

在蜂王浆分类上，人们习惯以什么花期生产的王浆就称为什么王浆。例如，在油菜花期所采集到的蜂王浆称作油菜浆，在刺槐花期采集到的王浆称作刺槐浆，同理，还有椴树浆、葵花浆、荆条浆、紫云英浆、杂花浆等。

2. 按色泽分类

蜂王浆标准中是以色泽及其深浅进行分类的，不同蜜粉源花期所生产的蜂王浆，其色泽有较大差异。例如油菜浆为白色，刺槐浆为乳白色，紫云英浆为淡黄色，荞麦浆呈微红色，紫穗槐浆呈紫色等。人们可通过蜂王浆所呈颜色，来区分是什么蜜粉源花期生产的。

3. 按生产季节分类

一般在 5 月中旬以前生产的王浆可归为春浆，5 月中旬以后生产的王浆，归为秋浆。春浆乳黄色，是一年中质量最好的王浆，尤其以第一次生产的王浆质量最为上乘，王浆酸含量最高。秋浆色略浅，含水量比春浆稍低，辛辣味较浓，但质量则比春浆稍次。

4. 按蜂种分类

蜂王浆是西方蜜蜂的产品，中华蜜蜂因为产量低，且质量不如西方蜜蜂的好，所以现在没有进行蜂王浆的商品化生产。根据产浆量高低，蜂王浆可分为低产浆和高产浆，一般一群年产量只有 1000 克左右，产量极低，这叫低产浆，质量较好。有关科研人员经过多年的育种，育出一些王浆产量相对高的蜂种—浆蜂，群年产量可达 8 ~ 10 千克，但质量要差很多。

5. 按照理化指标分类

按照理化指标分类来确定蜂王浆的等级是比较科学的，蜂王浆中含有自然界独有的10－羟基－2－癸烯酸（10－HDA），我国出口蜂王浆基本都是按此指标来确定质量和价格的，并被国外客户所公认。我国目前国家标准合格品蜂王浆10－HAD指标是大于1.4%，优质品的10－HDA指标大于1.8%，而10－HDA指标大于2.0%时，是王浆中的极品。

二、蜂王浆的特性

新鲜蜂王浆是为半流体呈朵块状的乳浆，有光泽，手感细腻、微黏，无气泡，无杂质。它具有独特的气味，较酸涩，有股较浓重的辛辣味。蜂王浆的比重略大于水，但低于蜂蜜。新鲜王浆呈酸性，PH值3.5～4.5，不溶于氯仿；部分溶于水，其余可与水形成悬浊液；在酒精中部分溶解，并有部分沉淀出现；在浓盐酸或氢氧化钠中全部溶解。

1. 蜂王浆颜色

一般新鲜蜂王浆呈乳白色或淡黄色。颜色的差异与工蜂的饲料（主要是蜜粉源）的色素有关。另外蜂王浆保存时间过长，以及蜂王浆与空气接触时间过久而被氧化等因素，造成蜂王浆颜色加深。产浆期蜜粉源植物的花粉颜色对王浆色有影响，如荞麦、桉树、山花椒等蜜粉源所产的蜂王浆就呈微红色，而花粉色浅的油菜、刺槐、枣树、荆条、椴树等，所生产的蜂王浆颜色呈乳白色或淡黄色；移虫后取浆时间较长，或存放方法不当引起变质等，反之则淡；随着生产蜂王浆工蜂年龄的增大，保存蜂王浆时间的延长，以及取浆和加工时与空气接触时间的延长等，也可使蜂王浆颜色加深。

2. 蜂王浆对热敏感度高

在常温下放置1天，王浆的新鲜度明显下降，在50℃的高温下，30分钟后即变性，于130℃左右就失效。而冷冻时则稳定，在5℃冰箱中放置2个月，没有多大变化，超过2个月就逐渐变质；在－2℃的冰箱中可保存1年，－18℃可保存数年。蜂王浆是极不稳定的天然产物，空气对蜂王浆能起氧化作用，水蒸气对其则起水解作用，光对蜂王浆犹如催化剂之作用，对醛、酮基团可起还原作用，故贮藏蜂王浆应避光。

蜂王浆内有双折射特性物质存在，而且相当稳定。将蜂王浆置于偏振光显微镜下，可观察到淡黄色、蓝绿色、红色、绿色、蓝紫色的五彩烧釉状鲜艳色调。这种现象在其他蜂产品中都不存在，并且无论是冷藏蜂王浆、暴露在空气中的蜂王浆以及加热过的蜂王浆，均可见到双折射现象。

三、蜂王浆的主要成份

一个多世纪以来，众多学者通过大量的动物试验和化学分析，证明蜂王浆有非常明显的生理活性、复杂的化学成分和神奇的保健功效。

（一）蛋白质与氨基酸

蛋白质占12%～20%，其中2/3是清蛋白，1/3是球蛋白。蛋白质与氨基酸类这些因子是重要的营养和保健因子，有提高免疫力、增强体质、促进智力及抗衰老等作用。蜂王浆中的粗蛋白质总量约为12%，其中有许多特别的肽和蛋白质类，如SOD含量约为0.5微克/克、丙种球蛋白约为10单位/毫升。

氨基酸：蜂王浆含有多种氨基酸，约占蜂王浆干重的0.8%，并且种类非常丰富。意大利蜂王浆有精氨酸、天冬氨酸、亮氨酸、组氨酸、缬氨酸、异亮氨酸、苯丙氨酸、色氨酸、苏氨酸、谷氨酸、赖氨酸、脯氨酸、β－丙氨酸等14种氨基酸，其中以后3种氨酸含量为最多。人体必需的氨基酸在蜂王浆中都存在。在蜂王浆的蛋白质内氨基酸含量高的有：赖氨酸（8.7%）、脯氨酸（8.5%）、甘氨酸（1.75%）、谷氨酸（0.85%）。其他各种氨基酸含量，都未超过0.5%。

另外，蜂王浆尚含有葡萄糖醛酸。据福建农学院龚蜜等报道，在蜂王浆中发现的具有调节生理功能的牛磺酸含量达20.89毫克/100克。游离牛磺酸含量的平均值为14.09毫克/100克。蜂王浆中的含量远远超过母乳（3.3～4.6毫克/100毫升）和牛乳（0.7毫克/100毫升）。牛磺酸是1872年科学家首次从牛胆中分离出来的一种游离氨基酸，因此而得名为牛磺酸，学名为2－氨基乙磺酸，为白色结晶粉末，无臭，微酸，溶于水，化学性质稳定。现代研究表明：牛磺酸能调节神经的传导作用，维持大脑的正常生理功能，可促进婴幼儿的大脑发育，还能增强心脏的收缩能力，刺激骨髓产生血细胞，促进白细胞数量增加，促进人体生长激素的分泌，提高人体免疫力。还能改善与胆汁酸有关的脂肪代谢生理功能。

据国外学者研究报道，从西方蜜蜂产的蜂王浆中分离出一种蛋白质，具有很强的抗菌活性。这种蛋白质由51个氨基酸残基构成，包括3个双硫键。在低浓度下就有很强的抗革兰氏阳性菌的活性，但对革兰氏阴性菌无作用。报道中建议命名这种蛋白质为王浆素（Iloyalisin）。这一发现，在蜂王浆中又发现了一种抗菌作用不亚于王浆酸的多肽，为研究蜂王浆的抗菌作用提供了新的依据。

（二）糖类

王浆含糖类占5%～12%，有5种糖，即葡萄糖、果糖、葡糖、蔗糖及核糖。其中有葡萄糖，占含糖总量的45%，果糖占

52%，麦芽糖占1%，龙胆二糖占1%，蔗糖占1%。它们不仅给人以味觉美的享受，还对人体有多方面的保健功能，比如果糖对糖尿病人较为合适，泊拉金糖有利于保护牙齿等。蜂王浆中果糖含量较多，果糖在体内不依赖胰岛素，可直接被人体吸收，对糖尿病人很合适，又可经氨基化和转氨基作用转为氨基酸，少有转化为脂肪。

（三）脂肪

王浆中的脂肪含量平均为5.46%。脂肪酸：蜂王浆中含26种游离脂肪酸。它们可在一定程度上调节人体的某些生理功能，如降血压、软化血管。不饱和脂肪酸，如亚油酸、花生酸等，对高血脂病人有明显的降血脂效果。其中含有特殊的脂肪酸：10-羟基-α-癸烯酸，分子式 $C_{10}H_{18}O_3$，分子量186，熔点52度，结构式 $HO-CH_2-(CH_2)_6-CH=CH-COOH$（直线型）。因该物质为蜂王浆内所特有，所以又称王浆酸。此酸含量相当高，常作为检测王浆质量的主要指标。有抗菌、抗病毒、抑制癌细胞生长等多种作用。近年来，又从蜂王浆中发现了新的脂肪酸：羟基酸、羟基癸酸、癸二酸、癸烯酸、乙二酸、辛二酸、壬二酸等。

（四）维生素

蜂王浆中有丰富的维生素。维生素 B_1 1.2～7.4微克/克；维生素 B_2 6～10.2微克/克；维生素 B_6 6～10.2微克/克；王浆又含游离及结合的生物素：烟酸48～150微克/克；泛酸85～200微克/克；叶酸0.32～0.46微克/克；肌醇178～400微克/克；生物素0.27～138微克/克。幼虫发育到72小时，王浆中含微量的A。此外，蜂王浆与蜂花粉、蜂蜜及牛奶的维生素含量和种类有较大差别。据日本松香光夫分析结果表明，蜂王浆中维生素不仅种类比牛奶多，而且含量也高出数10倍。它们一方面作为营养素，另一方面维生素 A、维生素 C、维生素 E 等又对人体的保健特别是在清除过多自由基方面有良好作用。

（五）激素

蜂王浆中含有调节生理机能和物质代谢、激活和抑制机体，引起某些器官生理变化的激素。其中主要有肾上腺皮质类固醇、肾上腺素、去甲肾上腺素和类胰岛素以及各种皮质激素和微量性激素、促性激素。蜂王浆中所含的性激素有雌二醇、睾酮和孕酮三种。每 100 克蜂王浆中含雌二醇 0.4167 微克，孕酮 0.1167 微克。作为人体治疗用的性激素每月用量需要 5000 ~ 7000 毫克，因此，蜂王浆中所含的性激素是微不足道。其实，激素的存在，更丰富了蜂王浆的疗效。因此，食用蜂王浆对延缓衰老，对调节内分泌紊乱，治疗更年期综合症和性机能失调等，都起一定作用。

（六）酶类

蜂王浆中含有丰富的酶类，其中主要有异性胆碱酯酶、抗坏血酸氧化酶、酸性磷酸酶、碱性磷酸酶。此外，还有脂肪酶、淀粉酶、转氨酶等重要酶类。

（七）微量元素

蜂王浆中含有多种微量元素，每 100 克蜂王浆干物质中含有 0.9 ~ 3 克，其中，钾（K）650 毫克；钠（Na）130 毫克；钙（Ca）30 毫克；镁（Mg）85 毫克；铜（Cu）2 毫克；锌（Zn）6 毫克。还有锰、钴、镍、铬、金及硅、砷等。其中硒、锗、铬、锌等有多种营养保健作用，像抗氧化、抗衰老等；目前锗和硒的抗癌抗辐射作用最受重视。

（八）其他成分：

类固醇包括谷留醇及豆留醇等。灰分（高温灼烧后的无机盐和氧化物）：0.82% ~ 2%。水分：水分占 62.5% ~ 68.5%。总类脂物：总类脂占 5.48%。其他蜂王浆中还含有生物蝶翼素及未确定物质 2.84% ~3%。

四、蜂王浆质量控制与鉴别

蜂王浆质量鉴别是非常重要的。由于蜂种、生产季节、蜜源植物和保存等因素，蜂王浆的质量有很大不同。优等蜂王浆呈乳白色，光泽明显，无杂质、气泡，香气浓、气味正，有明显的酸涩、带辛辣、回味略甜，不得有发酵、发臭等异味，水分为 62.5 ~67.5%[1]。常用的蜂王浆质量检测方法有如下几点：

（一）蜂王浆优劣简单鉴别法

1. 目测

（1）看颜色与光泽：颜色是否正常，春浆一般为乳黄到乳白色，有光泽，夏浆、秋浆略呈白色。另外，王浆在溶化状态下，颜色浅；冷冻后，颜色深。掺假浆颜色淡，无光泽。注意看包装是否有霉菌污染。

（2）蜂王浆的形状呈朵状（纽扣形），搅拌过的浆无朵状。如果在室温下放的时间长，朵状也消失。

（3）黏稠正常，特别稀的含水量过高，特别稠的浆质过老，或掺杂有面粉等物品，都不合标准。

（4）新鲜的蜂王浆具有悦目的光泽。

（5）有无气泡。若蜂王浆有很多特别小的气泡，有的从瓶盖上溢出来，主要是由于贮存不善，久置于空气中产生腐败变质所致；这种蜂王浆是不能食用的。

2. 口尝

鲜蜂王浆的纯真口味是酸、涩、略带辛辣、回味略甜、余味悠长。尝时用舌尖，细细品味，倘若有腐臭味，说明蜂王浆有质量问题。

3. 鼻闻

鲜蜂王浆应有较浓的特别清香，不得有其他异味。如果蜂王浆味道呈苦味、蜜味、牛奶味或闻起来有酒味、很浓的酸味，则说明蜂王浆已变质或掺假。

4. 手捻

取一点蜂王浆，用拇指和食指细细捻磨，鲜蜂王浆的触感与雪花膏一样光滑。如捻之粗糙，感到有疙瘩的，说明有杂质。蜂王浆内混有幼虫、蜡皮，经过研磨的细小颗粒，捻后都能察觉。至于冷冻贮藏后出现颗粒，是因为新鲜纯净的蜂王浆含丰富的蛋白质、游离氨基酸、酶、维生素、有机酸、激素、脂肪等有机物质，光线可使其中的醛基、酮基发生还原作用。王浆中的某些有机酸主要是10-羟基癸烯酸在低温时，因受温度变化影响而产生结晶析出，特别是在2~4度时极易结晶，使王浆口感甚至手感呈颗粒状。因此，冷冻贮藏后的王浆有明显的颗粒属正常现象。

（二）蜂王浆的质量控制

只要符合我国的蜂王浆国家标准GB 9697-2008各项指标要求的蜂王浆，即为质量合格，可在国内外销售。我国的蜂王浆10-HDA的含量各地要求不同，一般在1.4%以上。

世界各国对蜂王浆的质量要求不太一样。在日本侧重于以王浆酸（10-HDA）的含量判定蜂王浆质量的好坏。10-HDA确实是蜂王浆的重要成分，可用来衡量蜂王浆的真假及质量、浓度。不过由于10-HDA性质稳定，即使王浆变质，其10-HDA的含量几乎没有变化。故此以10-HDA的含量衡量蜂王浆的质量的同时，也要结合感官的鉴别。在欧美国家侧重于感官指标和水分。

（三）进行蜂王浆的品质实验

当前鲜王浆掺假最常见有两类：即蜂王浆用奶粉、淀粉等掺入造假。

1. 加淀粉进行蜂王浆制品的鉴别：淀粉遇碘变蓝。淀粉水解后变成糊精，糊精遇碘后变紫。纯王浆遇碘后呈浅黄色或橙黄色。在实验的蜂王浆制品里滴入一到两滴碘酒，掺了淀粉的蜂王浆制品遇碘则变成蓝色或紫色。

2. 对掺加乳制品蜂王浆的鉴别：将实验产品与数滴食用碱或20% NaOH 数滴在常温下搅匀，若悬浮物全部溶解，并呈浅黄色透明状，说明该样品是纯蜂王浆；若不溶解，并呈浑浊状，则说明该样品王浆中掺有乳制品。

五、蜂王浆的保鲜与食用方法

蜂王浆是非常珍贵的蜂产品，故此要妥善保存，否则易变质变坏，食用之会危害身体。

（一）蜂王浆的保鲜贮存

蜂王浆对光、热、氧等外界因素非常敏感，应在避光、低温冷冻、密封的条件下保存。蜂王浆放入冰箱的冷冻室即可保存一年左右。由于蜂王浆是一种酸性物质，故应用棕色玻璃瓶或无毒塑料瓶保存，不能用金属容器。

常温可将蜂王浆与蜂蜜混合后保存。在常温下如果没有冰箱，平时要食用时，可以将蜂王浆与蜂蜜混合后保存。因为蜂蜜是一种糖类物质，而且浓度较高，能抑制细菌的繁殖，同时蜂蜜中也存在能够抑制细菌繁殖的物质。所以蜂蜜是贮存王浆的理想物质。此外，研究和实践还证明，蜂王浆在蜂蜜中的贮存浓度以5%最适宜，但必须采用浓度较高的优质纯蜂蜜，这样的王浆蜜在室温下可以保存一段时间。注意王浆与蜂蜜混合服用时，要充分摇匀，因为蜂王浆和蜂蜜的比重不同，蜂王浆易浮于蜂蜜的上部，如不摇匀会影响服用剂量和效果；不能用沸水冲服，否则会破坏蜂王浆中的活性物质而影响其效能。

蜂王浆和蜂蜜混合后易于拿取食用。若单纯的蜂王浆经冷冻后很硬不容易取出，要经过解冻才能食用，若每天服用时必须反复解冻，影响了王浆的质量。而掺入蜂蜜的王浆，即使是放入冷冻，也不会结硬块，是柔软的而容易拿取进行食用，比单独取冷冻的蜂王浆容易，避免了取纯蜂王浆难，要再反复解冻的弊端。

蜂王浆冻干粉的制作：一般是经过过滤除杂，在低温下快速冻结成固体，将固体蜂王浆移入冷冻干燥箱内，在13.33帕真空中，-40℃下升华干燥12小时；常压环境中，30℃下解析干燥4~6小时；在无菌室中进行真空包装。冷冻干燥而成的粉末，完好的保留了蜂王浆原有的营养成分，有利于提高利用率。可以制作片剂、颗粒剂、胶囊等各种剂型保健产品。

（二）蜂王浆的使用及注意事项

1. 使用剂量：

蜂王浆作为一种天然的营养滋补品和治疗疾病的药剂，已被人类日益广泛的应用，但是对于蜂王浆的准确使用剂量，目前还没有统一的标准。一般成人保健食用剂量为5~10克/天，治疗剂量为10~30克/天，配合严重疾病的治疗时食用量可加大到200~300克。美容外敷剂量为2~5克/天，当然，使用者也可酌情改变剂量。一般初次使用者应少量服用，逐渐加大到建议剂量，儿童需要服用蜂王浆者，一般控制在3克左右，也可按每千克体重100毫克服用。

2. 使用方法

（1）吞服：将蜂王浆拌入蜂蜜中配成口服液，或将蜂王浆与蜂蜜、白酒混合配制成蜂王浆酒，或将蜂王浆在冻干设备中加工成蜂王浆粉，或将蜂王浆拌入2~3倍蜂蜜中，均可采用吞服的方法，即将蜂王浆制品直接吞下，然后喝点温开水即可。或用温开水冲服。

（2）含服：直接将蜂王浆放入口中，慢慢下咽；或将王浆放入舌下，让蜂王浆溶液直接于舌下部分黏膜吸收，由血液带到全身各部分。此外，冻干粉的蜂王浆片也可以采用含服的方法，将它放在舌下含溶吸收。

（3）注射：将冷冻蜂王浆制成注射液，供皮下或肌肉注射。在临床上对于重病或病危的患者，一般都可以采用注射的方法（此法家庭不提倡，如须使用请遵医嘱）。

（4）涂擦：把蜂王浆配制成软膏或化妆品之类，用于治疗外伤、皮肤病等。此外，也可以直接用蜂王浆涂擦治疗烫伤、外伤、皮肤病等。

服用时间：以早起空腹、晚临睡前 1 小时服用效果较好，有利于鲜王浆的吸收。蜂王浆的营养价值高，而且胃酸对蜂王浆有一定的破坏作用，为了减少胃酸对鲜王浆的破坏，故空腹时食用为佳。

3. 服用蜂王浆的注意事项

蜂王浆可促进机体生长发育，但生长发育正常情况的儿童及青少年不必服蜂王浆。孕妇若服用蜂王浆，应特别慎重，最好遵医嘱，以免影响胎儿的生长发育。

注意蜂王浆的过敏现象：

蜂王浆作为食品，一般是不会引起过敏反应的。但由于蜂王浆的成分复杂，其中含有丰富的蛋白质，某种成分对个别人可能是致敏源，而又有极少数人为特殊敏感体质，故此服用蜂王浆后会产生过敏反应。主要表现为胃部不适，恶心、呕吐，有的人会出现哮喘和荨麻疹等症状。如对蜂王浆有过敏反应立即停服，待过敏反应自然消失，以后仍可按脱敏法极小量服用法，让其安全度过敏感期。因服用蜂王浆而引起严重过敏反应者，实属罕见。

为了安全起见，特别是对过敏体质者，可服用蜂王浆应从小剂量开始，无不良反应后方可逐步增量。一般小剂量一个月后就基本度过了过敏反应期，可以正常量食用。

六、蜂王浆的作用及保健应用

蜂王浆的组分复杂，含有多种生物活性很强的物质，它实能治疗或辅助治疗多种顽疾，从而使人们重新获得健康，因而引起了各国学者的极大关注，特别是1954年82岁高龄的罗马教皇皮奥卧病在床，危在旦夕，他根据他的私人主治医生建议，连续服用蜂王浆之后，奇迹般地转危为安，次年他的主治医生在罗马召开的一次国际学术会上公布了这一消息后，大大地促进科学界对蜂王浆的研究、开发和利用。

（一）蜂王浆的免疫调节作用

蜂王浆最重要功能之一是刺激免疫球蛋白的产生，激活免疫细胞的活力，调节和增强免疫功能。它对免疫系统的作用体现在三大方面：

一是均衡人体，调整内分泌，从而稳定免疫系统；二是有自然清除的功效，可以清除人体内的有害物质，保护免疫系统；三是提供微营养素及其他特殊成分，营养免疫系统。因此，合理服用蜂王浆能增加抗体产生，显著增强细胞免疫功能和体液免疫功能，对骨髓、淋巴组织及整个免疫系统产生有益的影响。

蜂王浆中具有增强免疫功能作用的主要有效成分有：维生素C，牛璜酸，维生素E，核酸，微量元素等。此外，蜂王浆所具有的良好催眠作用也有利于增强免疫功能，因为睡眠时产生一种称为胞壁酸的睡眠因子，此因子促使白细胞增多，巨噬细胞活跃。

蜂王浆冻干粉对反复自然流产患者抗精子抗体阴转作用有

影响。

总之，服用成分极为复杂的蜂王浆能有效地增强免疫功能，提高免疫力，这是蜂王浆具有良好保健功能特别是对疑难病有疗效的关键所在。

（二）加强机体抵抗力及促进生长

曾氏等[1]在小鼠耐压及耐缺氧试验中得出结论：王浆对小白鼠耐受低气压兼缺氧以及耐受高温的能力似有所加强，表现为死亡时间较对照组延长，并能降低自然死亡率，延长游泳持续时间，增加感染葡萄球菌或锥虫小鼠的生存率，延缓牛奶致热家兔的发热时间。使发热持续时间缩短；如与人参合用，亦能减少小鼠在不良条件下（寒冷、低气压兼缺氧、禁食及禁水、四氧化碳中毒）的死亡率。

（三）蜂王浆的抗衰老和防治老年病

蜂王浆能延缓衰老，增加体力，抗疲劳，改善营养状况，增加免疫力，调整神经系统使其平衡，调整身体代谢的加强对疾病的防御能力。临床观察服王浆后老年斑也相应减少。蜂王浆的延缓衰老作用，有医学家认为主要是蜂王浆作用于间脑植物神经中枢的结果。考虑通过调整植物神经，促进交感神经和副交感神经机能相互平衡，从而调整了内脏、腺、血管等全身机能，促进全身的物质代谢。

也有医学家认为，蜂王浆的复壮作用是由于促进内分泌腺的活动及细胞的再生作用的缘故。因为组织代谢过程的改善，再生作用的加强，使整个机体也得到了更新，这就是蜂王浆能使人延缓衰老，维持青春的原因所在。

实践证明，经常服用王浆不仅对老年病有良好的预防和治疗作用，而且能改变某些衰老现象。服用王浆能使老年人精神焕发，脚步轻盈，老年斑减少，犹如青春再现。孙氏[1]等研究指出科学合理的使用蜂王浆可以延长重病患者生命。中国农科院蜜蜂研究所测定了王浆对超氧化物歧化酶（SOD）的活性、心肌脂褐素的含量、肝脏中过氧脂子质（LPO）的含量等几项指标的影响，以探讨王浆抗衰老的作用机理和效果。实验结果都取得了显著差异，从而证明蜂王浆有良好的抗衰老功能。据现有研究资料表明，蜂王浆抗衰老作用机理主要有以下几个方面：

1. 清除自由基

人体的衰老与体内的自由基有关。机体受到外界环境因素和内环境的物质代谢影响，会产生大量的自由基，过多的自由基会对组织细胞发生不同方式的攻击反应，导致组织器官的结构和功能受到损伤，一旦损伤程度超过修复能力时，则出现疾病和衰老现象。而蜂王浆中有能防止自由基毒性效应的抗氧化成分，能清除多余的自由基，从而起到抗衰老和延年益寿的作用。蜂王浆中含有的自由基清除剂主要有：超氧化物歧化酶（SOD）；微量元素：蜂王浆中含有硒、锌、锰、铁、铜等多种具有抗氧化作用的微量元素，能够清除过多的自由基；维生素。维生素A、维生素C、维生素E等系抗氧化营养素，在清除过剩的自由基方面有重要的作用。

2. 增强免疫功能

免疫与衰老关系密切，表现在随着年龄的增长，免疫功能减退，容易导致严重疾病，加剧衰老过程，而蜂王浆能增强免疫功能，并对人体有免疫双向调节作用，因而有明显的抗衰老作用。

3. 调整人体内分泌功能

人体衰老过程与内分泌系统的调节功能有着密切关系。随着年龄的增加，内分泌器官功能逐渐降低，也是导致衰老的原因。而服用蜂王浆后，可调节内分泌的功能，使其分泌出正常人所需要的物质。

4. 抑制脂褐素的产生

随着年龄的增长，人体内细胞中的脂褐素蓄积量逐渐增多，而脂褐素的增加会引起细胞的大量死亡。细胞的大量减少，则会引起机体的衰老。蜂王浆中的超氧化物歧化酶（SOD）能抑制脂褐素的产生，延缓衰老的出现。同时，王浆中大量活性物质能激活酶系统，使得脂褐素排除出体外，降低脂褐素的含量，促进皮肤细胞新陈代谢，延缓皮肤细胞衰老，消除老年斑[6]。

5. 核酸的作用

蜂王浆含有丰富的核酸，经常服用王浆是摄取核酸，加强机体的修复与新陈代谢。人体在 20 岁以后对核酸的合成能力就大大降低，从而减缓细胞分裂，影响蛋白质的合成速度和质量，导致人体机能减退、免疫力下降、细胞损伤、器官病变和衰老，而细胞的健康有赖于核酸的数量和质量。补充王浆，则使机体的核酸充实、而身体健康，就能有效地抵抗衰老，延长人类的寿命。

6. 营养平衡和综合作用

营养是维持人体健康的最重要因素之一，人体营养生理需要和膳食之间必须保持平衡，高营养物质是维持平衡的保障之一。服用王浆则有助于维持营养平衡，延缓衰老，故蜂王浆被公认为“生命长寿的源泉”。老年人食量小，营养吸收能力差，很容易引起营养平衡失调。而王浆能保持营养均衡，身体健康。

（四）蜂王浆的营养保健及细胞再生作用

蜂王浆是理想的天然保健品，对更年期综合征的保健作用益佳[7]。其入肾、肝、脾、肺经。既补先天之根本，又益后天之不足；能宣肺益气，善疏肝理气，有滋补强壮、健身抗衰之功。

1. 蜂王浆的滋补作用

补先天：即益肾培原，肾为先天之本，主藏精、主骨生髓。

先天不足，疾病丛生。而王浆，利用其天然之特性，可加强机体抵抗力，弥补先天之不足，促进生长发育。王浆对细胞具有再生作用，主要是新生细胞代替衰老的细胞，增加组织呼吸、耗氧量、促进代谢。

益后天：即健脾养胃，益肝补气。脾胃为后天之本，气血生化之源，主肌肉，益四肢。不但肠胃容易吸收王浆，而且机体能够迅速利用之。其主要成分是生物自然搭配形成的，按生物生长发育的需要成比例的组合。其矿物质的成份和含量几乎和人体血液相一致。王浆中有丰富的维生素，能提供人体全面的营养，含有人体所需要的丰富氨基酸、有机酸、乙酰胆碱、酶和微量的激素。肝主疏泄，对于脾胃的气机运化起重要作用。王浆能增强食欲及吸收能力，对肝脏和肠胃均有调整作用。能治病后虚弱，萎缩性胃炎，小儿营养不良，老年体衰，传染性肝炎等。以王浆为强化剂辅以传统中药的滋补剂，将其用于核潜艇艇员，观察其对艇员机体的作用。结果表明，艇员服用该滋补剂后，神经、精神系统功能和体力耐力皆有不同程度增强，消化系统、白细胞低下等症状均有显著改善。我们临床上使用蜂针也显示：配合使用蜂王浆进行治疗，则体质增强，疗效倍加。

有营养平衡作用：蜂王浆中含有种类多而均衡的营养素，因此服用蜂王浆是治本之道。蜂王浆不仅营养成分齐全，而且营养素比例均衡，均处于人体所需要的“平衡”状态之下。特别是蜂王浆的营养成分属生物活性物质，易被人体吸收利用，服用蜂王浆的量不多，就能对防治心脑血管疾病产生良好效果。王浆对三磷酸腺苷酶（ATP）活性有影响，降低 ATP 酶的活性，保持机体的能量储备。

蜂王浆改善营养不良的研究：苏联临床工作者曾给 206 名（其中有 89 名女孩）3 ~ 15 龄患有营养不良的儿童服用蜂王浆制

剂34天后，平均体重增加7.55%，比对照组增加4.15%。国外许多学者临床观察，证明蜂王浆对各种营养不良症都有良好的治疗效果，对营养不良性浮肿也有显著疗效、能使病人乏力、四肢麻胀、食欲不振等症状迅速消除。我国医学工作者临床观察90例，显效率为86%，有效率100%、按症状统计疗效。蜂王浆对增加食欲、改善睡眠、增强体力和脑力最为显著、蜂王浆还有恢复大脑皮层的功能活动、促进智力发育之功效。

蜂王浆增加机体的耐受力：对小白鼠耐受低气压兼缺氧以及耐受高温的能力似有所加强，表现在死亡时间较对照组延长，并能降低自然死亡率，延长游泳持续时间，增加感染葡萄球菌或锥虫小鼠的生存率，延缓牛奶致热家兔的发热时间。使发热持续时间缩短；如与人参合用，亦能减少小鼠在不良条件下（寒冷、低气压兼缺氧、禁食及禁水、四氧化碳中毒）的死亡率。

2. 蜂王浆促进生长发育及细胞再生作用

蜂王浆有促进幼年动物生长发育的作用。现代研究表明：蜂王浆对婴幼儿能促进生长发育和健康的作用是多种因素综合作用的结果。首先，它是蜂王浆中的氨基酸和泛酸的作用。蜂王浆中含有丰富的蛋白质和20多种氨基酸，氨基酸是合成蛋白质的原料，尤其是其中含有人体全部必须的氨基酸，而且大都呈游离状态，极易被人体吸收利用，因而对促进生长发育有良好的作用。泛酸在体内是辅酶A的成分，是蛋白质、糖和脂肪代谢中不可缺少的物质；蜂王浆可使血红蛋白以及红细胞增加而促进造血。此外，蜂王浆中含有的16种以上的维生素，26种以上的游离脂肪酸以及多种活性酶、辅酶和多种微量元素等营养物质，不仅弥补了身体所缺的必须营养素，而且通过服用蜂王浆解除了贫血和植物神经失调，促进了蛋白质代谢，增强了身体的抵抗力。近年来又发现，蜂王浆中丰富的牛磺酸对婴幼儿的生长发育和健康有特殊的作用。

促进细胞的再生作用：王浆能使肝脏部分切除的大鼠体重与血清白蛋白增加，血清和肝组织内的转氨酶较对照组低，均提示肝功能情况较佳，病理检查肝细胞再生现象旺盛；但对四氯化碳引起小白鼠的中毒性肝炎不具保护作用（血清转氨酶活性和肝组织的氧耗量与对照组无显著差别）。一侧肾切除及另一侧肾部分切除的大鼠，给予王浆 3 ~5 周，出现肾组织再生现象。王浆对细胞具有再生作用，主要是新生细胞代替衰老的细胞，增加组织呼吸、耗氧量、促进代谢；能促使大鼠机械夹伤及截断之坐骨神经的再生（病理切片检查），后肢反射活动恢复较快，反应阈值亦较对照组低，受损伤神经在恢复时，也增强组织代谢过程。能促进大鼠及鸡胚的发育，使低蛋白或缺乏维生素饲育的大鼠发育良好，降低死亡率，但认为小剂量王浆可促进生长，大剂量则抑制生长。

（五）蜂王浆的健脑益智作用

健脑益智作用：服用蜂王浆能使大脑得到全面而充足的营养物质，提高计算能力、思维能力和开发智力，现代养学研究证实：蜂王浆能促进脑细胞的发育，增强中枢神经系统的功能，不仅能促进儿童的智力发育，对智力低下的儿童也有一定的治疗效果，而且可提高脑细胞的兴奋性，使疲劳的脑细胞更快地恢复，是脑力疲劳最好的恢复剂。据研究，王浆中的蛋白质和氨基酸、维生素、微量元素、脂肪酸、糖、核酸等营养成分都具有健脑益智功能。

蜂王浆对各类精神分裂症都有良好的治疗效果，对抑郁型、青春型、单纯型等疗效最好，对妄想型、幻觉型的疗效次之。临床观察蜂王浆对胃神经官能症、子宫功能性出血、麻痹性痴呆、更年期抑郁症、神经衰弱证候群等疾病的防治疗效果都有效。

蜂王浆有改善睡眠的作用：据研究，王浆中含有多种氨基酸，其中有3种是大脑神经的递质，能够抑制或兴奋大脑细胞。其中甘氨酸能抑制神经细胞的活动，所以，大量服用蜂王浆具有的催眠作用，能治疗失眠症，是有其理论依据的。而少量蜂王浆，则兴奋大脑，使精神焕发，记忆力增强。

（六）蜂王浆对心血管、血液系统有保健作用

蜂王浆对血压有双向调节作用，能软化血管，降低胆固醇，抗动脉粥样硬化等，对高血脂病人有明显的降血脂效果，这与蜂王浆中含有一定的黄酮类化合物种类和含量，有26种以上的游离脂肪酸，其中的亚油酸、花生四烯酸等成分相关。治疗心传导阻滞及白血球减少，对冠心病、动脉粥样硬化症和恶性贫血均有疗效。

沈氏等[8]用蜂王浆冻干粉对实验性高脂血症及血栓形成进行观察，用蜂王浆冻干粉每日每千克体重700mg喂饲实验性高脂血症模型大鼠6周。结果发现，蜂王浆冻干粉能降低大鼠血清胆固醇含量，提高高密度脂蛋白胆固醇含量。同时，蜂王浆组大鼠的红细胞变形能力增强，血浆纤维蛋白原含量下降，体外血栓指标优于对照组大鼠，差异有统计学意义。提示蜂王浆冻干粉具有防治高脂血症和改善血液高凝状态的作用。

王浆可延长寿命，减轻其骨髓抑制作用，口服或注射能增加人红细胞直径的网织红细胞的血红蛋白，血铁含量显著增加，这是由于刺激了铁的运输所致；大鼠连续皮下注射10天可使红细胞、血红蛋白增加，但对白细胞则无影响，并使血小板数目增加。故此，王浆可用于高血压、高脂血症等病，又可治疗血虚诸症。

蜂王浆对造血组织的作用：给人口服或注射蜂王浆，可使红细胞的直径增加，血红蛋白数量及网状细胞的数目增多。还发现患者服用蜂王浆 24 小时内，血中铁含量显著增加，研究证明，此乃由于刺激铁的运输的结果。实验动物和人口服或注射蜂王浆后，还发现血液成分发生明显的变化，通常是白细胞总数开始增加，而后突然减少，嗜中性白细胞最初减少，嗜酸红白细胞数目变化始终不显著，而红细胞和血红蛋白均明显增加，血小板数目也增多。

蜂王浆改善血液细胞失调。临床观察过 12 例白血球减少、12 例血小板减少性紫癜及 15 例再生障碍性贫血病例，蜂王浆能增加病人白血球和血小板数目，使三种患者的机体状态均能得到改善。蜂王浆还可减少 6MP 和 Malera 这两种抗肿痛药物对骨髓造血功能的抑制作用并能改善症状，减少出血，缩短疗程，是辅助治疗白血病有价值的药物。

（七）蜂王浆调节内分泌代谢的作用

蜂王浆对内分泌的影响主要是两方面，一是调整功能，使其恢复必要的活力；二是外界输入内分泌的产物，使其产生同样效果的作用。王浆对月经紊乱，性功能低下，糖尿病及内分泌失调有防治作用。

1. 王浆对血糖产生影响，试验证明：王浆能降低正常动物的血糖，也能降低由四氧嘧啶引起糖尿病动物的高血糖和代谢性高血糖。蜂王浆能促进糖代谢，促进生物氧化。用组织切片观察蜂王浆（浓度为 10 : 1000）对氧消耗的影响，结果证明组织的耗氧明显增加，一般正常人服用蜂王浆后，其基础代谢率增加 24%，如同时服用蜂王浆和葡萄糖，则基础代谢增加至 29%。蜂王浆能降低健康动物的血糖，也能降低四氧嘧啶糖尿病的高血糖和代谢性的高血糖。

2. 王浆还能防止高胆固醇所致的肝脂的浸润和肝硬化，并能使由此引起的死亡降低。蜂王浆有促进蛋白质的合成作用、动物实验证明，如将刚出生30天的大鼠阉割后连续21天每日服用蜂王浆干粉，每天18毫克，结果表明提肛肌重量明显增加。肌肉注射蜂王浆，其结果相同。蜂王浆可以降低血胆固醇。在给家兔饲喂高血脂饲料的同时，长期口服或注射蜂王浆（12毫克/公斤体重），能降低总血脂和胆固醇对照组则相反。

3. 王浆有促性腺激素样的作用：蜂王浆中有机酸类物质是由多种成分组成的，具有生物活性的复合物。日本学者太田象三[1]等对蜂王浆中雌激素样物质进行了鉴定并予以了评价。燕金芳以耳压肾、内分泌、内生殖器为主，配合口服王浆蜜，治疗更年期综合征89例，自觉症状消失，月经周期紊乱明显改善，恢复正常工作者82例，自觉症状减轻，月经周期紊乱改善者6例，无效1例，有效率为99%。认为该法能起到调节神经、内分泌系统的综合治疗作用。蜂王浆中有机酸类物质是由多种成份组成的，具有生物活性的复合物，实验结果表明：它能促进雌幼小鼠子宫和卵巢发育，并能增强雄性大鼠的交配功能，说明它具有性激素样作用。

4. 王浆对碘代谢的影响：在缺碘的情况下王浆可保证碘的吸收。

5. 王浆对组织呼吸的影响，王浆能增加动物肝脏线粒体的呼吸功能。

（八）蜂王浆有镇痛及对关节保健作用

有人专用蜂王浆作为止痛剂，单独用王浆治疗风湿、类风湿性关节炎的疼痛。有人实验用小白鼠腹腔注射王浆有镇痛作用（热板法）。能促使大鼠机械夹伤及截断之坐骨神经的再生（病理切片检查），后肢反射活动恢复较快，反应阈值亦较对照组低，受损伤神经在恢复时，也增强组织代谢过程。

1. 蜂王浆有很强的抗炎作用。人们用其治疗关节炎，也取得一定疗效。孙氏[10]等对不同处理的蜂王浆，对细菌和真菌的抑菌效果进行了深入的研究。杨氏[11]等对蜂王浆中具有较强抗金黄色葡萄球菌的菌肽进行了分离。左一飞曾用新鲜蜂王浆蜜治疗77例慢性风湿性关节炎患者，病人每日口服2%蜂王浆蜜20克（含400毫克鲜蜂王浆），20~40日后，治疗效果满意者36例，占治疗总数的47%；比较满意者10例，占治疗总数的13%；效果不理想的31例，占治疗总数的40%。其中以脊柱型治疗效果最好，Manie-Strupell型次之，其余周围关节炎、脊柱周围关节炎、全身关节型等类型疗效较差。服用期间病人感觉有口干和咽干现象，但不影响继续服用。张氏等[12]用蜂王浆辅助治疗慢性胃炎，亦取得了不错的治疗效果。

2. 蜂王浆对关节的保健作用。山西医学院第二附属医院经过大量的临床实践得出结论：蜂王浆用于治疗风湿性关节炎，服用2~3日症状开始减轻，精神振奋，食欲增加，痛感减轻。持续治疗20~30天，可显示出理想的效果。另有报道，日本将蜂王浆溶于葡萄糖溶液中制成注射液，治疗风湿性关节炎27例，其中20例有显效，7例效果不明显，显效率达74%。国外临床证明，蜂王浆配合理疗，对坐骨神经痛、肌痛、环推神经痛、植物神经张力障碍、臂感觉异常等都有一定的疗效。

（九）蜂王浆的抗肿瘤作用

蜂王浆有抗癌及防止细胞突变等作用。有人对蜂王浆进行过抗突变和致突变同步快速试验，蜂王浆等蜂产品显示对丝裂霉素C引起的致突变作用有拮抗效应。李氏等[13]研究指出冻干蜂王浆胶囊对肿瘤患者有免疫调节作用。还有研究表明含天然蜂王浆和a-环糊精的蜂王浆制品降胆固醇和抗肿瘤活性。王浆也是癌症的辅助治疗剂。一方面王浆可提高体质，让人体有足够能力辅助一系列抗癌治疗；另一方面，蜂王浆具有防突变抗癌作用。其抗癌机理主要有以下几个方面：

免疫增强作用，服用蜂王浆可提高身体的免疫力和抗癌力。

蜂王浆富含维生素、各种微量元素、多种酶等，能有效控制上皮细胞的分化，阻止鳞状上皮的发展，甚至逆转鳞状细胞的形成，促进上皮细胞的正常成熟；清除氧的自由基，防止链式自由基反应（如脂质过氧化作用）的起动，以及氧化酶类的自身氧化；阻止致癌物同 DNA 的紧密结合；促进机体的免疫力；增强机体天然的适应机制，从而修复 DNA 损伤，阻止肿瘤生长，甚至使肿瘤消退和逆转为正常细胞；抗颉颃肉瘤的生长因素。

阻止致癌物在机体内氧化分解，并帮助人体分解致癌物质的黄色素物质，所以有防癌解毒作用。抗氧化剂作用发挥着抗癌作用；具有抗辐射作用，由此保护着正常细胞；能增强细胞间质，从而包围癌细胞，甚至杀死癌细胞，或者使癌细胞在瘢痕组织内无所作为；通过促进干扰素合成对抗癌细胞及致癌病毒。蜂王浆清除自由基，可以抗衰防癌。

蜂王浆中含有大量的脂肪酸，其中有一种特别的不饱和脂肪酸：10－羟基－△－癸烯酸（10－HAD），仅在蜂王浆中存在的王浆酸。研究发现：肿瘤细胞膜存在大量脂肪酸，而不饱和脂肪酸可以直接与肿瘤细胞膜结合，从而使肿瘤细胞膜上的脂肪酸组成发生改变，进一步使肿瘤细胞膜结构破坏，使肿瘤细胞完全崩解。王浆的醚溶性部分 10－羟基－癸烯酸具有强烈抑制移植性 AKR 白血病、6C3HED 淋巴癌、TA3 乳腺癌及多种腹水型艾利虚癌等癌细胞生长的作用，可使患癌的家鼠能够活 1 年，而对照组仅活 21 天。

加拿大安大略农业大学 G · Townsend 教授用动物作试验证明蜂王浆有抗癌效果。实验将老鼠分为两组，一组注射癌细胞，另一组注射鲜王浆和癌细胞混合液，观察其结果发现，仅注射癌细胞的一组，由于癌细胞的增殖发育迅速，在一个月内全部死亡；注射王浆和癌细胞混合液的一组，其癌细胞则不能增殖蔓延，共生存12个月以上，证明蜂王浆可抑制癌细胞的扩散。现代研究表明，蜂王浆中的王浆酸、蜂王物质、生物嘌呤等生物活性物质能刺激CAMP（环腺苷酸）的合成，使蛋白质螺旋体结构和氨基酸序列正常化，从而使被肿癌破坏的蛋白质结构正常化；以上物质的酸化作用能使肿癌细胞的形成大为减缓。

（十）蜂王浆的抗辐射作用

蜂王浆有抗辐射作用。德国应用辐射研究所，用蜂王浆对经过X光射线疗法的病人，作一星期1～3次注射，每次10毫克剂量，能使他们不留X光射线疗法的后遗症。病人食欲增加，血球蛋白恢复正常。维也纳医院住院部应用辐射学科使用口服蜂王浆疗法，服用蜂王浆的病人对X光射线的抵抗力增强，不发生后遗症。细胞朊水平提高，白细胞和红细胞维持正常数量。这充分说明蜂王浆确有抗x射线的作用。保加利亚P. Peiteher等报道，对若干接受X射线治疗的患者，肌肉注射蜂王浆，可使抑制的吞噬细胞激活，白细胞量增多。我国有人做沙棘蜂王浆口服液的实验研究，用小鼠经^{60}Coy射线一次性全身照射8.5GY后第3天，肝细胞线粒体、微粒体和胞质中LPO含量明显增高（$P<0.01$）。灌胃给予沙棘蜂王浆口服液可使亚细胞各部分中的LPO含量增高明显下降（$P<0.01$），表明其具有抗自由基损伤、抗辐射的作用。

因此，临床上将蜂王浆应用于肿瘤病人放射治疗和化学治疗的辅助药，效果甚佳。

（十一）蜂王浆能抗菌消炎，抑制病毒

由意蜂繁殖细胞组成的标准王浆可治疗病毒感染，标准的蜂王浆提取物治疗病毒感染，所以，目前有报道用蜂王浆对病毒性肝炎进行治疗与预防。王浆制剂可提高白细胞，治疗白细胞减少症，以增强人体的抗菌消炎能力。

张氏[14]等研究指出，蜂王浆对枯草芽胞杆菌、金黄色葡萄球菌、四联球菌都具有抑制作用，其抑菌活性随浓度的增加而增加。有人用分子筛柱层析的方法，从蜂王浆的水溶性物质中分离出一种新的活性肽，对革兰氏阳性菌有明显的抑制作用，其分子量约为2.3KD，含8种氨基酸，其中甘氨酸占33%，表明它是一种富含甘氨酸的小肽，有抗菌活性。抗菌作用的实验表明：对化脓球菌都有抑制作用，对大肠杆菌，金黄色葡萄球菌都有一定的抑制作用，对革兰氏阳性菌的作用为阴性菌的2倍。

（十二）蜂王浆的美容作用

蜂王浆不仅有医疗保健的功效，还有护肤、营养、美化皮肤和预防、治疗皮肤病的美容效果，使美颜美容自然、真实、持久，是一切化学合成化妆品所无法达到的，且无任何副作用，是理想的周身美容剂，即通过对全身的滋补、机体的内部调整，由内而外，体现了“秀外必先养内”，从本质上护理肌肤，达到养颜美容。

服用蜂王浆不但使人精力充沛，身体健康，而且脸部皮肤红润，头发黑亮，保持青春的美貌，体现出真正的美容。蜂王浆之所以能有美容作用，是蜂王浆中含有人体必需的蛋白质、氨基酸、维生素、微量元素、酶类、脂类、糖类、激素、磷酸化合物等，还有一些未知物质。这样丰富的营养成分中有很多具有美容功效的物质，如所含多肽类生长因子，能较全面的促进细胞代谢、分裂和再生，使衰老的细胞为新细胞所代替。所含丰富的多种维生素中，维生素A可促进皮肤代谢，保护上皮细胞，使肤质柔润、光洁、富于弹性，特别是能使眼睛明亮而有神；维生素B

是抗皮炎的特效药物，可防止和清除面部色素斑与粉刺；维生素 B_6 可改善皮肤排泄，加速血液循环；维生素 B_5 有益于皮肤的神经组织，增强触觉的敏感性；维生素 B_2 可抑制皮脂腺活动，减少皮脂的分泌，治疗脂溢性皮炎，使皮肤光洁柔润，还可延缓皮肤出现皱纹；维生素 B_{12} 为造血物质，可提高血色素，使肤色红润而富有朝气；维生素 C 是黑色素的“克星”，可使皮肤洁白细嫩，被誉为“美容维生素”；维生素 E 可保持皮肤弹性，防止皮肤松弛、早衰；维生素 H 可加速皮肤细胞代谢，防止毛囊炎发生。所含超氧化物歧化酶（SOD）可清除自由基，能减少和消除褐色素的积累，达到消除老年斑。此外，服用王浆还有防治便秘，贫血，催眠，减肥，保肝以及直接起到美容作用。

由于蜂王浆营养成分齐全，大都属于天然活性，易被人体吸收，不仅能补充人体必需的营养成分，调节机体新陈代谢，增强体质，延年益寿。并可促进和增强表皮细胞的生命活力，改善细胞的新陈代谢，防止皮肤病和养颜美容。所以说蜂王浆是既可服用又可外搽的一种安全、高效的天然美容佳品。

用于保健美容及化妆品：蜂王浆含有丰富的维生素和蛋白质，还含有 SOD 酶，并有杀菌作用，可激发细胞活力，调节皮肤新陈代谢和生理平衡，可滋养皮肤防止皱纹发生、使皮肤滋润含水量提高，是一种珍贵的美容用品，长期使用，皮肤红润、光泽、倩丽。我国生产的含蜂王浆化妆品主要有：蜂王浆珍珠霜、蜂王浆柠檬蜜、蜂王浆甘油蜜、蜂王浆杏仁蜜、蜂王浆护发素等；国外以蜂王浆为主要原料的化妆品有：王浆花粉擦脸液、蜂王浆面膏、美容油膏等。

总之，蜂王浆的药理作用多、生理作用复杂。蜂王浆能增强人体新陈代谢、提高免疫能力、调整内分泌功能、促进造血机能、促进组织再生和延年益寿以及抗癌、抗辐射，提高体弱多病者对疾病如流感的抵抗力；用于治疗老年性疾病和抗衰老；治疗月经不调及更年期综合征；作为治疗高血压、高血脂的辅助作用用药、促进术后伤口愈合等方面，已被医学界、营养界以及广大人民高度重视。实践证明，凡服用蜂王浆的人，都感到身体素质和工作能力明显提高，食欲增加，睡眠改善，精力充沛，消除疲劳快，很少生病。老人和久病体弱者服用蜂王浆可加快体质好转，恢复期缩短，旧病复发现象减少。蜂王浆对一些常见病如风湿性关节炎、胃溃疡、十二指肠溃疡、肝炎等均有较好疗效。某些重危病人或用其他药物治疗无效的患者以及一些原因不明的疑难病，服用王浆后体质都有所好转。

（十三）蜂王浆是安全有效的天然蜂产品

日本学者对蜂王浆的毒理性研究表明，对大鼠给予蜂王浆连续 5 周腹腔注射，剂量分别是 300mg/kg/d、1000mg/kg/d、3000mg/kg/d（相当于 60kg 的人，每天 18 克、60 克 ~ 180 克），结果未见明显的毒副作用。甚至在用量达 16g/kg/d（相当于人体剂量 1000g/d）时，都未发生实验鼠死亡的情况。临床上的大量应用也表明，蜂王浆非常安全可靠，极个别（过敏体质）人服用后，曾出现过荨麻疹或哮喘的情况，停药或进行抗过敏治疗后，症状消失。

（十四）蜂王浆广泛用于食品饮料

蜂王浆是介于食品与药品之间的天然保健品。罗马尼亚用蜂王浆与其它蜂产品组合制成许多专利产品，其突出特点是蜂王浆在口腔的反复咀嚼下缓慢释放，使有效成分充分吸收。日本等国家允许把蜂王浆作为食品添加剂来强化食品，从而增强食品的补益作用。我国也把蜂王浆应用于食品加工业中，有厂家生产了许多蜂王浆食品、饮料，如王浆巧克力、牛奶蜂乳品、王浆蜂蜜、王浆奶粉、王浆乳脂奶糖、王浆花粉蜜、王浆可乐、王浆饼干等。

有些是配合中药制成药品或口服液。

田七蜂王浆口服液：由田七、蜂王浆、蜂蜜药物组成。功效养心润肺，益肝健脾，滋补强壮。主治气血虚弱、倦怠乏力、食欲不振、失眠心悸、神经衰弱、病后体虚及营养不良，老年虚证等（《云南省药品标准》1988 年）。

人参蜂王浆：由人参、五味子、蜂蜜、蜂王浆、枸橼酸、苯甲酸钠、香精制成口服液。功能：滋补强壮。用于食欲不振，失眠，神经衰弱，贫血，肝炎，风湿性关节炎，病后与产妇体虚等（《江苏省药品标准》1983 年）。

双宝素胶囊：人参（生晒参），皇浆，淀粉各等分，口服葡萄糖适量。功能滋补强壮，益气健脾。用于病后体虚，疲乏无力，食欲减退，神经衰弱。口服，每次 1 ~ 2 粒，每日 3 次（《浙江省药品标准》1983 年）。

灵芝蜂王浆口服液：采用药食同源的灵芝、蜂王浆、枸杞等原料配制成，其蜂王浆产品富含灵芝多糖、10 - 羟基 - 2 - 癸烯酸、活性球蛋白等成分，营养丰富，易于吸收，为中老年、青少年、亚健康人群、体虚者的营养品。

蜂王浆对人体的作用是十分广泛的，其适应症多、效果神奇、安全可靠、味道可口、老少皆宜，已成为当今国内外一流的保健圣品。

参考文献

[1] 陈盛禄．中国蜜蜂学［M］．北京：中国农业出版社，2001：669.

[2] 宋卫中，宋晓勇．蜂王浆的研究和应用综述［J］．中华实

用中西药杂志，2005（6）：917－919.
[3] 国家药典委员会编．中华人民共和国药典．2000年版一部［M］．北京：化学工业出版社，2000：294.
[4] 曾星凯，谢国秀，吴小波等．蜂王浆活性组分癸烯酸和氨基酸含量变化对小白鼠抗疲劳作用研究［J］．江西农业大学学报，2009，31（3）：526－529.
[5] 孙哲贤．蜂王浆延长重病患者的生命［J］．中国蜂业，2009（4）：40－41.
[6] 左勇．延年益寿蜂王浆［J］．家庭医药，2004（12）：30.
[7] 管春华．享受蜂王浆的滋养［J］．家庭医药，2008（6）：53.
[8] 沈新南，陆瑞芳．蜂王浆冻干粉对实验性高脂血症及血栓形成的影响［J］．中华预防医学杂志，1995，29（1）：27－29.
[9] 太田象三［日］，贺玉琢．蜂王浆中雌激素样物质的鉴定及评价［J］．国际中医中药杂志，2006，28（5）：300－301.
[10] 孙亮先，陈朝阳，张昌松等．蜂王浆抗菌作用的研究［J］．蜜蜂杂志，2008，28（2）：3－4.
[11] 杨远帆，倪辉，张其标等．蜂王浆中抗金黄色葡萄球菌肽的分离［J］．福建农林大学学报，2008，37（5）：523－526.
[12] 张建武．王浆蜜治胃炎效果好［J］．中国蜂业，2008，59（6）：35－35.
[13] 李伟兵，蔡明明．冻干蜂王浆胶囊对肿瘤患者的免疫调节作用：附30例临床报告［J］．江苏中医，2000，21（2）：9－10.
[14] 张其标，杨远帆，倪辉．蜂王浆抗革兰氏阳性菌的特性研究［J］．中国蜂业，2009，60（10）：9－11.

第五章　蜂针与蜂毒疗法的应用

蜜蜂的螯针（Bee needle）是包埋在蜜蜂尾部的一个自卫器官，而不是蜜蜂的攻击武器。一般来说，蜜蜂一般不会主动利用它对人或其他动物发起攻击，只有受到侵犯时，它才会利用螯针来攻击“入侵者”。蜜蜂的螯针连着毒囊，囊内贮存着蜂毒液，蜜蜂的毒液会引起人体的一系列反应，故此人们将其称为蜂毒。

蜂针疗法（bee venom therapy）是利用蜜蜂尾部蜇针运用针灸原理蜇刺人体穴位，利用蜂毒进行防治疾病的方法，是一种自然疗法（Naturopathpy）。主要应用于风湿、类风湿性关节炎、骨关节病、颈椎腰椎病、强直性脊椎炎、肿瘤、硬皮病、哮喘、神经痛、多发性硬化症等疾病的治疗。

古人在猎食蜂蜜时难免受到蜜蜂的攻击而被刺，挨螫的部位疼痛红肿，引起人体局部和全身反应，但无形之中关节痛、风湿病等数十种疑难杂病也无影无踪了。从此人们就有意识地用蜂针来治病，取得了意想不到的效果。在世界部分国家应用已经超过1200年之久，在中国、韩国、和苏联有临床上广泛的使用。不少国家一直盛行用蜂针治疗各种疾病，尤其是风湿疾病，显示出神奇的疗效。

蜂针疗法是一种兼有针、药、灸三种作用，疗效显著、操作简便的民间疗法。针：指蜂的尾刺似针，能刺激人体的经络、皮部，以疏通经络，调和气血；药：指蜂针中的蜂针液输入人体，发挥了蜂毒的一系列药理功效，可抗炎消肿、活血止痛；灸：是蜂针刺后，局部充血红肿，皮温升高，似有温灸效应，可达到温经通络，扶正驱邪的作用。蜂针疗法中蜂毒有非常重要的作用。蜂毒成分复杂，能增强人体免疫调节作用，促进机体新陈代谢。因蜂针是工蜂防御外邪的有力武器，具有一定的侵害作用，太多量的蜂针刺激会引起人体的一系列不良反应。

一、蜂针疗法简史

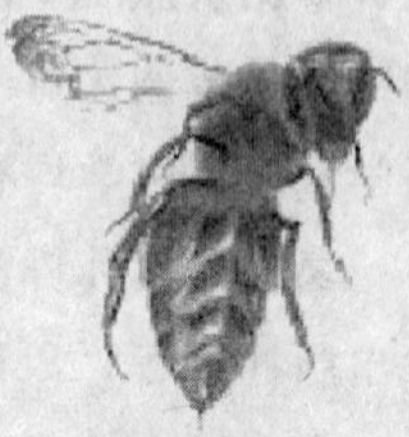
图5-1　蜂针

蜂针（见图5－1）是由蜜蜂工蜂的产卵器特化而成，蜂针被螫刺入人体后即排出蜂针液（蜂毒），使机体产生各种反应。中国养蜂历史悠久，已有3000多年。早在公元前770年的东周时期，人们就开始用蜂螫治病。在我国现存最早的医学专著《黄帝内经》中就记载了蜂螫疗法。方以智的《物理小识》卷五载“药蜂针”的配方与用法。取黄蜂的螫针加硫磺、冰片、麝香，置疮面上，以火点燃炙以患部。现代中医中药的专著、辞典有《中药大辞典》、《中医大辞典》、《中药大全》、《中草药大成》、《名医名方大全》、《新编药物学》、《药典》等医药书籍中，也对蜂毒及蜂产品的药性、药理及临床应用等作了详细的记载。

近年来，我国对蜂疗的研究有了新的发展，取得了新的成果，特别是蜂针疗法发展比较快。

长沙工业大学校医陈伟长期从事蜂针疗法，积累了几十年的经验总结，著有《蜂针疗法》（1990年出版）。书中阐述了130多个蜂疗作用点，介绍了面神经炎、枕神经痛、脑血管神经性头痛、臂神经痛、肩周炎、三叉神经痛、风湿病、类风湿病关节炎等病的治疗。

南京药学院主编的《药材学》（1990 年出版）比较详细的记载了蜂毒和蜂针的医疗功效和方法。

房柱、张碧秋长期从事蜂疗的研究，成绩卓著，著有《中国蜂针疗法》（1993 年出版），是蜂针治疗的专著，论述全面，特别是对蜂针与经络全息论作了详细的论述。

王金庸、王孟林、王润洲主编的《中医蜂疗学》，介绍了 80 余种常见病症的辨证论治方法。开创了我国传统医学与现代医学相结合的范例，对中医蜂疗理论、蜂疗保健学、预防医学、临床医学和康复医学均有启迪和补充作用。

葛凤晨、孙哲贤主编了《蜂毒疗法》（2000 年由吉林科学技术出版社出版）以西医病名方式描写了蜂毒对各病的治疗。

李万瑶主编了《蜂毒疗法》，2002 年 1 月由中国中医药出版社出版；《蜂针疗法》人民卫生出版社出版。两书阐述了蜂针及蜂毒治疗的方法，中医腧穴简表，以及中西医各种病的蜂针治疗等。

陈恕仁教授主编了《蜂针疗法》教学录像带、VCD 教学光盘，详尽地描绘了蜂针的治疗原理及各种治疗，深受广大蜂疗爱好者的欢迎。

甘家铭主编了蜂疗挂图（2002 年出版），汇集了蜂产品及蜂针疗法等多种防治方法，图文并茂，形象而生动地展现了蜜蜂的多种用途及人们养蜂的情形。

中国台北蒋永昌在《中国文化的神奇——蜂毒与针灸》中总结了自己进行蜂疗的切身体会。

除中国蜂疗学外，其他国家蜂疗学发展情况世很令人瞩目。

1700 多年前，古罗马医学家盖伦（Gfalen）记述蜂毒可作止痛等多种用途。

西欧查理曼帝国的创建者查理大帝和俄国沙皇伊凡雷帝都曾应用蜂蜇治好了他们的痛风性关节炎。

1888 年《维也纳医学周刊》上发表了奥地利医师特尔奇（F. Tere）用蜂蜇治疗风湿病 173 例论文后，现代医学研究用蜂毒等蜂产品治疗疾病遍及许多国家。

美国贝克（B. F. Beck）博士的《蜂毒疗法》、《蜂蜜与您的健康》，分别于 1935 年和 1938 年出版。

蜂毒疗法在欧洲十分盛行，尤其德、奥。1941 年苏联阿尔捷莫夫（N. M. Atremov）教授的《蜂毒生理学作用和医学应用》问世，1938 年至 1978 年期间苏联医学博士约里什（N. P. Yoirsh）一直从事蜂产品医学保健工作，1950 年制定出蜂毒疗法方案并提取蜂毒。

二、蜂针与蜂毒的特性

蜂针是蜜蜂的自卫器官，当蜜蜂感受到生命受到其他生物的威胁时，会执行蜇刺的动作，而在针刺的同时，蜜蜂会从蜂针注射一种液体，其中所含的化学成分对于被针蜇的生物会产生局部或全身反应，我们将蜜蜂针刺所产生的液体称为蜂针液。

（一）蜂针的结构与针刺

蜜蜂的工蜂是由蜂王所产受精卵孵化而成的，是属于发育不全的雌性蜂，工蜂有毒腺，毒腺所分泌的毒液贮藏于腹末的毒液囊中，产卵管特化为蜇针，并与毒囊液腺相通，故工蜂的蜂刺是由已经失去产卵功能的产卵器演化特变而成，一般蜂螯针与蜂毒囊包含在蜂的腹部尾端的体腔内（如图 5－2 所示）。雄蜂则没有蜂针。

蜜蜂的螯针是由三部分组成，针杆、螯刺基和毒囊。一般情况下，蜂刺隐藏在第七腹节内螯刺腔中，螯刺基部悬在螯刺腔膜质壁上。针杆两侧是背产卵瓣。

蜂针由一个中针和一对螯针组成。中产卵瓣特化成中针，腹产卵瓣特化成螯针。中针腹面两侧有滑轨，与螯针上的凹槽配合，使螯针能在中针的滑轨上相对滑动。中针和螯针闭合成毒液道与毒囊相通。在中针和螯针倒钩（见图 5－3）上，有像按钮似的感受器，这种感受器很可能是用于感知蜂针刺入敌体深度的。

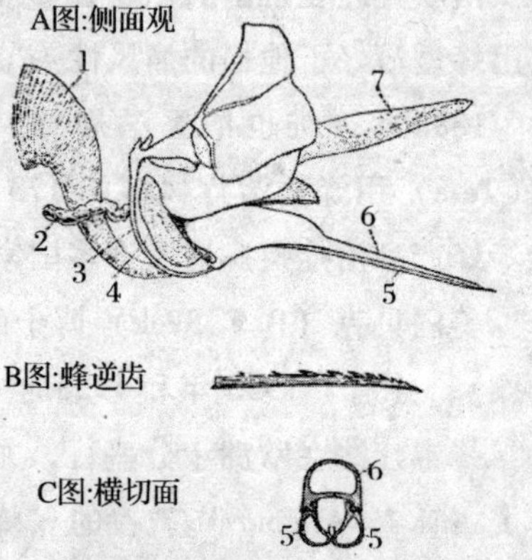

1.毒囊 2.碱腺3.中针梃 4.螯针梃 5.螯针（腹产卵瓣）6.中针（内产卵瓣）7.背产卵瓣

图5–2　蜂针尾刺结构图

蜂针器官由刺针部、贮毒液囊、碱性腺、中针挺等部分组成，如图所示。

蜂刺类似人们使用的穿刺针，有外刺与中针形成的双层结构。中针与分泌液的贮毒液囊相通，可在外刺针内滑动自如，与外刺针形成一个闭合的输液道。与工蜂相比，蜂王的蜂针较长且略弯曲，较粗壮，端部略钝圆。工蜂和蜂王中针的末端表面有三对逆齿，螯针最外层上近端部侧缘有尖锐的倒钩。蜂王为弯曲的刺针，工蜂为直螯针，蜂王的螯针倒齿比工蜂少且小。蜂王有 4 个倒钩，而工蜂针有 10 个倒钩。10 个倒钩能更厉害、更牢固地刺入敌人，但也牺牲了自己，为自杀性的攻击。这些蜂针在敌体内通过螯针的肌肉，还会继续运动，从而越刺会越深。故此脱落的蜂针将继续战斗，其毒液持续起作用。

蜜蜂的螯针平时藏于腹末端体内，当遇到敌害时必要防护时，便可伸出，注射毒液于敌害体内，蜂毒则可经蜂针的输液道到达蜂刺的端部，注入客体。当工蜂的螫刺入客体后，由于倒钩的关系，蜂刺不能自动拔出，只有将整个刺针连带基部的毒囊等器官，一并脱离蜂体，留落在敌客体内。这就是人们所说的蜜蜂牺牲了自己，保护了集体，成就了病痛患者。蜂刺在螫入客体后，仍在支持刺针基部的肌肉等器官发动装置的作用下，还会使蜂毒囊有节奏的收缩，用肉眼就可明显观察到，不但能使蜂刺继续深入客体，同时蜂刺的中针也不停上下滑动，使蜂毒液不断排出，至毒囊排空干瘪为止。故此在蜂针疗法过程中，留针一段时间，是为了让蜂毒液进一步排空，发挥更好的治疗效果。

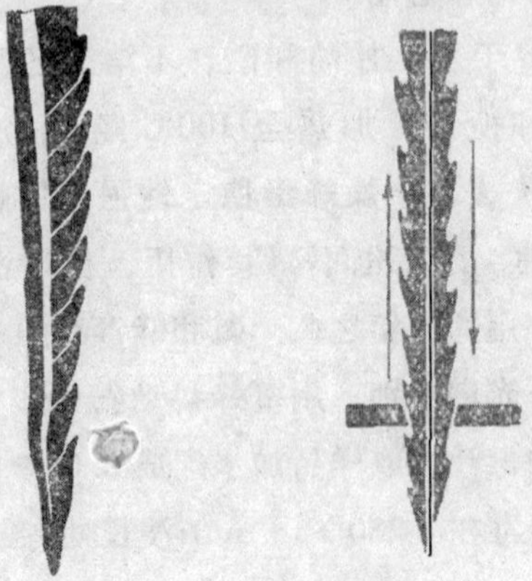

图5–3　工蜂刺与倒钩图

（二）蜂毒的理化特性

蜂针液，又称蜂毒。蜂毒是工蜂毒腺与副腺分泌出的具有芳香气味的一种透明毒液，蜂毒贮存在毒囊中，螫刺时由螫针排出的一种物质。一只新出房的蜜蜂只有很少的毒液，随着日龄的增长而逐渐积累起来，至15日龄时约为0.3mg，达到守卫蜂龄（约为18日）后就不再生产更多的毒液，随后毒液重量就保持不变，毒液排出后毒囊里不能再补充。

天然状态下的蜂毒是呈透明微黄色酸性的液体，具有一种强烈的苦味和芳香气味。在常温下逐渐挥发为骨胶状的透明块。它是一种药理和生化活性高度复杂的混合物，在人体防治疾病有广泛的用途。

蜂毒的特性：味苦、辛而性平，具有特殊的芳香气息，呈酸性反应，PH 为 5.0 - 5.5，比重为 1.1313，在常温下易挥发，挥发后至原毒液重量的 30 ~ 40%。蜂毒液的挥发物成分至少含有 12 种以上的可用气相分析鉴定的成分，包括以乙酸异戊酯为主的报警激素，由于它在采集和精制过程中极易散失，因而通常在述及蜂毒的化学成分时被忽略。

蜂毒极易溶于水、甘油和酸，不溶于乙醇。蜂毒溶液不稳定，容易染菌和变质。加热至 100℃ 经 15 分钟组分破坏，至 150℃ 毒性完全失去。干燥蜂毒稳定性强，加热至 100℃ 经 10 天仍不失去其活性，冰冻也不减其作用，在严密封闭和干燥条件下，能保持其作用达数年之久。碱和蜂毒有强烈的中和作用。

蜂毒的紫外光谱鉴别：用蜜蜂科动物中华蜜蜂的工蜂尾部螫刺腺体中排出的毒汁。取样品加水配成 0.03% 的溶液，测定其紫外光谱。结果蜂毒在（280 ± 1）nn1 波长处有最大吸收[1]。

（三）蜂毒的主要成分

蜂毒是一种成分复杂的混合物，新鲜蜂毒含水分 80% ~ 88%，干物质中蛋白质占 75%，灰分占 3.67%，含有钙、镁、铜、钾、钠、硫、磷、氯等微量元素。研究分析证明，蜂毒主要含有蜂毒多肽类、氨基酸、酶类、生物胺、碳水化合物、脂类和其他化合物。

在蜂毒中多肽类物质占干蜂毒的 70% ~ 80%，包括蜂毒肽、蜂毒明肽、MCD 一多肽、心脏肽、塞卡品、托肽品、蜂毒肽 F、安度拉平、卡狄派品、咪尼敏等。有些物质是蜂毒抗炎症、抗辐射和抗风湿的有效成分。

蜂毒肽约占干蜂毒的50%，蜂毒神经肽占干蜂毒的3%。蜂毒中的酶类多达55种以上，磷脂酶A含量占干蜂毒的12%，透明质酸酶含量约占干蜂毒的2%~3%。

蜂毒中的酶类达55种之多，其中透明质酸酶是最主要酶之一，占蜂毒干重的2%~3%，具有极强的生物活性。还包括磷酸脂酶A、酸性磷酸脂酶、碱性磷酸脂酶、C4脂肪酶、C8脂肪酶、β-氨基葡萄糖酶等。

生物胺类物质主要包括组织胺、儿茶酚胺类（如多巴胺、5-羟基色胺）、腐胺、精胺等。有些胺类是蜂针后引起疼痛的物质，

蜂毒中含有多种氨基酸，如甘氨酸、精氨酸、胧氨酸、谷氨酸、组氨酸和脯氨酸，此外还有少量γ一氨基丁酸和β一氨基异丁酸。

蜂毒中碳水化合物含有多种葡萄糖，其总含糖量约占蜂毒干物质的2%。尚有脂类在干蜂毒中含有5%，约5~6种。其他物质中还含有乙酰胆碱、甘油、磷酸、蚁酸等。工蜂的蜂毒量及蜂毒中各种成分随着蜜蜂的日龄不同而稍有不同，如表5-1所示：

表5-1：　　不同日龄工蜂蜂毒组分

日龄	蜂毒组分（微克/毒囊）					
	蜂毒肽	蜂毒明肽	磷脂酶A2	MCD-肽	组织胺	多巴胺
0~1	/	/	/	微量	微量	微量
7~8	174±29	4.0±0.2	30±18	3.0±0.5	0.18±0.02	0.36±0.04
14~15	296±68	4.3±2.0	69±23	3.7±1.3	1.40±0.51	0.83±0.48
21~22	279±87	7.7±0.3	32±10	6.3±0.4	1.00±0.70	0.17±0.13
28~29	397±14	7.3±2.0	38±12	6.8±1.8	2.14±0.36	0.31±0.21
35~36	388±55	8.4±1.7	37±13	6.3±1.5	1.53±0.35	0.82±0.18

（四）蜂毒的人工采集

人工采集蜂毒，早期人们是用挟捏的方法刺激蜜蜂、激怒蜜蜂，使其毒刺留到滤纸上，然后再用水冲洗纸片，蜂毒溶在水中，再蒸发干燥，得到粉末状的蜂毒。这种取毒方法既牺牲蜜蜂，又劳动量大，取得的蜂毒量也少。

1. 乙醚麻醉取法

取毒方法：选择老年蜂或壮年蜂较多的蜂群，将蜜蜂引玻璃缸内，将 3～5 毫升乙醚受热挥发接入装蜜蜂的玻璃缸内，缸内蜜蜂受到乙醚的刺激后，先兴奋，而后进入麻醉状态，开始伸出螫刺排出毒液滴在玻璃缸壁，待大部分蜜蜂排毒后，洗下毒液，然后用纱布棉花过滤蜂毒液。洗毒以后的蜜蜂迅速送回原群，待蜂苏醒后还能继续采蜜。

2. 电刺激蜜蜂取毒法

是目前多采用的方法。它靠电取蜂毒器来完成。此法是利用电流刺激蜜蜂使其腹部收缩而排毒的方法。这种方法对蜜蜂的损害较小，较接近活蜂螫于客体而排毒，所取得的毒液比乙醚麻醉法更纯净。电取蜂毒工具，有不同式样和规格。它是利用工蜂在受到低电压弱电流刺激时，立即产生蜇刺、排毒的生物特性而设计制造的。当工蜂与通电栅状电网接触时，工蜂受电刺激而蜇刺排毒。待蜂毒挥发成晶体后，可用利器将蜂毒刮下，放置在消毒后的棕色瓶中密封保存。用此法取蜂毒，一般每次可从 20～30 箱群蜜蜂（约 10000～15000 只）中提取 1 克蜂针液结晶左右。

蜂针液取得不容易，常温下的天然蜂针液不太稳定，有 2/3 会挥发，其主成份为乙酸戊酯，为蜜蜂的报警激素，仅残余 1/3 的蜂针液结晶。由于得来不易，因此蜂毒液是十分昂贵的药物原料。

（五）蜂毒的生物学作用和毒性

1. 蜂毒的生物学作用

人体受蜂蜇后在受蜇部位立即出现肿胀、充血，皮肤温度升高2～6℃，有烧灼感。一旦蜂毒被吸收后还会引起一系列复杂的生物学变化。

蜂毒及其组分蜂毒肽、托肽平和蜂毒明肽等具有明显的亲神经性。全蜂毒及蜂毒肽对烟碱型胆碱受体有选择性阻滞作用。蜂毒明肽可透过血脑屏障直接作用于中枢神经系统。蜂毒具有神经节的阻断作用。蜂毒有明显的镇痛作用，其镇痛腺素合成酶的抑制作用约为消炎痛片的70倍。临床证明，蜂毒对神经官能症、偏头痛及三叉神经痛有较好的治疗效果。一般认为蜂毒具有调节神经系统紧张度的作用，使大脑皮层活动正常化，调整物质代谢，从而促进神经本身的修复。

蜂毒对呼吸系统的心血管系统有显著的影响。被蜂蜇的人有呼吸加快的现象。大量的蜂毒可使人或动物大脑呼吸中枢麻痹而导致死亡。蜂毒可引起动脉血压降低的交应，主要与磷酯酶A有关。蜂毒肽是一种强烈的心脏毒素，并具有收缩血管的作用，蜂毒中的心脏肽和蜂毒明肽有类似于异丙肾上腺素的抗心律失常的作用，而且作用的持续时间较异丙肾上腺素长。

蜂毒的溶血作用很强，在极低的浓度（1/10000）下，就能产生溶血作用。其机制是蜂毒中的蜂毒肽和磷酯酶A能增强血红细胞壁的浸透能力，导致细胞内的胶体大量渗出，细胞内渗透压降低，致使细胞裂角产生“胶体渗出性溶血”。蜂毒在体内外都有抗凝血的作用，使血液凝固时间明显延长。

蜂毒有一定的抗辐射作用，能增强机体的应激能力，减轻辐射损伤的程度，减少由于辐射所引起的细胞染色体畸变的频率，提高动物的成活率。蜂毒有保护和复苏造血细胞的潜在作用，防止因辐射所引起的骨髓和脾脏的退化现象。蜂毒抗辐射的主要生物活性成分是蜂毒肽、磷酯酶 A、透明质酯酶、酸性磷酯酶以及致敏原 B 和 C。

蜂毒液有抗炎及抗菌作用，所含 apamine、去甲肾上腺素和多巴胺具有直接抑制炎症的作用，另一些成分 melittin 则对脑下腺－肾上腺皮质系统有明显的刺激作用，还有些成分本身既能刺激肾上腺皮质，又能直接抑制炎症过程。对革兰氏阳性菌和阴性菌均有抑制和杀灭作用。此外，蜂针液还有调节免疫作用，能抑制动物肿瘤组织的生长等。

2. 蜂毒的毒性

蜂毒对哺乳类动物的作用最强，每个人对蜂毒的敏感性差异很大，健康人同时接受 10 次蜂蜇可引起局部反应；接受 200 ~ 300 只蜂蜇会引起中毒；短时间内蜇 500 次，可致人死亡。有个别人对蜂毒过敏，表现为蜂蜇部位局部红肿反应强烈，或出现严重的致命性反应，因此，临床上使用蜂毒时和青霉素一样，对过敏者采用纯净蜂毒涂作诊断性皮试和脱敏治疗。临床使用蜂毒的治疗剂量很少，因此，说蜂毒应用是安全的，但是绝大多数人经过长期小量蜂针刺激会对蜂毒产生耐受力，即使同时遭受多只蜂螫也不会发生强烈中毒症状。

三、蜂针与蜂毒的临床应用

蜂针刺入皮肤的深度约为 0.8 ~ 1.5mm，蜂针所刺深度类似于《灵枢 · 官针》记述了浅刺皮部的各种针法，如毛刺、浮刺、扬刺、半刺等刺激经络皮部，而达到通过穴位调整经络气血以防治疾病的效果。蜂针对许多疑难病有良好的疗效，如类风湿性关节炎、多发性硬化等及慢性疲劳症、带状疱疹、肿瘤，预防感冒等方面有疗效。

（一）蜂针治疗中蜜蜂的选择

进行蜂针疗法最常用的有中华蜜蜂与意大利蜂。家养蜜蜂与野蜂的毒液成份不尽相同，野蜂更易导致过敏反应，故最好不用野蜂。北方多用意大利蜂，南方多用中华蜜蜂。越往南方的中华蜜蜂个越小。意大利蜂刺长，相应的蜂毒量也多，蜂刺时表皮疼痛也剧烈，而且过敏反应也相对中华蜜蜂较剧烈。

用做针刺的蜂应选用蜜蜂箱门口的守卫蜂或内勤蜂、或要飞出去采蜜的蜜蜂为佳，一般不宜选采蜜返巢的蜜蜂，避免损失其蜂蜜与花粉。使用日龄为 10 日以上的蜂蜜为好，此时蜂毒液充分，蜂毒成份比较衡定。一般来说，身体绒毛脱落、尾部较黑的蜂为老蜂，颜色较浅的为新蜂。

（二）蜂针与蜂毒治疗方法

掌握蜂针治疗的基本技巧，有利于安全有效的进行治疗。常用的蜂针治疗方法有活蜂针刺法与蜂毒注射法两种。活蜂治疗中又有多种刺激的方法，可以因人、因病、因穴位采用不同的蜂针刺激方法。对于初期治疗、怕蜂针者、体弱者，常用散刺、点刺及减毒刺法。

蜂针刺的是局部皮肤，但起作用的往往是全身。蜂针循经散刺法属轻刺激，经穴直刺法为中等刺激，活蜂螫刺法是强刺激，视个体反应辨证施治。以经络学说为理论基础的蜂针疗法提高了原始蜂螫法的疗效。使用活蜂蜂针，将蜂针液中挥发性成分注入人体，这是蜂针液药剂所无法代替的。

1. 活蜂针刺方法

活蜂针刺方法直接利用蜜蜂螫刺器官为针具，循经络皮部和穴位施行不同手法进行针刺。蜜蜂并不是随便就用蜂针刺人的，只有当其受到刺激时，才会毫不犹豫地将蜂针刺放出进行防卫。

蜂针之精细远远胜过当代针灸用的毫针和穴位注射用的针头。蜂针是一种毋需消毒、无血源传染，用过即弃的天然注射针，最常用的蜜蜂有中华蜜蜂与意大利蜂等较温和的蜜蜂。活蜂针刺的方法有多种，现简介如下。

（1）活蜂直刺法

要进行蜂针治疗的局部皮肤消毒后，用镊子挟着活蜂腰段，对准穴位或痛点（见图 5-4）：①随针随移开蜂体法：让蜂针刺入后，将放刺后的蜂随即拿开，因为蜂受到刺激有作出自卫的本能反应，蜜蜂自然将尾针刺入，蜂毒通过螫针注入人体。

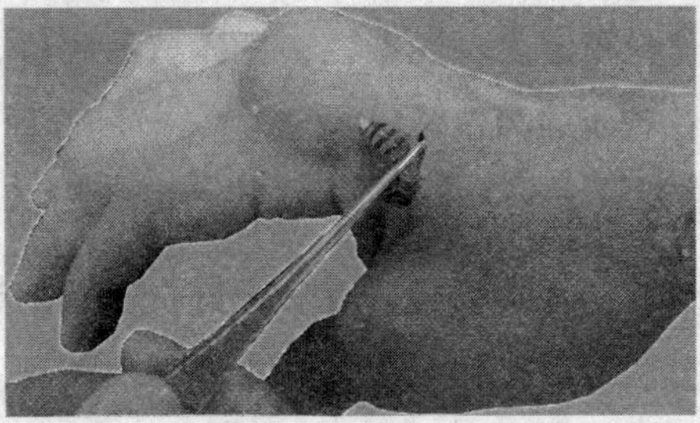

图5-4 活蜂直刺法

②蜂刺后挂蜂疗法：用活蜂螫刺后，让蜜蜂不离开所刺的部位，任蜂活动，一般蜂边放蜂毒，边围绕着蜂刺转，最后舍弃蜂刺而飞走，让蜂刺仍留在穴位上。

一般留针 10～20 分钟后，可见蜂针的毒囊变成干瘪，然后将蜂刺拔出。如果不将蜂刺拔出，对机体是异物刺激，易使局部产生反应加大，或易有硬结形成；有的蜂刺当一定时间后也会自行脱落。这种刺法简单易行，但局部痛感较多，过敏反应较大。

（2）点刺法

点刺法是用直刺法与散刺法相结合的方法。此法可分为挤毒囊点刺法和多位点刺法两种。

①挤毒囊点刺法：刺后将毒囊挤扁即拔刺，注意点同散刺法。

②多位点刺法：即镊可离针，该法能刺3～5点。先似直刺法，将活蜂针刺入穴位，然后再迅速将蜂刺从皮肤穴位上拔出，将蜂针刺入其它穴位。每只蜂针刺1个穴点后，镊可离针，留针1s～2s或1min不等，再刺第2穴和第3穴。该法有时能刺3～8点，每穴点刺都可留片刻。点刺时的关键在于从皮肤上拔出蜂刺针时要紧贴皮肤处将蜂刺拔出，沿蜂针刺的尖部，而不要紧夹毒囊。用力要适中，刺要垂直，或沿着刺入方向拔出，否则蜂刺会易断，无法刺入第2点或第3点，无法进一步排毒。判断蜂刺是否刺入，可用摄子轻拨蜂刺而无法从皮肤上脱落即为成功。

此法对于中华蜜蜂与意大利蜜蜂均可使用，刺激强度较直刺法弱。可适用于畏痛者、小儿、高敏体质患者、蜂针疗法的初期及面部等穴。

(3) 散刺法

此法为散刺、轻刺、浅刺，很少痛苦，病人易于接受。此法有两种：即拔针散刺法和蜂体散刺法。

①拔针散刺法：先用镊子挟住蜜蜂的身体，它因受刺激会将蜂刺时时探出，再用镊子挟住蜂针刺部将蜂螯针从活蜂尾部拔出(见图5－5)。夹持着蜂针，在患部或与疾病相关的经脉、腧穴点刺即出，一般针不离钳，随刺随拔。1只蜂针分刺三五点，多至十几点，最后可将蜂刺留针几分钟，或不留针。

②蜂体散刺法：又称“半蜂螯刺法”、“分身蜂刺法”，此法是将蜜蜂取出，将蜂体截出腹尾部，镊住留下的腹尾端，将其末节含蜂针毒囊的部分对准要针刺的部位，用上面的散刺法进行点刺。

此法犹如针灸疗法中的梅花针疗法。适用于面部疾病的治疗，以及畏痛者、小儿、高敏体质患者、蜂针保健者，或可用于试针。散刺法用意大利蜂治疗为多。散刺法治疗可以减少过敏产生的机会。该法挟蜂刺出来时要等候时机，所挟部位适当、用力均匀、技术娴熟。蜂刺拔出后要即时使用，否则会不易刺入，或使蜂毒大量排出而失去治疗的目的。

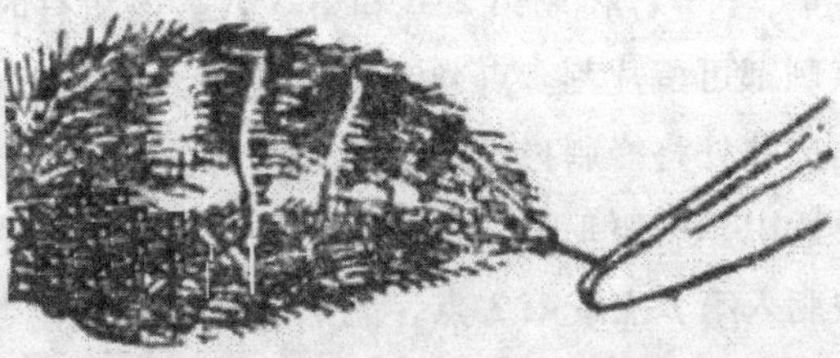

图5–5 从蜜蜂尾部取出蜂刺

（4）减毒蜂刺法

由于蜂针直刺法往往会使表皮疼痛，初期易造成过敏反应，病人不愿接受蜂疗；而用散刺法又要求有技术，较难拔蜂刺，所以可采用减毒蜂刺法，或脱敏法，即减少进入机体的蜂毒量治疗。蜂针方法有多种，

①速刺速拔针法，一手抓蜂一手拿钳，蜂针点到即拔针。

②移针蜂刺法：先让蜂针点刺在胶布、胶皮、绷带、棉花、胶手套等物品上，再用镊子从物品上夹住蜂刺针中部，将蜂针拔出，然后针不离钳地散刺，或点刺在穴位上。尤其是意大利蜜蜂可用此法以减毒治疗，注意在胶布上取针时间不易过长，一般在蜂刺后的 1～10 分钟内完成；而且拔刺时不要挤压蜂的毒囊，否则蜂毒流失多，达不到蜂针治疗的目的。

此法简便易行，容易操作，但是进入机体的蜂毒量有限，需要用较长的时间来达到治疗的目的，对于小儿及怕蜂针、畏痛者，是一种良好的治疗方法。

(5) 蜜蜂针自动刺入法

此法是让蜜蜂在有病的机体上任其爬行，将有病痛的机体暴露下蜜蜂的活动范围之中，可将其余身体包裹，让蜜蜂在人们需要蜂针的身体上自由飞爬，当蜜蜂认为该下蜂刺的时候，它会自动放出蜂刺，留于客体。此种方法是让蜜蜂自动选择该针的部位或穴位法。

此法难于控制蜂针的时间与剂量，但接近自然。为何蜜蜂会自动蜂针，又如何能控制其自动蜂针是个值得研究的方面。

2. 蜂毒制剂疗法

此法是将蜂毒提取出来，制成蜂毒注射液。由于蜂毒注射液有质量控制过程，所以成分、含量等较恒定，因而疗效也较稳定。还可对蜂毒的单一组分提取，将使某些治疗作用得以加强，疗效得以提高，如蜂毒溶血肽治疗脑血栓形成、血栓闭塞性脉管炎，阿度拉平肽用以镇痛等疗效应比全蜂毒疗效强。

蜂毒疗法除用蜂毒注射疗法外，还有蜂毒电离子导入法，超声导入法，蜂毒雾化吸入法，蜂毒液或软膏外用，蜂毒口服制剂等。蜂毒制剂将会更全面、更完善、疗效更专一。

(1) 蜂毒注射法

将蜂毒制成各种制剂，然后注射，治疗疾病。治疗方法是用消毒的注射器吸取蜂毒注射液（水剂、油剂、调好的粉针剂等），在肌肉注射，或在选取的穴位上进行常规消毒，用快速进针法将针刺入皮下组织，回抽无血后，即可将蜂毒注射液缓缓地推入。注入蜂毒的剂量要根据病情、病人的体质、注射的部位而定。一般开始以低浓度小剂量为宜，以后渐增。剂量为 0.5 ~ 3mg/日，最大剂量 5mg/日。在一般情况下，隔日注射 1 次；对蜂毒反应轻微或病情较重的患者，每日 1 次；对蜂毒反应强烈者可隔 2 ~ 3 日 1 次。1 个月为 1 疗程。其制剂与规格一般为 0.5 mg/2ml 注射剂。

此法简单易行，不受地区、季节、活蜂的限制，是蜂针疗法的发展方向。从推广应用的角度来看，用蜂毒注射液是光明的前途的。目前许多厂家都将蜂毒进行提炼，制成蜂毒注射液，供皮下或肌肉注射，也可用于痛点或特定穴位注射。首次用量0.05mg，观察有无不良反应。现有的蜂毒注射液其主要成分大多为蜂毒多肽等物质组成的生理盐水灭菌溶液。其功能为抗炎镇痛。用于治疗风湿和类风湿性关节炎，周围神经炎，各种神经痛（坐骨神经痛、三叉神经痛等），有的也可用于高血压和癌症疼病等。

蜂毒注射液疗法与蜂针疗法的适应症大致相同。活蜂针刺疗效较快、作用直接，但局部刺痛明显；而相对蜂毒注射液作用缓一些。蜂毒注射易于掌握剂量，无刺痛感，蜂毒注射液尚可对一些不是决定疗效的酶类、肽类等物质，而又易引起过敏反应的成分进行剔除。过敏患者也相对减少，避免了活蜂刺激的那种疼痛感，过敏反应多的弊病。但是蜂毒注射的效果与活蜂针刺的效果是否相同，由于生产蜂毒制剂时，挥发性物质易丢失，因此效果是否不如活蜂针刺的方法，还有待于进一步研究。

有的蜂毒注射剂也有不良反应，如少数人有过敏反应，对严重结核病、心血管系统代偿失调、中枢神经系统器质性病变者慎用。要注意的是：有的蜂毒注射剂可与皮质类固醇激素合用，可拮抗皮质激素对垂体—肾上腺皮质系统的抑制的副作用，增强疗效；有的蜂毒多肽的冻干粉针剂（蜂维宁）等要临用时用生理盐水溶解后注射。

（2）蜂毒外用法

蜂毒外用是直接简便的治疗方法。活蜂针刺法虽然效果都很显著，但病人由于怕痛，加上活蜜蜂不易保存，故而有人发明了蜂毒电离子导入法。将蜂毒导入人体内的方法有几种，但由于蜂毒对某些人有致敏作用，所以无论采用哪种治疗方法，均必须在治疗前进行过敏试验，观察治疗对象对蜂毒是否过敏，若不过敏，可采用蜂毒进行治疗。

蜂毒电离子导入法具体方法是：先将蜂毒冻干粉与生理盐水配成一定比例的溶液，然后将该溶液均匀地浸湿衬垫，并接通两极的电源，利用直流电通过无损伤皮肤将蜂毒离子导入体内。治疗后，皮肤略有充血、微肿和轻度的痒感。

蜂毒的外用制剂也很多。如福建农业大学蜂学院研制的“神蜂精”是由蜜蜂毒提取的蜜蜂生物素以及肉桂、乳香、九里香、穿山龙、冰片等中草药合制而成，具有很强的抗炎消肿、化瘀镇痛、活血排毒、扩张血管、提高机体免疫力和恢复组织创伤的能力。配合刮痧板的刮痧作用可取得更强的效应。

其他蜂毒使用法：蜂毒超声导入法、蜂毒雾化吸入法、蜂毒制剂口服等都广为使用。

应用蜂毒疗法的同时，配合使用蜂胶，或配合服蜂蜜、蜂王浆或蜂花粉，从而更有利于提高其临床疗效。

3. 试针的方法与应用

蜂针治疗的皮试是指初次接受蜂针治疗的患者，先用蜂针或蜂毒注射液进行皮肤刺激来测定，以观察患者的局部及全身反应。因为许多病人在初次接受蜂针治疗时都有一定的过敏反应，严重者可出现全身反应，所以进行必要的皮试是非常必要的，可以避免患者不必要的痛苦，让蜂针治疗达到安全而有效的目的。

活蜂治疗试针的方法往往是将蜜蜂1只，挟住蜂的腰段，螯刺在病人的1个已常规消毒的穴位上；或取出1只蜂的蜂刺，用点刺、散刺穴点；或留针5分钟后，将蜂螯刺拔出。蜂针后观察15～30分钟，若局部红肿直径小，而又无不适的局部或全身反应者，可接受常规的蜂针治疗。若局部红肿半径大，或有全身反应者，为阳性反应，则接受蜂针治疗时易出现过敏反应，应用脱敏方法进行治疗。

试针部位多用肾俞、志室、外关、曲池、手三里、大椎、足三里、血海等穴，或前臂外侧皮肤，或痛点。

蜂针的试针以肢体伸侧为好，以阳部为佳，以肌肉丰厚处为优。因为肌肉丰富处，发生局部肿胀时不明显；其次用伸侧试针，从四肢对肢体功能活动的影响程度来看，肢体的伸侧面比屈侧面影响小。即使是肿胀，也不至于严重地影响日常生活与工作，如果用屈侧，当肿胀甚时，可使指、腕等部位活动障碍，给生活与工作带来不便。

对于治疗关节痛的病人，如类风湿性关节炎，手指痛常困扰患者，因此，很多患者都想用蜂针螫刺手指的痛点，这些痛点（阿是穴）多在指端及活动关节处，肿胀显见，活动不利，所以用指背部为好，指两侧因神经血管都从该处通过，所以还是避开为佳。因此，如用痛点做为试针部位的话，应选择伸侧面，不影响肢体及手指等部位的活动为佳。

有人报道：蜂刺志室穴，是预防与治疗 I 型超敏反应性疾病（荨麻疹等）的特效穴。认为志室穴是肾上腺的体表投影，刺激志室穴可温补阳气，增加肾上腺皮质的反应，调节垂体—肾上腺系统的功能。相对来说，志室、肾俞穴局部肌肉多，肿胀隐见，消散快，是试针的最佳部位之一。

试针后反应一般是看局部是否红肿、有皮丘等，从红肿的范围大小来进行蜂针反应的断定。一般来说，如果从未接触过蜂毒、蜂针的人，初期试针是不会有什么大反应的，仅有局部微红，或小红点，甚至连皮丘都不明显。但是如果以前接触过蜂针的人，试针时往往就有反应，这种反应的大小与个人的体质密切相关。一般如果皮试处出现风团样反应，多在 15 分钟左右出现，如仅在局部零散出现，则用少量蜂针而无大碍；但如果出现全身风疹，甚至于疱疹的话以不进行蜂针为好。

蜂针治疗反应的大小与当前的服用药物有关，如仍在使用肾上腺皮质激素，如强的松、地塞米松等；服用免疫抑制药，如甲氨碟呤等；服用消炎止痛药等，都对其过敏反应有一定影响，甚至于不出现反应。所以如何制定皮肤反应范围的标准，人为划分为何种程度为阳性而不能接受蜂疗，并不是绝对的。

（三）蜂针疗法适应证与禁忌证

临床已探明蜂针疗法有调节机体免疫功能。对于痹痛疾病、骨关节疾病、自身免疫性疾病等有良好作用。有止痛、消肿、抗变形、抗风湿作用等作用。能通经活络、活血化瘀、调节阴阳平衡。

1. 适应证

（1）神经、肌肉系统疾病：如各种神经痛、面神经炎、运动神经元疾病、周围神经损伤、头痛、中风后遗症、震颤麻痹等。

（2）风湿病及变态反应病：如类风湿性关节炎、风湿性关节炎、多发性肌炎、过敏性鼻炎、强直性脊柱炎、皮肌炎、系统性红斑狼疮、硬皮病等。

（3）骨关节病：如颈椎病、肩周炎、腰扭伤、各种关节炎、椎间盘突出症、关节滑膜炎、骨质增生等。

（4）外科疾病：胆石症、腱鞘囊肿、腱鞘炎、纤维瘤、血栓闭塞性脉管炎、红斑性肢痛症、扭挫伤等。

（5）妇科疾病：卵巢囊肿、子宫肌瘤、痛经、慢性盆腔炎、更年期综合征等。

（6）其他各科病：如预防感冒、支气管哮喘，治疗甲亢、肿瘤、癌证等。

2. 禁忌证

(1) 心肺功能衰竭、肝肾功能障碍、孕妇。

(2) 严重过敏反应患者，体虚难以接受者。

(3) 严重动脉硬化、月经期、手术后慎用。

(4) 饥饿、疲劳、大汗、大渴、腹泻时慎用。

蜂针液的药理作用强大，常有后作用，严格地控制蜂毒剂量，蜂针疗法较为安全。

(四) 蜂针取穴、用量与疗程

1. 蜂针的取穴原则

蜂针取穴是采用经脉辨证取穴与阿是穴相结合的方法。一般疼痛疾病可用阿是穴，即痛点治疗。但对于体质调节，虚证者则要注意辨证用穴。

在蜂针治疗时又要充分考虑蜂针治疗的特殊性。因蜂针治疗有肿胀的现象，为了不影响患者的生活与工作，应选取肌肉丰富，伸侧面进行治疗。当然对于长期蜂针者，在屈侧蜂针也无妨。有些顽固性的疾病，也在同一穴位上多针进行刺激。但最好如出现局部硬块等现象时要换其他穴位进行蜂针。

注意蜂针治疗的部位，面部散刺时少选穴位，并浅刺(0.5mm左右)、轻刺、随刺随拔。局部炎症严重时，轻刺患部，并以远处穴位为主。治疗口腔疾病，直接在病变齿跟部施针。耳穴蜂针能治疗全身疾病。肌肉丰富的四肢部位可用蜂针直刺治疗。

2. 蜂针剂量

蜂针治疗的剂量个体差异较大，故要因人、因时、因病而异，从小量到大量循序渐进进行蜂针治疗。蜂针量一般由1~2只开始，看有无不良反应。对于过敏反应不明显者，以后可每天增加1~2只，或在过敏期内维持在1~3只蜂的水平，让小量蜂针与蜂毒度过蜂针治疗的过敏期后再进行常规量的蜂针治疗。所用蜜蜂数量视病人的体质和病情而定，正常量每天增加1只，直至用10～20只蜜蜂，维持一定蜂针量。

对于机体敏感度大的患者，蜂针的用量宜小，可用2～6针；或进行蜂针，其量达到出现荨麻疹时，说明机体对蜂针已处于饱和状态，必须暂停蜂针，或减少蜂针量。对于已经对蜂针有耐受性的患者，疾病又较严重的话，可使蜂针达到30～50只蜂。

一般都将蜂针量维持在10只左右。因为机体的免疫功能及解毒功能有一定限度，超出蜂量，易加重机体的负担。同时蜂针的多少，并不与蜂针治疗的疗效成正比。有的人仅用几只蜂，就可收到良好的效果，故应适可而止。

由于蜂毒治疗各种疾病机制尚未完全清楚，所以目前还没有一种科学的方法来鉴定蜂毒的效价。现在普遍采用将1只工蜂的排毒量（约0.2～0.4mg）作为一个治疗单位，治疗使用的剂量大小，要根据病人的耐受程度和病情的变化而定，一般每次使用1～4个治疗单位。民间流传的蜂针疗法是采用活蜂直接蜂刺的强刺激疗法，由于蜜蜂蜂针留在受螫部位的时间较长，进入机体的毒液量较大，蜂针疼痛和局部反应令人生畏。

3. 蜂针的疗程

蜂针的次数：对于轻浅的疾病及预防其他疾病者，往往几次而愈。如调节免疫力、预防感冒，治疗过敏性鼻炎等，可以每周一次，蜂针治疗几周即可。对一般的急性病、严重病者，间隔时间宜短，应每日一次或两次，连续治疗一个月为一个疗程。或每周蜂针5～6次，休息1～2天后再针。对慢性病、病情缓者，可每周2～3次，一个月为1个疗程。

疗程长短因病而异：对某些疾病，如落枕、腱鞘囊肿、打电脑的疲劳综合征等病，治疗1～3次，即可见效，无需持续治疗。

但对一些顽固性疾病，疗程要求较长，如类风湿性关节炎、强直性脊柱炎、多发性肌炎等病要持续治疗，至少要 2～3 个疗程。故其疗程要因病、因人、因时期而异，对顽固性疾病的治疗规律如下：

第一疗程：反应期。此期约为 10～25 天，常有过敏反应，出现红肿、发热、搔痒、淋巴结肿大等症。

第二疗程：适应期。此期约为 20 天，刚度过反应期，机体尚未完成适应，故此患者并未觉得疗效非常显著。

第三疗程：复员期。此期治疗的时间视病情轻重而定。轻者 1 个月左右即可痊愈，重者半年至几年不等。在治疗后可见病情明显好转，机体免疫力逐渐增强，食欲加强，体质好转，疾病基本控制。

第四疗程：巩固期。此期因人因病情而异对巩固疗效者，可每周，或每月一次，以维持蜂针与蜂毒治疗效果。或自觉有疾病发作倾向，则应多次复诊。

四、蜂针治疗过敏反应规律及防治

蜂针疗效虽佳，但由于蜂毒的成分复杂，含有大量的胺、肽、酶类等物质，既有用于治疗的成分，又有引起过敏性反应的成分。所以在治疗时，尤其是初期接受蜂针，人体会有一定的过敏及不良反应。蜂毒涂于完整皮肤上，不起任何作用，但对黏膜则引起显著反应；蜂毒进入胃肠道时，很快被酶所分解而失去毒性，因此临床应用不宜口服。

蜂针的反应：初次接受蜂针的患者，在治疗点或身体的某些部位产生红、肿、痒和淋巴结肿大等现象，这是蜂针（毒）温经通络的正常效应，无须用药处理，在治疗的过程中会逐步减少和消失。蜂针反应的大小，并不是衡量某人是否适应蜂针疗法的指标和依据，而是蜂疗医生掌握蜂针反应指导蜂针用量的依据。

蜂针治疗的早期是蜂针的过敏期，大约从初次接触蜂针后的3周时间内再次进行蜂疗时，容易出现过敏反应，故此应该用小量慢进的方法进行蜂针治疗，活蜂针刺可用点刺、散刺、减毒蜂刺法三种方法治疗为宜。即使是用直刺法，也应该试针。对于畏蜂针者，小儿、体虚、较易过敏的患者，以及颜面部位等均可使用散刺法及点刺法，可达到反应少，安全有效的目的。

（一）蜂针刺激表皮疼痛的防治

蜂针刺入人体往往会产生疼痛，尤其是用蜂针的直刺法，往往使被刺者局部有明显疼痛。蜂针的刺痛使人对蜂针疗法望而生畏，有些患者就是因为疼痛难以忍受而放弃治疗。至今尚未见非常好而立即止痛的方法，活蜂针刺可用点刺、散刺、减毒蜂刺法三种方法治疗为宜减轻疼痛。各人对此疼痛的感觉不同。

蜂针后常会出现短暂的剧烈疼痛。因皮肤疼痛时间短，病人还是能够接受。其疼痛的原理：一是由于蜂针的针刺作用，加上倒钩使针体继续深入的机械刺激产生疼痛，二是因为蜂毒中存在有机酸等化学物质（如蚁酸等）对机体的刺激，使血管活性物质、组织胺等大量释放，导致组织肿胀，并且刺激神经引起疼痛。有人认为蜂针后期就不会局部痛了，其实不然。有时蜂针后期局部不太疼痛的原因是蜂针常刺某些部位，本身蜂针就有强大的止痛作用，所以原针点的疼痛不明显。

蜂针刺激可治疗多种关节痛疾病，但在蜂针刚刺入时即刻会产生疼痛，限制了患者接受蜂针治疗。蜂针刺入的表皮疼痛特点是以刺痛为主，持续时间短暂，约不足1分种。引起表皮疼痛的复杂原因，由于疼痛是人的主观感觉，各人的感受因人而异，疼痛程度不一，而且经常反复蜂刺的部位疼痛较轻等。防治蜂针痛的首先应让病人做好心理准备，蜂针医生必须技术娴熟、快捷操作；活蜂针刺时让蜂针尽量与皮肤呈 90 度垂直的角度直刺，勿使平刺与斜刺，否则易导致疼痛加剧。可用中药、民间方涂患处，如蜂蜜、人奶、芋荷梗汁、青苔、海金沙、童便等，季德胜蛇药片外敷与内服。

物理减痛方法：可用冰敷蜂针穴位后再进行蜂针治疗；或用中医针灸的循法、按法、捏法等法结合使用，能控制部分表皮痛。

化学减痛方法：可提前在蜂针治疗处外用皮肤止痛制剂（如利多卡因表皮麻醉剂）进行涂敷以止痛；或在皮肤注射麻醉止痛药等方法防治与减轻蜂针的疼痛。

（二）蜂针出现的主要有局部反应：

蜂针的局部反应常有疼痛、红、肿胀，局部搔痒、阿瑟氏反应等，多在接受蜂疗后 5～25 天之间，有人会有局部的色素沉着，阿瑟氏反应，这些反应是可逆的。

1. 红肿：蜂针刺入后约 3～5min，皮肤就开始出现白色皮丘。然后逐渐扩大，显示出现红肿。皮温可升高 2～6℃。皮丘红肿的大小也是因人、因时、因接受蜂针治疗的次数多少而异。初期接受治疗，红肿随次数的增加而由小变大，蜂针后 3～4 个小时红肿会逐步漫延，甚至可肿胀一大片。一般在 24～72 小时为肿胀的高峰期，甚者高度肿胀会维持 4～6 天。肿胀期间，甚者局部有酸胀或坠胀感，甚至隐痛，有的会出现皮肤水疱。且组织疏松之处，如眼皮，肿胀反应会较严重。

2. 搔痒：搔痒一般在初期蜂针后的几天，当再次接受蜂疗时就可出现。初期接受蜂针治疗者，大约于 3～4 天后局部蜂针部位有痒的感觉，夜晚及温和时尤其严重，而且越搔越痒，越肿胀。通过半个多月的过敏期后，搔痒程度可随时日的增加，而逐步减轻。蜂针的后期，虽然也有时在针口有搔痒，但大多数是可以忍受的。如蜂针后不将蜂刺拔出，或尾针残留，属于异物刺激，则痒的程度较甚，故蜂针后提倡取出蜂针的刺。

3. 阿瑟氏反应：

阿瑟氏反应（Arthus Reaction）系免疫复合物所致局部血管炎，属第Ⅲ型超敏反应，即有局部过敏坏死现象。蜂针引起阿瑟氏反应的发生机制，主要是因为蜂毒作为异种大分子蛋白形成抗原，在多次蜂针的刺激中机体产生大量抗体，当再次接触蜂针的蜂毒液中相同抗原时，由于蜂毒抗原不断由皮下向血管内渗透，血流中相应的抗体由血管壁向外弥散，两者相遇于血管壁，形成沉淀性的免疫复合物，沉积于小静脉血管壁基底膜上，导致坏死性血管炎，出现局部皮肤或皮下组织的红肿、瘀紫、硬结等症状。蜂毒对机体作为抗原也可导致一些过敏损伤，即血管炎型变态反应（Arthus phenomenon）。

阿瑟氏反应常发生在皮肤。一般持续时间几天，甚至可达月余，愈后不留痕迹。阿瑟氏反应个别严重者可局部组织、皮肤和肌肉发生坏死和溃烂。但我们在蜂针临床并未见到坏死和溃烂现象。当局部出现阿瑟氏现象时，若静脉内注射同种抗原，则可引起过敏性休克。故此我们在蜂针治疗时，应尽量避开血管的部位，防止严重的过敏反应现象。

（三）蜂针治疗的主要全身反应：

1. 发热、恶寒：最常见的反应一般是发热，有的伴有恶寒、体倦等，但并非初针就有全身反应出现，其出现存在一定的潜伏期。若开始就蜂针量大的话，发热率可达90%，但如小量渐进，或小量度过蜂针出现的过敏期，那么发热率可能不足10%。当然蜂针的发热可能与是否吃蜂产品，及所服用的药物有一定关系。发热一般出现在蜂针后的3～5个小时，往往维持0.5～1天，甚者会持续一段时间2天。一般初期蜂针的体温可为37.5℃～39.5℃。

2. 风疹（荨麻疹）：治疗中有的患者有局部风疹或全身风疹的产生，如蜂量逐日加 1～2 只蜂连续治疗时，发生频度为 10.9%；尤其是蜂量较多，而又是过敏体质时，更易发生。常表现为以身体瘙痒，搔之出红斑隆起，发无定处，忽隐忽现，退后不留痕迹为特点的皮肤病。常先有皮肤搔痒，然后出现风团，呈鲜红、淡红、苍白等皮肤颜色，搔抓后增多。风团大小、形状不一，大者可以相互融合成大片，可见毛囊口向下凹陷，呈桶皮状。风团持续时间可从数分钟至数小时、少数可持续数天稍退。风团发生于眼睑表现为眼睑水肿，发于口唇表现为唇部水肿，水肿处皮肤紧张发亮，境界不清。当发生喉头黏膜水肿时，可有胸憋、声嘶、呼吸困难，甚至窒息。部分患者可伴有恶心、呕吐、腹痛、腹泻等症状。

3. 淋巴结肿大：少数人可出现淋巴结肿大，此为局域性与局限性的淋巴结肿大。常发生在下颌部、腋窝与腘窝等处。淋巴结肿大就说明蜂针量偏大，要减量治疗。淋巴结主要是由网状内皮细胞相淋巴组织组成，因为淋巴结主要功能是：参与网状内皮系统对细菌和异物的捕捉与吞噬，具有周围组织与血液之间的防卫和屏障作用；参与抗体的免疫机能，产生免疫抗体等。故此淋巴结肿大与蜂针量有关，蜂毒量多时机体的防卫作用加强；同时可能也与机体的淋巴回流，不能及时地输送毒液及解毒。

4. 头晕与过敏性休克：极少数患者有头晕与过敏性休克现象，一方面由于接受蜂毒疗法过于紧张，另一方面是饥饿后，或体虚、低血糖患者接受蜂针者多见。表现为：胸闷、呼吸困难、面色潮红或青紫等呼吸道阻塞的症状；或见面色苍白或发绀、脉细弱、血压下降等循环衰竭症状，甚则可出现昏迷、抽搐、大小便失禁等症状。休克是由于毒液进入致敏的机体，使血管活性物质大量释放，毛细血管扩张，通透性增加，内脏器官水肿和渗出，导致血容量相对不足而造成的，故要防止其发生。以上的反应大都出现在蜂针的前期，当经过约三周后，患者往往对蜂毒有一定的耐受性，则过敏反应就小或仅局部的弱反应出现。

必须注意，当间隔一定时间重新接受蜂针治疗的反应也可能会很严重。由于各种原因患者间断一段较长时间（一个月以上）后继续治疗者，各种过敏不良反应又会出现，甚至于有的会出现严重的过敏反应，要引起重视。

（四）严重蜂针过敏反应的原理

蜂针会引起严重的过敏反应，蜂毒液中引起过敏反应的有蛋白质毒素、组织胺等物质。过敏反应（Allergy）又称变态反应，超敏反应（Hypersensitivity Reaction）。人体的过敏反应一般分四型，即Ⅰ型——速发型（Immediate Type），Ⅱ型——细胞毒型（Cytotoxic Type），Ⅲ型——免疫复合物型（Immune Complex Type），以上3型均由抗体所介导；而Ⅳ型——迟发型（Delayed Type）或细胞介导型（Cell Mediated Type），由细胞因子所介导。严重蜂针过敏反应出现多为Ⅰ型超敏反应，即速发型超敏反应（Immediate Hypersensitivity），或速发型过敏反应。其在四型超敏反应中属于发生速度最快的，一般在再次接触蜂毒抗原后数分钟内出现反应。

凡从任何途径进入体内的具有活性成分的蜂毒，能引起IgE类抗体产生并导致变态反应的抗原性物质称为变应原（见图5－6）（Allergen）——蜂毒变应原（过敏原、抗原）。一般而言，反复接触同种变应原才会引起对该变应原的特应性反应，即抗原抗体反应。若机体已被蜂毒抗原致敏，当再次接触蜂毒抗原时，则因特异性IgE抗体免疫应答过强而导致组织损伤（免疫病理变化），即称为超敏反应。特异性IgE抗体水平高低的重要决定因素是接触变应原的机会。

首先蜂毒过敏原进入机体后，诱导 B 细胞产生 IgE 抗体。IgE 与靶细胞有高度的亲和力，牢固地吸附在肥大细胞、嗜碱粒细胞表面。当同种蜂毒抗原再次进入致敏的机体，与 IgE 抗体结合，就会引发细胞膜的一系列生物化学反应，除了已明确的组胺外，其他递质也起到协同作用。启动两个过程：脱颗粒与合成新的介质。①肥大细胞与嗜碱粒细胞产生脱颗粒变化，从颗粒中释放出许多活性介质，如组胺、蛋白水解酶、肝素、趋化因子等；②同时细胞膜磷脂降解，释放出花生四烯酸。它以两条途径代谢，分别合成前列腺素、血栓素 A2；和白细胞三烯（Leucotriene，LT）、血小板活化因子（PAF）。各种介质随血流散布至全身，作用于皮肤、黏膜、呼吸道等效应器官，引起小血管及毛细血管扩张，毛细血管通透性增加，平滑肌收缩，腺体分泌增加，嗜酸粒细胞增多、浸润，可引起皮肤黏膜过敏症（荨麻疹、湿疹、血管神经性水肿），呼吸道过敏反应（过敏性鼻炎、支气管哮喘、喉头水肿），消化道过敏症（胃肠炎），全身过敏症（过敏性休克）。所释放介质会导致全身小动脉和容量血管发生快速舒张反应甚至麻痹，而致血管内容量严重不足。因为其过程十分迅速而使代偿机制受到限制，所以病人可在短期内由于重度低血压导致心肌灌注压急剧下降而出现心跳障碍；如果气道损害和全身低血压同时发生，则就会使过敏反应更为凶险。

一般来说，第一次接受蜂针时，机体是不会起太大反应的，因为机体中尚没有蜂针液的抗体。而反复接触蜂针，则抗体逐渐增多，当再次接受同样的刺激时就有可能出现反应，这些过敏反应的时间为初次接触蜂针后的 10～25 天之内发生，反应的大小因人而异。有人针 10～30 针也反应不大，有人仅针一只蜂就可有强烈的反应。但有些人说他所治疗的人第一次就出现很强的反应，这是有可能因为被针者以前曾被蜂针螫过，接触过蜂毒，甚至有人不记得，或小时被蜂螫不知觉或没在意。

（五）蜂针反应的防治及注意事项

蜂针与蜂毒过敏属特异性过敏反应（又称超敏反应）（见图5－6）。虽然过敏及不良反应较多，但其是否发生，及其表现的轻重与患者的体质、体内的免疫程度、蜂针数量（蜂毒剂量）、蜂针疗法时间、蜂针治疗部位、患者治疗时状态、干扰因素及施术者的技术等因素有关，针对患者的过敏反应采取了对应的措施是必要的。蜜蜂和黄蜂的区别主要在于看是否有蜂刺留在皮肤上。

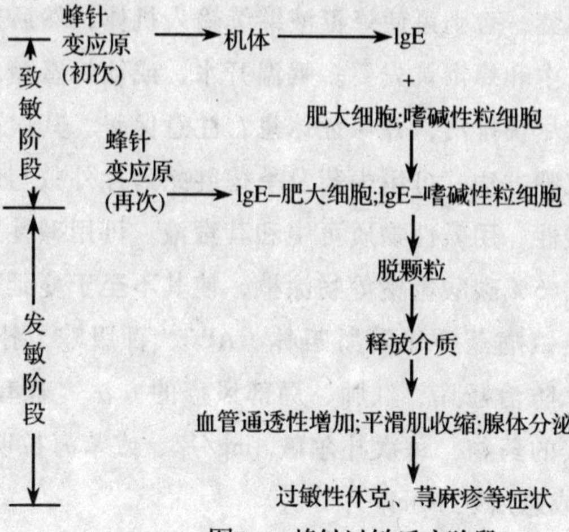

图5–6　蜂针过敏反应阶段

1. 注意操作方法，掌握反应规律

采用点刺、散刺、减毒刺等方法，严格按试针方式小量进行蜂针。蜂针治疗的初期，或间隔较长时间再来针者容易出现过敏反应，大约从初次接触蜂针到之后的3周时间内再次进行蜂疗时，容易出现过敏反应，故此应该小量慢进的方法进行蜂针治疗。

2. 注意患者体质，控制蜂针剂量

过于紧张，或饥饿，或经期量多者，或体虚、呕吐腹泻者，低血糖患者慎用。有心肺功能不全者，尤其要重视。如出现局部或全身风疹（荨麻疹），发热，或淋巴结肿大等，就说明蜂针用蜂量过多，要减量，或休息几天再针。对于隔了很久再次来进行蜂针又要从小量试针开始，但是后期加量时间可缩短。

3. 即时阻止蜂毒液继续注入，对症治疗

首先必须停止蜂毒液的继续注入，蜂针直刺时，迅速将蜂刺拔出。在拔蜂刺时，注意用尖细的镊子，从蜂刺处拔针，要避免挤压针刺的毒囊，否则可使蜂毒液继续输入机体，然后进行局部及全身防治。中和蜂毒首先要多喝温开水，或饮蜂蜜糖水，以促使蜂毒反应物尽快排出，并保证休息，注意保暖。其次可以对症治疗。减少红肿方法：可用中药及季德胜蛇药片外敷与内服；因蜜蜂毒液呈酸性，用碱性物质可中和其毒液。可用碱性肥皂、童便、3%氨水、5%碳酸氢钠等物涂擦，使其不至于蔓延。发热者适当服用解热镇痛药，如阿斯匹林、APC、百服咛、扑热息痛，抗过敏药等。防治搔痒、红肿、局部风疹的方法：若有风疹者，可服抗组织胺的药物，每次扑尔敏4mg/片、或苯海拉明25mg～50mg口服、或息斯敏10mg/片等。

4. 用中药、民间方法进行防治

可用中药涂患处以止痛止痒消肿，如用人奶、童便、3%氨水、5%碳酸氢钠等物涂擦。用中草药如七叶一支花、蒲公英、青苔、芋梗、瓦松汁、萝蘑藤、马齿苋等榨汁或浓煎水涂敷。季德胜蛇药片等涂患处、外敷与内服。内服中药可用荆芥、防风、浮萍、蝉衣、赤芍、生地、丹皮、地肤子、黄芩等药。防治搔痒、风疹的方法：一般可用蜂胶酊外搽，或涂驱风的药液，如百花油、清凉油等，或用热水淋浇可以止住搔痒。

宋·彭乘《续墨客挥犀》有芋梗医治蜂毒的记载：“处士刘易，隐居王屋山，尝于斋中见一大蜂罹于知蛛网，蛛搏之，为蜂螫坠地。俄顷，蛛鼓腹欲裂，徐徐行入草。蛛啮芋梗微破，以疮就啮处摩之，良久，腹渐消，轻捷如故。自后人有为蜂螫者挼芋梗敷之，即愈”。《大明本草》亦云：“芋梗，擦蜂毒尤良。”提示我们可用芋梗汁防治蜂毒的反应。

5. 用西药进行防治

若有风疹者，可服抗组织胺的药物，每次扑尔敏4mg/片或苯海拉明25mg～50mg口服、或息斯敏10mg/片/次或口服强的松5mg/片/次等。严重者用葡萄糖酸钙1g/10ml/支，加5%～25%的葡萄糖10ml静脉推注。或肌注地塞米松，苯海拉明20mg/1ml。或皮炎平、皮康霜等药外用。

6. 严重反应者紧急抢救

严重反应多指全身性急性荨麻疹、过敏性休克。防治方法：拔出蜂针后，必须让患者平卧，头稍低，取出假牙，保持空气流通。较轻者，可给服温糖水，或服用抗组织胺药扑尔敏4mg/片等，必要时加口服强的松5mg/片；同时指压人中、艾灸百会、足三里、关元、气海、神阙穴，并吸氧。严重者，给患者皮下或肌肉注射0.1%肾上腺素1ml，视患者严重程度，若严重者继之用1ml静注；必要时地塞米松5mg肌肉注射，或用地塞米松5～10mg配5%葡萄糖液100ml～250ml静脉滴注，或苯海拉明20mg/ml。视患者精神状态，如烦躁、抽搐、绞痛、喘息严重等症可肌注抗组胺药如非那根25～50mg；危重者，要用全身支持疗法，给予输液、利尿等治疗，促进毒素的尽快排出。尽快送医院进行治疗。急性荨麻诊严重者可用葡萄糖酸钙1g/10ml/支，加5%～25%的葡萄糖10ml静脉推注（每分钟不超过2ml）。

综上所述，必须了解蜂针过敏反应规律，重视并预防蜂针过敏不良反应，进一步发展蜂针治疗的优越性。尤其蜂针治疗初期必须密切观察，以小蜂量为主，让患者安全、有效地渡过蜂针的反应期，使其乐意接受。实际上，谨慎细致的操作蜂针治疗，该疗效相对安全，值得推广应用。

五、蜂疗临床与实验研究进展

（一）临床应用

1. 风湿病

风湿病包括结缔组织疾病，其基本病变是疏松结缔组织的黏液样水肿和类纤维蛋白变性，这类疾病中常见的是风湿性关节炎、类风湿性关节炎、强直性脊柱炎等。

自 18 世纪以来，关于蜂毒对风湿病有疗效的报道已屡见不鲜。1888 年，特尔什报告了 173 例风湿症病人经蜂螫而获得痊愈的事实。1912 年，鲁道夫 · 特尔奇用蜂毒治疗 666 例患有风湿症的病人，临床结果表明，有 554 人痊愈，99 人有显著效果。

我国医务工作者在用蜂毒治疗风湿病、类风湿性关节炎方面也获得理想疗效。许氏[2]等用蜂针疗法治疗类风湿性关节炎 59 例，根据患病部位就近取穴为主，采用散刺法或直刺法。近期疗效总有效率为 91.5%；远期疗效总有效率为 86.4%。管氏[3]等运用蜂针经穴疗法治疗痹证 150 例临床观察，采用蜂针循经散刺法、蜂针经穴直刺法和活蜂经穴螫刺法治愈 26 例，好转 115 例，未愈 9 例，总有效率 94%。蔡氏[4]用蜂针治疗类风湿性关节炎 42 例临床观察，治疗组用意大利蜜蜂螫刺穴位，对照组口服布洛芬。结果治疗 3 个月后，治疗组总有效率 90.47%，对照组总有效率为 69.56%，$P<0.05$，说明治疗组疗效优于对照组。李氏[5]用活蜂针治疗与西药消炎痛进行对照，观察了 63 例类风湿性关

节炎患者，结果蜂针治疗组有效率为93.9%，明显高于有效率70.0%的消炎痛组，蜂针组的类风湿因子（RF）转阴率为30.3%；消炎痛组的13.3%。张氏等[6]蜂毒疗法配合中药治疗类风湿性关节炎90例，采用蜂毒疗法与中药煎剂内服治疗相结合的治疗方法。结果临床治愈11例，显效37例，有效36例，总有效率为93.3%。

2. 神经炎和神经痛

蜂毒对治疗神经痛和神经炎疗效显著。1959年索科洛夫用蜂毒治疗51例脊神经炎患者，结果43名治愈，4名明显好转，4名症状改善。1960年波德罗夫用蜂毒治疗100例三叉神经痛患者，全部治愈。我国陈伟用蜂针治疗面瘫，初期患者的有效率达100%。目前在临床中蜂针已应用于坐骨神经痛、三叉神经痛、枕神经痛、背神经根炎等的治疗。

3. 心血管疾病

蜂毒具有溶血和抗凝血作用，治疗剂量极少引起溶血反应；较大剂量使血液凝固时间明显延长；蜂毒直至稀释为1/10000时，其溶血作用才消失。蜂毒的溶血成分主要为PLA和Melittin，其中以Melittin的作用最强。机理是胶体渗出性溶血，即Melittin使红细胞壁通透性增强，胞内胶体大量渗出，红细胞因内部渗透压降低而破裂。另外还具降低血栓素的功效，在改善微循环的基础上起缓解关节症状的作用。动物实验证明，小剂量蜂毒具有抗心律失常作用，能消除动物因电刺激和毒毛旋花苷中毒所致的心律失常。蜂毒中的Melittin、PIJA、MCD多肽促进细胞组胺的释放，MCD多肽释放组胺的能力为Melittin的10－100倍。通过组胺的释放改变外周阻力，故具降压作用。

4. 变态反应性疾病

支气管哮喘是一种常见的发作变应性疾病。阿列斯克于1964

年曾用蜂毒治疗此类病症患者140例，其中50例用蜂螫治疗，90例用蜂毒注射。结果多数患者疗效良好，哮喘发生停止，呼吸困难减轻，全部患者自觉蜂毒有祛痰作用，蜂毒远期有效率达80%。长期的临床实践证明[7]，蜂毒治疗支气管哮喘等变应性疾病用量宜轻，单纯性哮喘和小儿哮喘经蜂毒治疗的效果优于有并发症成人。

（二）蜂毒注射液

1. 蜂毒注射液直流电导入法对比研究

徐氏等[8]开展蜂毒注射液直流电导入与一般草乌酊导入治疗痹证的对比观察，共治疗81例，结果显示：蜂毒注射液导入与草乌酊导入组相比，治愈率分别为19.57%、11.43%；好转率分别为80.43%、77.78%，存在非常显著和显著性差异（$P<0.01$、$P<0.05$）。蜂毒注射液导入组对血沉、抗“O”、类风湿因子、血尿酸等生化指标的改善均明显优于草乌酊导入组，说明蜂毒注射液直流电导入治疗痹证优于传统导入法。

2. 蜂毒注射液注射的疗效观察

鲍氏[9]运用穴位注射蜂毒治疗风湿性类风湿性关节炎172例疗效观察，注射蜂毒0.5mg溶入2ml氯化钠注射液，再溶入盐酸利多卡因2ml，隔2天注射1次。结果：其中类风湿性关节炎患者60例，近期控制8例，显效30例，进步10例，无效12例，总有效率为80%。

徐氏[10]用蜂治疗类风湿性关节炎32例。用蜂螫法与蜂毒液注射法进行肌注治疗，结果总有效率100%。

张氏[11]蜂毒穴位注射治疗类风湿性关节炎42例。治疗组首先用蜂毒注射液0.25mg（ml）肌肉注射做过敏反应试验，连续3天。如无过敏反应则开始穴位注射。剂量从2mg（ml）开始注射，每穴0.25～0.5mg。根据病情和病人体质逐渐增加剂量，可增至4mg/次。15天为1疗程，每日1次，每次4～5穴，疗程间隔4天。结果近期控制11例，显效16例，进步12例，无效3例，总有效率92.9%。

（三）实验研究

据《吉林中草药》记载，蜂毒的作用有：

1. 促肾上腺皮质激素样作用：大白鼠经蜂（意大利种）螫后，肾上腺维生素C与胆甾醇含量均降低，两者的降低有平行的趋势，而以维生素C降低较明显，此作用与注射促皮质激素相似，1只蜜蜂的蜂毒螫入大白鼠，其效果约等于4个单位的促皮质激素的作用。临床上蜂毒可治疗风湿性关节炎、荨麻疹、支气管哮喘等。对大鼠甲醛性关节炎有治疗作用，可能是由于蜂毒的有效成分通过垂体－肾上腺系统而发挥治疗作用。

2. 对中枢神经系统的作用：给予小白鼠蜂毒2.5毫克/公斤，可延长环己巴比妥、水合氯醛、乌拉坦的催眠作用；同剂量可以防止土的宁、烟碱所引起的惊厥，但不能对抗五甲烯四氮唑所引起的惊厥。

3. 对循环系统的影响：蜂毒0.1～0.2毫克/公斤对猫、狗静脉注射，可引起血压下降及心跳加快，此毒素对末梢的M－胆碱能受体及中枢的N－胆碱能受体表现解胆碱作用；并能防止乙酰胆碱、氨甲酰胆碱刺激迷走神经引起的降压，但对金雀花碱、肾上腺素刺激交感神经所产生的血压变化则无影响。除去蜂毒中的刺激部分（所得者称Forgenin及Apieur），在体兔耳灌流时使血管稍扩张，流出的液体可抑制离体蛙心，但静脉注射对于在位兔心并无影响，对阿托品处理后的家兔有升压作用，并使家兔血球溶解。

4. 对消化系统的作用：蜂毒制剂“Melissin”不增加消化液的量，但可减少食物引起的胃液分泌，活动减弱，此作用主要为神经机制，可用于胃分泌功能亢进的患者。蜂毒可使离体大白鼠肠管张力增加，罂粟碱、解痉素可拮抗之，但阿托品则否。

5. 其他作用：蜂毒有镇痛作用，可用于各种神经痛。并能抗菌，用1∶50000的蜂毒水溶液可抑制细菌生长。由于其提高机体防御机能，可促进患病机体恢复。曾用于治疗亚急性红斑狼疮。Forgenin与Apicur对蛙运动神经末梢及家兔角膜有麻痹作用。

杨氏等[12]进行了蜂针对佐剂性关节炎模型大鼠关节的形态学研究。注射弗氏完全佐剂建立佐剂性关节炎模型，观察蜂针对AA大鼠病变关节的外观变化和对滑膜超微结构的影响。结果：蜂针组能抑制AA大鼠的原发（右足）和继发（左足）病变的足肿胀度（与正常组比 $P>0.05$，与激素组比 $P<0.01$）；蜂针组大鼠结节发生率明显少于模型组（$P<0.01$）；蜂针组的滑膜细胞炎症水肿和纤维组织增生不明显，各细胞器功能接近正常。结论：蜂针治疗AA大鼠可能通过减低滑膜细胞的病理损伤达到抗炎消肿的治疗作用，并优于激素治疗。

李氏等[15]在蜂针对佐剂性关节炎动物模型的实验研究中用Wistar大鼠38只，随机分为4组，即正常对照组、造模组、模型加蜂针组、模型加药物组。蜂针组采取中华蜜蜂活蜂直刺法。第1天于左“肾俞”穴用1只，以后每日两只，针后不拔刺。刺穴为足三里、血海、肾俞、肝俞、脾俞、合谷等，交替进行。药物组用双氯灭痛注射液于左右臀部肌肉交替注射，每次0.2ml/只，每日1次。结果显示：蜂针组在实验中期体重增长缓慢，有一时性的体温升高，其原因可能是蜂针的过敏反应所致。蜂针在后期对佐剂引起的肿胀，起了抑制作用。足踝关节周径、足厚的消肿程度明显优于造模组与药物组（$P<0.05$），说明蜂针有一定的消肿、抗炎作用。

（四）国外蜂毒的抗炎抗痛作用研究

蜂毒在中医学一直被用于减轻疼痛和炎症，特别是用于如RA（类风湿性关节炎）一类的慢性炎症性疾病。以“venom, bee therapy”（蜂毒，蜂毒疗法）等为关键词相互组合，查看了相关的外文资料，其中有许多这方面的实验报导，现概括如下。

1. 蜂毒对关节炎的抑制作用

Lee JY[14]等人进行了蜂毒对大鼠佐剂性关节炎模型的抑制作用的研究。大鼠被分为三组，即前蜂疗组，后蜂疗组和实验对照组。前蜂疗组为CFA（佐剂药）注射前一天进行蜂毒皮下注射；实验对照组在CFA（佐剂药）注射前一天，每只大鼠皮下注射0.1ml生理盐水。后蜂疗组是在CFA注射后14天，当大鼠开始出现关节炎时，进行蜂毒皮下注射。蜂疗为隔日一次。实验中，对血液学和放射学特征进行了观察。在前蜂疗组，炎症水肿和多发性关节炎的发展受到了控制。观察发现疼痛抓痕，后爪水肿的体积及放射学的特征与对照组大鼠比较，存在较大差别。对照组的白细胞增多程度与前蜂疗组比较，存在明显差别（$P<0.01$）。炎症水肿、多发性关节炎等在前蜂疗组接受CFA注射后的两星期内得到了有效的抑制。结果显示，蜂毒可抑制大鼠的关节炎和骨头坏死。这或许将成为一种对人类关节炎有效又可行的疗法。

Lee JD[15]等人再次通过实验评价蜂毒对大鼠Ⅱ型胶原诱导的关节炎的抗炎和抗细胞因子作用。雄鼠通过注射100μg的Ⅱ型胶原乳液和完全弗氏佐剂引发免疫反应，并在两周后注射加强剂量。在蜂毒实验组，于足三里穴注射0.1毫升蜂毒，一个星期两次，一共注射5次。而对照组则以同样的频率注射生理盐水。这些注射都是在第一次进行胶原注射后五个星期才开始。第一次胶原注射后的第三个星期开始，检查鼠爪的肿胀度和关节炎的严重程度。八周后处死动物，用光学显微镜检查其滑液组织，又通过

ELISA 法测量其血清中的细胞因子（IL－1β，TNF－α）。蜂毒实验组中，关节炎的发生率、关节炎的平均指数和发生关节炎的肢爪数明显低于对照组（分别是 63% 比 75%，3.4% 比 8.5%，23% 比 5%）。在血清抗炎因子中，蜂毒组与对照组相比，TNF－α 的产生受到抑制（59 ±4.5 比 99.5 ±6.5，$p<0.05$），而 IL－1β 并没有受到抑制。对大鼠 CIA 模型的关节组织病理学检测显示：在蜂毒治疗后，发炎证候减轻了，淋巴细胞外渗也减少了。结果显示，用蜂毒进行治疗可抑制关节炎的发展。

由于皮下电刺激或化学刺激可产生依赖于肾上腺髓质交感活性的抗炎作用。Kwon YB 等人曾证明了外周注射蜂毒也可产生由神经支配的强烈抗炎作用。他们用大鼠的炎性肺泡模型做实验，观察这种抗炎作用是否也与肾上腺有关。皮下注射蜂毒对由酵母聚糖注射肺泡引起的白细胞移动和肿瘤坏死因子（TNF）－a 的聚集有强烈的抑制作用。肾上腺的这种抑制作用在切除了肾上腺的大鼠中得到证实。肾上腺切除术明显地改变了由蜂毒引起的白细胞移动和肿瘤坏死因子增多所产生的抑制作用。在伴有酵母聚糖引起肺泡炎症的大鼠中，血清的皮质醇聚集增多，而这种增多又可因注射蜂毒而被减少。这就提示肾上腺皮质激素的释放与蜂毒引起的抗炎作用无关。为检测这一假设，他们使用了皮质醇受体竞争物 RU486，发现它并不影响蜂毒对白细胞移动的抑制作用。相反，提前用 β－肾上腺素的竞争物心得安却可改变蜂毒的这种作用。这些结果显示注射蜂毒产生的抗炎作用部分是由肾上腺髓质释放的儿茶酚胺引起的。

2. 蜂毒的抗疼痛作用

为探讨蜂毒的镇痛原理，Roh DH[16] 等人通过实验研究了在侵蚀性神经痛的动物模型上进行蜂刺可能的抗痛觉过敏作用。DBV－稀释的蜂毒（0.25g/kg，皮下）在坐骨神经受到慢性紧缩性损伤（CCI）后两周，于足三里穴注射。DBV 注射后 5 到 45 分钟，观测到由 CCI 引起的发热性痛觉过敏明显减轻，但蜂刺对 CCI 引起机械性异常疼痛没有减轻作用。随后他们探讨了蜂刺的抗痛觉过敏作用是否与脊髓天然肽受体或 a－2－肾上腺素能受体的激活有关。每只鼠提前注射纳洛酮 10mg，进行鞘膜内处理并不能影响蜂刺的抗痛觉过敏作用，然而提前用 idazoxa（a－2－肾上腺素的受体的竞争物）每只鼠注射 40mg/鼠处理就可完全阻止蜂刺的作用。结果提示 DBV 诱导性蜂刺可明显减轻由 CCI 引起的热性痛觉过敏，同时也提示这种抗痛觉过敏作用依赖于脊髓中的 a－2－肾上腺素受体而非天然肽受体的激活。蜂刺对灼热性痛觉的缓解作用与脊髓 a－2－肾上腺素的受体相关。故提示蜂毒刺激可作为一种治疗周围性神经痛的方法，特别是对于那些使用天然肽止痛剂而收效极低的病人可行而有效的疗法。

蜂毒对内脏痛及慢性关节疼痛的作用。Kim HW[17] 等人通过动物实验证实对患有内脏疼痛和慢性关节炎的大鼠进行穴注蜂毒可产生明显的抗痛和抗炎作用。他们在实验中用蜂毒进行预先处理，评估对由福尔马林引起的疼痛表现的可能性抗痛作用以及它与大鼠脊髓 Fos 表达的联系。直接注射蜂毒于成熟大鼠的足三里穴或背部的任意部位。提前把蜂毒注射于足三里可明显减少大鼠在福尔马林试验晚期的舔爪时间。相反，把蜂毒注射到背部任意部位却丝毫没有这种效果。另外，在足三里注射蜂毒显著地抑制了由福尔马林引起的脊髓 Fos 表达。这些发现提示：提前把蜂毒注射于足三里具有对抗福尔马林引起的疼痛的作用。

观察蜂毒注射可产生持续的疼痛刺激和引起脊髓神经的激活。Kwon YB 等人进行实验对比，把蜂毒注射到特定的穴位（足三里）和随意的部位对慢性关节炎产生的止痛作用。结果：皮下注射蜂毒（1mg/kg/天）可明显减轻水肿。另外，蜂毒治疗有效地减轻了关节炎引起的疼痛反应（疼痛抓痕），并明显地抑制了佐剂注射后3周的腰神经 Fos 的表达。研究显示，注射蜂毒进行穴位刺激与非穴位刺激相比，特定穴可对动物的关节炎产生更为有效的止痛和抗炎作用。

Roh DH 在扭体试验和福尔马林实验中，进一步研究将蜂毒注射到穴位产生的止痛作用。不同剂量的蜂毒在福尔马林或乙酸注射前30分钟被注射到穴位或任意部位。通过扭体实验，他们发现高剂量的蜂毒（以1：100溶解到20毫升盐水）可产生有效的止痛作用，而与蜂毒注射的部位无关。相反，把低剂量的蜂毒（1：1000溶解到20毫升盐水）注射到穴位和任意部位后进行扭体和福尔马林实验，所观察到的止痛作用存在轻微的不同。在扭体实验中，将蜂毒注射到穴位（中脘）与任意部位相比，前者产生的止痛作用稍强。同样在福尔马林实验，穴位（足三里）注射蜂毒产生的止痛作用也更有效。将蜂毒注射到背部任意部位则在两个实验都不产生止痛作用。结果提示：穴位选择注射蜂毒可能与减轻疼痛的效果相关。

参考文献

[1] 国家中医药管理局《中华本草》编委会．中华本草．上海：上海科学技术出版社，1999（9）：218.

[2] 许洪平，陈允旺，丁祥生等．蜂针疗法治疗类风湿性关节炎59例．江苏中医，1996，17（7）：32－33.

[3] 管遵惠，徐杰，谭保华等．蜂针经穴疗法治疗痹证150例临床观察．针灸临床杂志，1999，15（10）：10－12.

[4] 蔡京．蜂针治疗类风湿性关节炎42例临床观察．安徽中医临床杂志，1997，9（1）：16－17.

[5] 李万瑶等．蜂针的类风湿性关节炎的临床治疗研究．世界针

灸杂志，2001，4（1）：57.
[6] 张秀兰，苏和祖，聂承和．蜂毒疗法配合中药治疗类风湿性关节炎90例．山东中医杂志，1997，16（5）：205－206.
[7] 王琳，王瑶．蜂毒研究新进展．实用全科医学，2007，5（8）：734－735.
[8] 徐淑文．蜂毒治疗类风湿性关节炎32例．四川中医，1999，17（11）：21－22.
[9] 鲍庆祥．穴位注射蜂毒治疗风湿性类风湿性关节炎172例疗效观察．针灸临床杂志，1999，15（6）：38－39.
[10] 徐杰，潘芝桂，陈莉莉等．蜂毒注射液直流电经穴导入治疗痹证的临床研究．蜜蜂杂志，1999（2）：3－5.
[11] 张少云．蜂毒穴位注射治疗类风湿性关节炎42例．云南中医中药杂志，1998，19（5）：31－32.
[12] 杨顺益，刘金芝，冯淑兰等．蜂针对佐剂性关节炎模型大鼠关节的形态学研究．广州中医药大学学报，2001，18（3）：218－221.
[13] 李万瑶，林锦泉，赖秀丽等．蜂针对佐剂性关节炎动物模型的实验研究．中国中医基础医学杂志，2001，7（8）：59－61.
[14] Lee JY, Kang SS, Kim H, et al. Inhibitory Effect of Whole Bee Venom in Adjuvant Induced Arthritis. In Vivo, 2005, 19 (4): 801.
[15] Lee J D, Su－Y, Taeool Lee, et al. Anti－Inflammatory Effect of Bee Venom on Type II Collagen－Induced Arthritis. American Journal of Chinese Medicine. 2004, 32 (3): 361.
[16] Roh DH, K won, YB, Kim W, et al. Acupoint Stimulation with Diluted Bee Venom (apipuncture) Alleviates Thermal Hyperalgesia in a Rodent Neuropathic Pain Model: Involvement of Spi-

nal Alpha 2 – Adrenoceptors. The Journal of Pain. 2004, 5 (6), 297 – 303.

[17] Kim HW, Kwon, YB, Ham W, et al. Acupoint Stimulation Using Bee Venom Attenuates Formalin – Induced Pain Behavior and Spinal Cord Focs Expression in Rats. The Journal of Veterinary Medical Science. 2003, 65 (3): 349 – 355.

第六章　蜂胶与人类健康

蜂胶（Propolis）是工蜂采集树木的树皮伤口及嫩芽部位的树脂状物质并混入上颚腺分泌物和蜂蜡等形成的具有黏性的胶状物质。蜂胶（Propolis）一词来源于希腊语，系由 pro（在前）和 polis（城堡）这两个词组合而成，因为在蜂群中蜜蜂用蜂胶缩小通往它们“蜡城”的巢门，以阻止入侵者而得名。而另有一说，在拉丁语系中 pro 有支柱的含义，故 Propolis 是指作为蜂巢支柱之补强物质。蜂胶的英文原意是“保卫城市”的意思。对蜜蜂而言，就是能够保护蜂巢内的幼虫；对人类而言，则能抗细菌、病毒、霉菌等病源，对人体有保护作用，可以增强抵抗力。

当人们发现蜂胶的功效后，它就被人们赞誉为“紫色的黄金”、“二十世纪人类发现的最伟大的天然物质”，“最完美的天然广谱抗生物质”、“天然免疫增强剂”、“现代保健第一品”、“蜜蜂王国的珍品，人类健康的卫士”等，受到全世界的瞩目。所谓“蜂胶”，专家解释说，大自然的花草、树木为了防病，会本能地分泌出珍贵的抗病免疫物质。蜜蜂能够分辨出好坏，细心将这些抗病免疫物质采集回来，精心酿成蜂胶，作为保护蜂群之用。蜂胶对人类多种疾病有很好的预防和治疗作用，尤其是对一些疑难杂症，确实有奇特效果。使用蜂胶常能达到“有病治病，无病强身”的目的。

虽然蜂胶也是蜜蜂产品之一，但是蜂胶及其制品是与其它蜂制品完全不同的物质。首先，成分差异，蜂胶的主要成分是黄酮类、萜烯化合物等，这些也是很多中草药的成分；而其它蜂产品的主要成分是营养物质，如鲜王浆除含有水分外，其余为蛋白质、糖、脂肪等营养成分，而蜂花粉和蜂蜜含有丰富的蛋白质、糖、氨基酸等。其次，作用差异，蜂胶主要具有对疾病的预防和改善作用，其它蜂制品主要是对人体进行营养的补充的作用。

东方蜜蜂不具备采集利用蜂胶的生物习性，西方蜜蜂采集利用蜂胶的能力因品种不同而差异较大。灰色高加索蜂采胶能力强，意大利蜂和欧洲黑蜂次之，东北黑蜂和卡尼鄂拉蜂采胶较少；黄色蜂种一般采胶量大，黑色蜂种采胶量小。养蜂者的实践证明，采胶能力强的西方蜜蜂，每群蜂一年能生产蜂胶500克左右，平均约为100克。

蜂胶为药食同源的物品。国家卫生部将其列入“可用于保健食品的物品”，农业部将其列入“无公害食品”(NY5136－2002)。我国有关食品及卫生的法定主管部门将蜂胶列为“可用于保健食品的物品”——卫生部“卫法监发（2002）51号文：正式将蜂胶列入可用于保健食品的物品名单。2005年蜂胶被首次列入《中华人民共和国药典》第一部，使其成为一味法定中药。北京市卫生监督（京卫监字〈2005〉25号）文件，进一步明确“蜂胶类产品按照保健食品管理”，并进一步明确蜂胶不是普通食品，此外，还强调食品的界定应依据《食品成分表》（2003版）收录的食品原料或卫法监发〈2002〉51号文附件1：既是食品又是药品的物品名单[1]。

一、蜂胶的古代应用

蜜蜂是一种群居动物，数万个成员拥挤在狭小的蜂巢里，这样的环境很容易把自然界中有害微生物带入“居室”。然而，在蜂巢中很难发现细菌和病毒，就连闯入蜂巢后被蜜蜂蜇死的老鼠、蜥蜴之类的尸体，居然也不腐不臭。蜜蜂到底是靠什么来维持蜂巢内的无菌环境呢？古人通过长期观察蜂群时发现了蜂胶，并认为蜜蜂像采集花蜜和花粉一样，从植物采集得黏性物质（蜂胶）运回蜂巢，亦即说明蜂胶来源于外界植物。因此，人们把注意力放到了蜂胶身上。蜂胶是蜜蜂从植物的树芽、树皮等部位采集的树脂，再混以蜜蜂舌腺、蜡腺等腺体的分泌物，经蜜蜂加工转化而成的一种胶状物质。蜜蜂将这些物质涂布在整个蜂巢的表面，用来粘合蜂巢，堵塞缝隙，也起到了防腐、抗氧化作用，使众多病菌无法在蜂巢内滋生。在漫长的自然演变中，聪明的蜜蜂成功地应用蜂胶，保护子子孙孙繁衍不息。人类也从中意识到蜂胶具有杀菌、防腐、消毒等功效。

人类在古代早已认识蜂胶的好处。早在三千多年前，古埃及人已经用蜂胶制作木乃伊，使之千年不朽，并记载在与木乃伊同期保存下来的有关医学、化学和艺术的草纸书中。古希腊的历史学家哈罗德特斯（公元前524～前485年）在他的著作《历史》中有过蜂胶的记录。二千多年前，古希腊科学家亚里士多德在观察蜂群时也发现了蜂胶，他在《动物志》就记载了蜂胶的来源，将蜂胶称为“木泪”，并指出：这种具有刺激性气味的“黑蜡”可用于治疗皮肤疾病、刀伤和化脓症。古罗马百科全书《自然史》的作者普林尼（Plinius，公元23～79年）就有关于蜂胶由来的记载。一千多年前，阿拉伯《医典》中将蜂蜡区分为纯蜡和黑蜡，黑蜡即为蜂胶。还描述了蜂胶的特性，并指出蜂胶具有治疗溃疡和净化血液的用途。

有不少的古典医著中也介绍了蜂胶的药用价值。十九世纪以前，有些国家已经将蜂胶用于医学治疗方面，其主要用于治疗外伤和肿瘤。十八世纪末英国与南非战争时期军医曾用蜂胶治疗外伤，认为效果很好。公元15世纪，秘鲁人用蜂胶治疗热带传染病。

我国历代无蜂胶的相关记载，是因为中华蜜蜂不采蜂胶之故。在西方蜂引入国内后，国内才有对蜂胶的认识与生产，蜂胶也一度曾被称为“黑蜡”。蜂胶来源与乳香、没药、血竭等中药材相同，皆为不同的树脂，属名贵药材。蜂胶在我国虽开发较晚，但是发展速度迅速，现已列入药材，并载入典籍之中。同时随着科学的发展，人类对蜂胶研究的深入，蜂胶的作用越来越被广泛利用。

二、蜂胶形成过程

蜂胶的原料：能分泌树胶被蜜蜂采集的植物叫胶源植物。蜂场周围的胶源植物所分泌的树脂类物质是蜂胶的主要来源，尤其是阔叶乔木和针叶树，如桦、杨、柳、桉、栗、松、柏树等，所以林区最适宜生产蜂胶。采集树脂，是蜜蜂艰苦、繁重、技巧性很强的劳动，一般由壮年蜜蜂担任，称为“采胶蜂”。它们的任务是采集、加工、转化、利用蜂胶。

蜜蜂采胶的艰辛过程：从采集到卸完1只蜂采回的蜂胶，需要1至数小时，所以1只蜂每天采胶的次数有限。通常情况下，一个拥有几万只蜜蜂的蜂群，一群蜂中只有少数工蜂从事采胶工作，而且不是专一不变的，每天只能采集0.2克左右的树脂类物质，经过蜜蜂反复的加工过程，才转化为蜂胶。足见蜂胶之来之不易，也充分体现了其价值珍贵之所在。

蜜蜂采胶后的放置：晴暖天明，胶源植物表面的树脂呈小滴状，采胶工蜂用两前足、上颚采集，然后用中足把这种黏性物质送入后足的花粉筐，并逐渐堆成团块状。最后，当它满载蜂胶归巢后，等候的内勤蜂把蜂胶从花粉筐中取出使用。内勤蜂采用与采胶蜂相同的方法，用上颚将蜂胶撕咬下来，并用上颚腺分泌物调制蜂胶，用蜂胶加固巢脾，填补缝隙，或送至其他需要的地方。

气温对蜜蜂采胶活动有重要影响，蜜蜂采胶多在夏秋季。夏季白杨腋芽透过覆盖的鳞片分泌出黄褐色树脂滴状物。蜜蜂在寒冷气候来临之前的秋季采胶更“勤奋”。在自然界胶源缺乏时，蜜蜂还会从旧蜂箱中采集已经软化的蜂胶。

三、蜂胶的成分与性质

蜂胶是一种具有芳香气味的胶状固体物质，广泛地应用于医药、化工、食品等领域。

（一）蜂胶的理化性质

蜂胶在常温下是胶状的固体，蜂胶呈黄褐色、棕褐色，有些带青绿色彩，少数色深近似黑色，常温下呈不透明。表面光滑或粗糙，折断呈砂粒状，切面与大理石外形相似。更有一种特殊的芳香气味，燃烧时发出类似乳香的香味。蜂胶味微苦，略带辛辣味。有黏性和可塑性，嚼之黏牙，用手搓捏能软化，温度低于15℃时变硬、变脆，易破碎；36℃时软化；65℃时熔化成黏稠流体，并可分离出蜂蜡。

蜂胶的比重随来源不同而有差别，一般在1.112～1.136之间，通常以1.127左右为好。蜂胶不溶于水，微溶于松节油，部分溶于乙醇，溶于95%乙醇呈透明的栗色，并有颗粒状沉淀。极易溶于乙醚、丙酮和氯仿，也易溶于氢氧化钠溶液（2% NaOH）。

（二）蜂胶的成分

蜂胶的化学成分很复杂，不同地区蜂胶成分相差很大，其主要包括黄酮类、芳香酸及其酯、萜类、甾体类、氨基酸、糖类、烃类以及醛酮类等。从蜂箱里收集的蜂胶，含有约55%树脂和树香、30%左右蜂蜡、10%芳香挥发油和5%花粉及夹杂物。新鲜蜂胶的主要成分是：树脂的香膏占55%，蜂蜡占30%，芳香挥发油占10%，花粉占5%。

国内外专家对蜂胶化学成分进行了相关研究。1995年巴西生化学家Marcucci就报道，蜂胶萃取物含有200多种物质，包括黄酮类34种、醇类8种、醛类6种、酮类6种、脂肪酸与酯类21种、氨基酸27种、芳香酸17种、芳香酯类37种、花青素类10种、松烯类15种、固醇类4种、多醣聚合体4种、维生素5种和20多种矿物质。目前认为蜂胶主要含以下化合物：

1. 黄酮类化合物：以黄酮类的含量最高，也是蜂胶的精华所在，约占萃取物的40%～50%，已从蜂胶中分离出30多种黄酮类化合物，包括黄酮类、黄酮醇类和双氢黄酮类等。属于黄酮类的有白杨素、杨芽素、刺槐素、芹菜素、柳穿鱼素等；属于黄酮醇类的有高良姜素、鼠李素、异鼠李素、鼠李柠檬素、山奈素、岳桦素、槲皮素及其衍生物等；属于双氢黄酮类的有乔松素、松球素、樱花素、异樱花素、柚皮素等。

2. 酸类化合物：蜂胶中所含酸类化合物有苯甲醇、对羟基苯甲酸、阿魏酸、异阿魏酸、对香豆酸、茴香酸、桂皮酸、3，4－二甲基桂皮酸等十多种芳香酸。

3. 醇类化合物：有3.5－二甲氧基苯甲醇、桂皮醇、松柏醇、桉叶醇、a－桦烯醇、乙酰基－2－桦木烯醇、a－萜品醇、萜品－4－醇、愈疮木醇、a－布藜醇等。

4. 烯、萜类化合物：有a－蒎烯、b－蒎烯、A－t古巴烯、异长中烯、石竹烯、草烯、a－雪松烯、b－愈疮木烯、a－依兰油烯、鲨烯等烯类化合物。此外，还含有十多种萜类化合物。据陈友地等（1983）报道，用气相色谱法分析河南林县、河北满城、河南林汝县等地的蜂胶样品，证明蜂胶挥发的成分大部分为萜烯类，且其成分随植物的来源而有变化。

5. 酚、醛、酮、脂、醚化合物：有丁香酚、香荚兰醛、异香兰醛、苯甲醛、－环柠檬醛、4，5－二甲基、4，5二甲基4苯2环已烯酮，以及对香豆酸脂、咖啡酸脂、环已醇苯甲酸脂、环已二醇苯甲酸酯、松柏醇苯甲脂、对香豆醇苯甲酸脂、苯甲醇酸阿魏酸脂、苯乙烯醚、对甲氧基苯乙烯醚等。

6. 微量元素：蜂胶中就有30种微量元素。其中有属于宏量元素的氧、氢、碳、钙、磷和生命必需的元素锰、钴、铜、钼、锌、氟等。此外还有钾、镍、钡、锆、锑等微量元素。

7. 其他物质：蜂胶中含有丰富的维生素B1、维生素A和多种氨基酸、多糖、酶类（淀粉酶、组织蛋白酶、脂肪酶、胰蛋白酶等）以及脂肪酸、甾类化合物等。

蜂胶成分与蜜源植物、地域相关。由于蜜蜂采集蜂胶的季节、地区、蜜源植物不同，蜂胶所含的成分大不一致。某些成分还来自蜜蜂本身。例如：北温带的蜂胶主要来源于杨树、桦树和针叶树等植物的树脂，主要成分是类黄酮、酚酸及其酯，而巴西、古巴的蜂胶是蜜蜂采自当地热带、亚热带的植物树脂，其成分与北温带的蜂胶有很大不同。

由于地区不同，蜂胶的成分也有差别。尚氏等（1983）用薄层析分离从蜂胶中得到七种化合物，经分析（红外、紫外、质谱、核磁共振）其中有5，7－L羟基黄酮（白杨素）、3－羟基－4－二甲氧基桂皮酸，二十六酸和硫的多倍体（S8）。另两种分别为浅黄色针状结晶和旋转薄层色谱分析方法，从北京蜂胶中分离出七个化合物，分别为5，7－二羟基黄酮、3，5，7－三羟基黄酮（高良姜素）、5，7－二羟基黄酮、3，5，7－2’－甲氧基黄酮、二十三（烷）酸甲酯、邻苯二甲酸双（2－乙基）酯、邻苯二甲酸双异丁酯和癸二酸（2，－乙基已基）酯。

蜂胶独特香味来源：蜂胶的独特香味主要来源于萜烯类物质。萜类是异戊二烯的衍生物，有线状的，也有环状的，都含有两个以上的异戊二烯残基，它们都具有特殊的香味。例如龙涎香，现代分析化学证实，龙涎香是由衍生的聚萜烯类物质构成的一种物质，其中的多种成分具有芳香气味。蜂胶的香味会因树种不同而有所差异。

（三）蜂胶的质量鉴别

蜂胶是一种天然保健品，并常作为医药的原料用品，故此质量优劣对于人类的健康起重要的作用。蜂胶质量优劣、真伪的鉴别，主要依靠国家颁布的行业标准，进行实验室检测化验。日常生活中选购蜂胶原料产品，有的仍凭着掌握一定基础知识，经感官或简易鉴别来判断质量。

1. 感官鉴别方法

眼观：将蜂胶拿到阳光充足的地方，观察其状态结构、色泽和杂质。蜂胶在常温下呈不透明的固体团块状或碎渣状。优等蜂胶表面光滑，折断面结构紧密，呈黑大理石花纹状，棕黄或棕红色等，有光泽，无明显杂质；较优品质的蜂胶表面光滑或粗糙，折断面结构紧密不一，呈砂粒状，棕褐色带青绿色，光泽较差，无明显杂质；质量不好的蜂胶表面及折断面结构粗糙，有明显蜂体肢节、木屑麻丝和其他夹杂物等杂质，颜色灰褐，无光泽。蜂胶少数色深与黑色相近，若选购时色泽特殊者应谨慎，最好作化学分析鉴定。

嗅闻：打开蜂胶块，立即嗅其气味，纯蜂胶有令人喜爱的芳香气味。取少许样品置于玻璃板上点燃，蜂胶燃烧时能够散发树脂乳香气味。

口尝：蜂胶口尝味苦，略带辛辣味。若有松香味或恶臭味等应作化学分析鉴定。

手捻：蜂胶有黏性，20～40℃时胶块变软，20℃以下胶块变硬、脆。优等品蜂胶用手捻搓质地较软，质量差的蜂胶捻搓较硬。

2. 简易检验方法

蜂蜡和杂质是蜂胶中多余成分，它们的含量多少直接关系到蜂胶的质量。将蜂胶粉碎后溶于95%的酒精中，应呈透明的栗色溶液，纯蜂胶眼观只能发现颗粒状沉淀，不会有其他杂质。蜂胶中蜂蜡和杂质含量较高时，在冷酒精溶液中会出现不溶团块物。蜂蜡和杂质含量偏高的蜂胶，不能算作优等品。

我国目前以蜂胶乙醇浸出物百分含量来对蜂胶进行分级（见表6－1）。蜂胶乙醇浸出物含量＞75%为特级；70%～74.9%为一级；60%～69.9%为二级；50%～59.9%为三级；＜50%为等外品。

表6－1　蜂胶分等质量表

项目 \ 分等		优等品	一等品	合格品
感官和组织状态	状态	呈不透明固体团块状或碎渣状		
	颜色	棕黄、棕红、有光泽	棕褐带青绿色，光泽较差	灰褐色，无光泽
	气味	有芳香气味，燃烧时有树脂乳香气，口尝味苦、略带辛辣味		
	结构	断面结构紧密，呈黑大理石花纹状	断面结构密实不一，呈砂粒状	断面结构粗糙，有明显的杂质
	硬度	20～40℃时，胶块变软，有黏性，20℃以下胶块变硬、脆		
	乙醇提取物含量，%≥	75	65	55

续表

项目 \ 分等		优等品	一等品	合格品
理化指标	杂质和蜂蜡含量，% ≤	22	35	45
	碘值，% ≥	35		
	氧化时间，S≤	22		
	酚类化合物含量，% ≥	12		
	黄酮类化合物定性反应	阳性反应		

注：不允许对天然蜂胶进行加热和人为添加物质。

3. 理化指标测定法

蜂胶的质量判别常用多种方法进行判断。除感官和组织状态的鉴别外，其它常用的理化指标测定方法如下：

（1）乙醇提取物含量的测定：由于蜂胶溶于乙醇，故用称量乙醇不溶物的质量以减量法获得乙醇提取物质量，计算其占样品质量的百分比。

（2）碘值的测定：用溴化碘与蜂胶中含不饱和烃化合物起加成反应，然后用硫代硫酸钠标准溶液滴定过剩的溴化碘和碘分子，计算出加成反应所消耗的溴化碘相当于硫代硫酸钠标准溶液的体积。计算出碘值（碘值是指 100 克蜂胶样品中所吸收的卤素，以相当于碘的克数来表示）。

（3）氧化时间的测定：蜂胶中还原性物质的含量。通常用高锰酸钾紫红色溶液消退的时间来表示其氧化时间。

（4）酚类化合物含量的测定：用氧化铝吸收蜂胶的三氯甲烷－丙酮提取液，并与空白试验相对照，称量。其质量差为蜂胶中含酚类化合物的含量。

（5）黄酮类化合物定性反应：蜂胶中含黄酮类化合物，黄酮类化合物的羰基官能团经加氢反应，结构发生变化引起其溶液颜色亦变化。

关于蜂胶的鉴别尚应注意蜂胶的来源，道地性，蜂胶的树种采集，蜂胶制品的浓度等都是影响蜂胶质量的因素。

（四）蜂胶的提取

蜂胶是一种具有类广谱抗菌的作用物质，是促进机体免疫、组织再生等多种生物学活性的纯天然产品。蜂农在暖和季节每隔十天左右开箱检查蜂群时刮取，刮取后紧捏成球形，包上一层蜡纸，放入塑料纸袋内，置凉爽处收藏。

由于受收取条件和环境的影响，粗胶含有蜂蜡等较多杂质，是不能直接食用的，所以必须进行提纯，目前蜂胶主要通过乙醇、乙醚、丙酮、水等溶剂进行提取。

1. 醇提法

用乙醇作溶剂提纯蜂胶，是目前最常用的提纯方法，用该法提取的蜂胶各项指标均能达到标准的要求，能较全面地保存其有效成分，提取液抗菌效果也好，食品安全性指标也符合要求。

2. 超临界萃取技术

“超临界萃取技术”是当前化学提取技术中比较先进的技术。现也有人提出将该法应用于蜂胶。然而，超临界萃取技术最适于提取极性较小的物质，如萜烯类等，却不适用于极性较大的物质。蜂胶中40～50%为极性较大的黄酮类物质，目前尚不适用以超临界萃取技术提取。有人观察到，当应用超临界萃取技术提取蜂胶的主要功能物质——总黄酮时，其提取率只有乙醇提取率的20%左右。另外，超临界萃取技术成本昂贵，不容易使用。

3. 水提法

由于水是目前最廉价的溶剂，因此用水作为溶剂提纯蜂胶也是近些年研究热点之一。2004 年兰州大学申请了一项水提法专利，其提取过程为：将蜂胶粉碎，用水提取，再经过离心或充分沉淀后，冷冻干燥得成品。2003 年浙江大学和江山天宝蜂业科技开发有限公司申请了一种水溶性蜂胶及提取方法，提取方法的主要步骤包括取蜂胶原料（毛胶），用水为溶剂，加入少量表面活性剂（大豆磷脂、聚乙二醇 6000、吐温 80、甘油酯、卵磷脂），控温（60～80℃）、加热（10～16 小时），经超声波处理（15～45 分钟），过滤，制取蜂胶水提液。

关于“水溶性蜂胶”，这一般也要在用乙醇提纯后，向蜂胶中加入乳化剂制作而成。其功效、抗菌性及食品的安全性尚有待研究。

（五）蜂胶制品的保存

就蜂胶的特性而言，蜂胶一般应放在通风干燥、避光，温度在 25℃以下的室内存放，因为萜烯类物质在阳光照射下，容易变色。有条件者可以采用低温冷藏，效果就更理想。蜂胶中挥发油组分占 5%～7%，它具有很强的抗微生物活性，蜂胶中所含芳香挥发油类物质极易挥发造成“走油”现象，所以蜂胶一定要避免太阳直接射晒，不要在暴露的空间存放，要用蜡纸包好或装入较厚的食品塑料袋中密封贮存。

蜂胶不能用金属器皿盛装，以免造成金属污染。同时严禁与有毒、有异味的物质同放一处。由于蜂胶具有很强的防腐、抗氧化性能，在密封、阴暗处可长期存放。制造商标明的保质期多为两年的蜂胶制品是根据经过稳定性试验结果确定的。在保质期内可放心食用。板装蜂胶每一粒之间单独包装，不会造成互相污染，更加适宜保存和服用。

四、蜂胶的药理保健作用研究

蜂胶具有强力的消炎、抗菌、抗病毒、抗氧化、增强免疫、解毒生肌、修复溃疡、促进胶原蛋白合成，帮助黏膜组织修复、再生的功效。由于蜂胶中的黄酮类含量高，其中黄碱素、黄碱醇、类黄酮和类黄酮醇为蜂胶中最具药理作用与抗生活性的主要成份。此外，与抗菌、杀菌有关的成分还有有机酸，蜂胶所具有的特殊有机酸如龙胆酸、安息香酸、咖啡酸、香豆素酸、单酚酸等，均具有抑制细菌及抵抗炎症反应的作用。

（一）抗病原微生物作用

1. 抗细菌：蜂胶对多种细菌有抗菌作用，能抑制金葡菌、链球菌、沙门氏菌、变形杆菌、炭疽杆菌、出血败血性杆菌、产气荚膜杆菌、枯草杆菌、腊杆菌、丹毒丝菌属、马棒状杆菌、大肠杆菌等20余种细菌，其中对金葡菌、绿色链球菌、溶血性链球菌和变形杆菌的杀菌作用较青霉素、四环素等抗菌素强。蜂胶水溶液尚有抗结核杆菌的作用。另有报道，对白色葡萄球菌、绿脓杆菌、白色念珠菌、大肠杆菌、大肠魏氏梭菌、大肠艾氏菌也均有抑菌作用。与青霉素、链霉素、呋喃西林并用可相互增强抗菌作用。以甲醛甲酚作对照，4.5%的蜂胶酊对感染根管作消毒实验研究，发现两者对抗需氧菌作用无显著差异，但蜂胶酊对产黑色素类杆菌（BPB）厌氧菌效果更佳，而且无毒；又有表面麻醉作用，其麻醉作用比可卡因强3～5倍，可作为理想的根管消毒药应用。申氏[2]等研究指出蜂胶的抗菌作用可能是其所含成分（高良姜、松属素、阿魏酸、咖啡酸等）复合作用的结果。

2. 抗真菌：蜂胶中所含黄酮类化合物是其抗真菌作用的重要成分。体外试验证明，蜂胶乙醇或乙醚的浸液对黄癣菌、断发癣菌、大脑状癣菌、紫色癣菌、红色癣菌、絮状表皮癣菌、石膏样癣菌、铁锈色小孢子菌、羊毛状小孢子菌、叠瓦癣菌、石膏样小孢子菌有较强的抑菌作用。曾氏[3]等研究指出蜂胶酊对孢子丝菌、白色念珠菌、裴氏着色霉菌、蛙类霉菌、新形隐球菌、星状奴卡氏菌、毛霉菌和熏烟色曲菌等深部真菌也有不同程度抑制作用，尤其对真菌引起的甲癣（灰指甲）和着色真菌病有显著疗效。10%的蜂胶醇溶液对毛霉、根霉、细黄链霉菌（“5406”放线菌、啤酒酵母）均有抑制作用，尤其对放线菌、真菌中腐生根霉、毛霉、酵母菌抑制作用较好，而对平菇、金针菇等食用菌群抑制作用弱，为此可作为食用菌生产中的抑菌剂。

3. 抗原虫：蜂胶制剂在低浓度时能抑制阴道滴虫的生长，浓度为150mg/L时则能完全杀灭之，与其所含黄酮类化合物的作用有关。此外对艾美尔球虫等原生动物的感染也有治疗作用。

4. 抗病毒：抗病毒感染前滴鼻或雾化吸入5%蜂胶乙醇溶液能完全抑制A型流感病毒在小鼠体内繁殖，但感染后再给药则无效。体外试验，蜂胶水提液能显著减轻牛痘病毒的感染，但体内试验抗病毒作用较弱。体外抗病毒试验，证实蜂胶对单纯疱疹病毒和疱疹性口腔炎病毒外壳均有杀灭作用；还证明其对脊髓灰质炎病毒繁殖的抑制作用最强，而腺病毒则敏感性差，其抗病毒作用是其所含咖啡酸及其衍生物dieafeolycs、槲皮黄酮与毛地黄酮有关，后三者合用可呈现协同效应，尤其是用黄烷酮与黄酮配合，能明显减少病毒；适当与蜂蜜、蜂王浆配合具有十分明显抗病毒作用，尤其对A型牛痘病毒及疱疹性口腔炎病毒也十分有效。

（二）抗肿瘤作用

蜂胶中的抗肿瘤活性成分是咖啡酸。据美国健康基金会的Rao等发现，咖啡酸能抑制培养皿中结肠肿瘤细胞的增长，还能有效抑制动物结肠癌细胞生长，尤其是抗腺癌最有效。Huang

M. T. 发现咖啡酸还可抑制老鼠皮肤癌。Granberger 研究表明咖啡酸具有抗肿瘤的优良特性，主要在于它能有效杀灭肿瘤细胞而不伤害正常细胞。中岛忠臣认为蜂胶抗癌机理在于它含有的酶能抑制机体内正常细胞癌化，并杀灭癌细胞。松野哲也从蜂胶中分离到一种二萜类化合物，对人肝癌细胞有杀灭作用。Middleton 等（1994）多次研究证实：苯并芘和大分子之间加合物的形成（致癌作用的关键环节）可被某些类黄酮所抑制，另有许多载体试验证明，用某些黄酮处理动物，可使体内致癌作用得到抑制。

（三）促进机体免疫作用

褚氏[4]等研究指出蜂胶能有效地增强人体的免疫能力，增强吞噬细胞和杀伤细胞的吞噬功能，刺激身体产生抗体，提高抗体水平，抵抗多种疾病。通过对大小白鼠、豚鼠、家兔、猪、牛犊的实验证明：应用蜂胶或配合抗原引入机体，能增强机体的免疫功能。小公牛注射副伤寒抗原时加入蜂胶提取液，可以有效地刺激免疫机能使其功能提高，从而增加抗体能量和增强吞噬细胞能力。专家实验证明：用蜂胶作免疫佐剂比用皂素作佐剂的大白鼠淋巴结浆细胞增生强 3.7～6 倍，其血清凝集素滴定度高 3.7～4 倍。用相当于蜂胶干物质 2.4 毫克的蜂胶乙醇提取液饲喂体重 1 千克的家兔（体重提高），用药量也按比例增加，其丙种球蛋白增长迅速，从而对抵御疾病产生了直接作用。蜂胶还可作为破伤风类毒素免疫过程中增长非特异性和特异性免疫因子的刺激剂。

关于蜂胶的免疫增强机制尚不清楚。为研究禽霍乱蜂胶灭活苗的免疫机制，山东农大对其不同温度下的形态结构进行了电镜观察，发现蜂胶颗粒与菌体以相互交联的复合物结合，主要有包被状结构、聚体状结构和网状结构三种形式，该结构稳定性强，在体内缓慢释放，起库效应作用，同时具有耐冷和耐热特点。另外，由于该疫苗中有少量裸露游离菌体的蜂胶颗粒，可刺激机体产生免疫应答，使该疫苗更早产生坚强免疫力。总之，蜂胶的免疫增强作用表现在能增强补体和巨噬细胞活力，提高丙种球蛋白活性，明显增强血清 IgG 的合成。

（四）镇痛和局部麻醉作用

蜂胶制剂外用治疗人体创伤和皮肤病，能迅速止痛、止痒。20 世纪 50 年代苏联普罗柯波维奇报道，4% 蜂胶乙醇浸液用水稀释至 0. 25% 浓度，对兔角膜有麻醉效应，这种局部麻醉作用持续 1 小时。其与可卡因和普鲁卡因还有协同作用，蜂胶乙醇水溶液以 0. 03% 浓度加入 0. 25% 普鲁卡因溶液中，其麻醉效应比单用普鲁卡因强 1. 4 倍。证实蜂胶溶于乙醚和乙醇的部分和挥发油，是具有局部麻醉作用的组分。现已查明，蜂胶是乔松素（5，7 - 二羟双氢黄酮）、松球素（5 - 羟 - 7 - 甲氧双氧黄酮）和咖啡酸酯的混合物，对兔和小鼠角膜作用较蜂胶总提取物强 3 倍。蜂胶水提取物也有良好的局部麻醉作用，对眼结膜的表面麻醉效应比可卡因强，浸润麻醉作用与普鲁卡因相当。保加利亚柯夫报道，30% 蜂胶乙醇溶液（含乙醇 25%）15 毫升做局部浸液，其麻醉作用与 5% 普鲁卡因相同。

（五）促进组织再生作用

动物实验表明：4% 蜂胶乙醇溶液治疗直径约 2 厘米的切割创伤，4 ~ 5 天创面明显缩小，6 ~ 9 天痊愈，较之一般的药剂治疗愈合时间短 3 ~ 5 天，还能显著地促进创伤面上皮形成。蜂胶能加速损伤软骨和骨的再生过程。对牙髓的损伤也有刺激再生作用，有促进循环障碍的恢复、退行性变和炎症消退，有促进组织再生及促进坏死组织脱落的作用，对深度烧伤也有较好的治疗作用。

（六）促进生长发育作用

蜂胶可以促进肝细胞的能量代谢、蛋白质及核酸合成和物质转运等功能，这些作用可能是蜂胶其他生物学作用的基础。1958年卡萨柯夫等发现，适量蜂胶对动物有促进生长发育的功效：用20头仔猪做实验，除普通饲料外，实验组10头仔猪每日给饲5%蜂胶牛奶100毫升，对照组10头给同量牛奶不加蜂胶，结果加饲蜂胶的实验仔猪食欲良好，鬃毛光滑，精神饱满，体重增长比对照组仔猪快得多（实验组共增体重52千克，对照组仅28千克）。吉瓦尔金娜证实：给小鸡基本饲料中添加0.05%蜂胶乙醇含水乳剂，能使小鸡增加体重11.6%~23.1%，添加向日葵油蜂胶浸出物亦使小鸡体重增长10.8%。将蜂胶添加入畜禽饲料，不仅能起到很好的防腐抗氧化作用，而且还能使肉鸡增重率提高20%以上，饲料利用率提高18.7%，经济效益提高28.11%。

（七）净化血液作用

李氏[5]等研究发现蜂胶中的黄酮类化合物和多种活性成分可以使ATP增加，释放更多的人类赖以生存的能源。细胞中有足够的ATP，就能将乳酸等疲劳物质及其他有毒的代谢废物顺利地排泄到体外。ATP的增加、新陈代谢的不断更新顺利进行，能把细胞内清扫干净，保持细胞活力，使人轻松愉快，不易老化，不易生病。蜂胶可以降低毛细血管渗透性，软化血管，防止血管硬化，并有降血脂、降血糖、降血压、降胆固醇、抗疲劳等药理作用。

（八）抗氧化作用

人类能维持生命主要依靠人体摄取的食物在体内发生氧化作用所产生的热量来维持。但是氧化过程中机体内会产生“活性氧”，它包括过氧化氢（H_2O_2）、超氧化阴离子（O^{2-}）、自由基羟基根（HO^-）和高能氧O^{2-}。随着年龄的增长，氧化反应的产物——活性氧和自由基便逐渐积蓄在机体组织内。活性氧和不饱和脂肪醛反应生成过氧化脂质，它是引发动脉粥样硬化和白内障的物质。刘氏[6]等认为许多老年病、癌症、放射性损伤、药物中毒和紫外线所致的皮肤老化都与活性氧和自由基相关联。

蜂胶在机体中有抗氧化、清除超氧阴离子和多种自由基的活性成分，使较长期服用蜂胶的人能增强体质和整体活力、延缓衰老。Okonenko（1986）在小鼠肝组织中改变抗氧化酶活性，激活类脂过氧化使过氧化氢和丙二醛增加，然后连续给予蜂胶，发现可以稳定类脂的过氧化作用。龚氏等[7]通过羟自由基清除率、脂肪过氧化值和黄酮类化合物含量的测定，对中国随州蜂胶和巴西蜂胶乙醇浓液的抗氧化活性和黄酮类化合物含量做了比较。结果表明：在固形物含量相同的情况下，二者的差异极显著（$p<0.01$），提示：巴西蜂胶抗氧化活性和黄酮类化合物含量不如中国随州蜂胶。

（九）抗溃疡作用

有人以蜂胶乙醇提取液对5种大鼠胃溃疡模型进行抗溃疡试验，发现其对抗幽门结扎型溃疡的形成，可降低胃中总酸度和胃蛋白酶活性；还能对抗应激型、酒精型和消炎痛型溃疡形成，并促进醋酸型溃疡的愈合。通过蜂胶石油醚萃取物及正丁醇萃取物对3种大鼠胃溃疡模型抗溃疡试验，发现前者可明显促进醋酸型溃疡愈合，对抗应激型溃疡的形成，并降低胃液中游离酸度，增加PGE和胃壁黏液含量；而后者对三种溃疡模型均无显著影响，仅降低胃酶活性和增加胃黏液含量。结果显示蜂胶抗溃疡作用的有效部位在蜂胶石油萃取物部分，并初步提示该部位提取物抗溃疡作用可能与改善胃部血液循环，促进组织再生修复，增加胃内黏液及PGE2含量，抑制胃酸分泌，影响交感—肾上腺髓质系统等因素有关。有研究报道用蜂胶醇提取物对利血平溃疡模型和冰醋酸烧灼溃疡模型进行抗溃疡试验，发现可显著抑制利血平溃疡的形成，对醋酸烧灼型溃疡有促进愈合作用。有报道，洁净不经加工的蜂胶对幽门螺杆菌有很好的抑杀效果。

五、蜂胶在临床上的应用

蜂胶的临床应用广泛，无论是内外妇儿、五官科、皮肤等的疾病都有所应用，因而受到医药和卫生界的广泛重视。其药理作用也十分广泛，国内外研究证明，蜂胶具有抗肿瘤、抗病毒、抗菌、抗炎、抗溃疡、降血压、增强免疫力以及对心脏和肝脏的保护作用等。在外科上的应用，由于蜂胶具有抗菌、消炎、局部止痛，促进组织再生等功效，常用于治疗下肢溃疡、肛裂、灼伤、关节疾病和损伤等。

（一）蜂胶与心脑血管病

蜂胶研究证明：蜂胶中含有丰富的黄酮类化合物和多种活性成分，可以改善血管的弹性和渗透性，舒张血管，清除血管内壁积存物，净化血液，降低血脂，降低血液黏稠度，改善血液循环状态、造血机能和组织微循环状态，并且具有较强的抗氧化、清除自由基的作用。动物实验显示蜂胶可阻止高血脂模型大鼠血黏度和血脂升高，能降低甘油三酯和胆固醇的含量，减少主动脉胶原纤维的产生，软化血管及抗氧化等。故蜂胶可用于防治高血压、心脏病、高血脂症、动脉硬化、糖尿病血管系统并发症、脑血栓等心脑血管疾病，也可防治高血脂症及其引起的脂肪肝等疾病。

潘氏[8]认为蜂胶能使心脏收缩力增强，呼吸加深及调整血压，并可有效的抑制血小板聚集。临床验证发现蜂胶对心血管疾病有预防、治疗作用，有明显地防止血管内胶原纤维增加和肝内胆固醇堆积的作用。

江苏省蜂胶治疗高血脂症协作组[9]报告，用蜂胶片治疗高血脂症319例，取得显著疗效。本组病人分别每日口服蜂胶片1.28或2.7克，疗程2~3月。结果3个剂量组均能明显降低血胆固醇和甘油三酯，以对后者的作用最为明显，3个剂量组的疗效基本相同，但疗效随疗程延长而增加。蜂胶片降低甘油三酯的作用与安妥明相似。

（二）蜂胶与内分泌疾病

1. 糖尿病

糖尿病是一种代谢性疾病，主要由于胰岛素分泌不足或相对不足引起糖、脂肪、蛋白质三大代谢紊乱。目前世界上还未见有一种药物可以根治糖尿病。蜂胶中的黄酮类、萜烯类等物质，具有促进利用外源性葡萄糖合成肝糖原的作用，有明显降低血糖的作用。蜂胶由于有促进组织再生的能力，因此，对发生病变的胰岛细胞有治疗、修复和保护的作用。

蜂胶可预防和治疗糖尿病患者出现的各种并发症。糖尿病对患者的危害，主要是能引起心脑血管病变、肾脏病变、白内障和眼底病变及各种感染等一系列严重并发症。蜂胶降低各种并发症的发病率，明显改善糖尿病患者的生活质量。此外，对于糖尿病患者并发的下肢溃疡，直接涂用蜂胶亦可收到明显的效果。

用蜂胶治疗糖尿病，一般来说，约有39%的患者能在1~2周内恢复正常，其他患者服用两个月后，有94.7%的患者都会获得一定的降糖效果。

2. 更年期障碍

更年期障碍是由于内分泌的紊乱，植物神经机能失调引起的症状，通常表现为精神倦怠、性格改变、性功能衰退等综合症状，给患者造成很大的痛苦。动物实践证实：蜂胶可以促进内分泌活动，改善组织代谢过程，调节植物神经机能。蜂胶对以上组织和腺体，都具有明显的作用。

食用蜂胶，可以使更年期症状消失或减轻，可以有效的改善性功能。蜂胶不仅对妇女有效，对男性也有同样效果。蜂胶中含有丰富的营养素与大量的活性物质，具有增强细胞活力、促进组织再生、抗菌消炎、修复病变损伤的组织器官等方面作用，调节了人体内分泌活动。

（三）蜂胶与消化系统疾病

1. 护肝、防治肝炎的作用

蜂胶提取物通过提高大鼠肝脏中琥珀酸脱氢酶、还原性尼克酰胺腺嘌呤二核苷酸磷酸酶、葡萄糖－6－磷酸酶、三磷酸腺苷酶和酸性磷酸酶的活性，从而促进肝细胞的能量代谢及蛋白质、核酸的合成。蜂胶中黄酮类活性成分有很强的护肝作用，可解除肝的毒素，减轻肝中毒；木脂素类活性成分可减轻毒物对肝脏的影响，促进肝功能恢复；萜烯类活性成分可降低氨基转移酶，促进肝细胞再生，预防肝硬化。研究发现，蜂胶的服用不仅能使乙肝病毒指标（乙肝病毒表面抗原、核心抗体、e抗原）转阴，解毒、降酶、促进肝细胞再生，从而达到护肝作用，对肝硬化治疗作用良好。曹炜报道了蜂胶抗氧化和护肝作用。吕氏等[10]采用复合用药对照法，在以护肝药物综合治疗基础上，配合蜂胶治疗慢性乙型肝炎，治疗组加用日本产蜂胶，对照组加安慰剂治疗慢性乙型肝炎。治疗组有效率78.9%，总有效率87.5%；对照组分别为46.4%和60.7%。两组比较有明显差异（$P<0.01$），表明蜂胶对慢性乙型肝炎有一定疗效。

2. 对胃肠道疾病

胃及十二指肠溃疡是一种常见病。严重的胃及十二指肠病患者可发生胃或十二指肠穿孔、大量出血。胃肠病的致病菌主要有幽门螺旋杆菌、葡萄球菌、链球菌、变形杆菌、大肠杆菌等。蜂胶是天然广谱抗菌素，对上述致病菌作用显著。

对胃及十二指肠溃疡和胃炎有明显疗效。蜂胶制剂用于治疗胃及十二指肠溃疡、慢性胃炎、高血脂症、高血压病、糖尿病等有一定疗效。将0.5克蜂胶混于温开水、热牛奶或0.5%普鲁卡因溶液中服下，一日3次，连续服用18~20日。

实验表明[11]蜂胶提取物及其复配中药有抗胃溃疡作用，有报导[12]：在临床上，蜂胶具有很强的抗幽门螺旋杆菌作用，是很好的天然抗生素，既能抑制、清除幽门螺旋杆菌，又不会造成人体消化道菌群比例失调。李氏[13]等运用蜂胶治疗难治性溃疡，效果确切。肠炎、胃炎、胃溃疡患者食用蜂胶后，快速消炎止痛，促进溃疡愈合，使幽门螺旋杆菌感染转阴。同时蜂胶具有良好的成膜性，能够在胃、十二指肠黏膜上形成一层酸不能渗透的保护膜，是良好的胃黏膜保护剂。胃肠病患者食用蜂胶，不仅温和有效，而且不会引起消化道寄生菌群失调。如有人用做“胃痛贴”，配合青木香、血余炭、木鳖子、蜂胶等，将膏片贴于胸前的中脘穴，以达到温中养胃、消食化积、理气止痛的作用。适用于急慢性胃炎、十二指肠炎，胃、十二指肠溃疡、胃下垂及功能性消化不良引起的胃痛、胀满者贴用。

（四）肿瘤

蜂胶是一种纯天然的免疫调节剂，蜂胶能够刺激免疫机能和丙种蛋白活性，增加抗体生成量，增强吞噬细胞的吞噬能力，刺激肿瘤坏死因子、白介素和干扰素的生成，从而提高机体的抵抗力，抑制癌细胞生长。肿瘤是严重危害人类健康的全球性疾病，目前如何根治恶性肿瘤，仍是医学家们面临的世界性难题。在预防和医治癌症的过程，人体自身的抵抗力极为重要。

蜂胶具有抗癌广谱性，能抑制致癌物质代谢活性，增强正常细胞膜活性，分解癌细胞周围蛋白，防止正常细胞癌病变或癌细胞转移。蜂胶通过强化免疫监视功能、增强自然杀伤细胞和吞噬细胞活性，识别和杀伤癌细胞。

蜂胶对免疫器官组织损伤有修复与保护作用，能防止脾细胞数降低与胸腺素活性下降。蜂胶有益于肾脏细胞的生长与代谢，能促进肾细胞的分裂增殖。蜂胶能使肝脏组织中的酶活性增强，并调节肝细胞的功能。

蜂胶具有软坚散结、活血化瘀、抗菌消炎、修复病变损伤组织器官等功效，蜂胶通过有效调节人体器官组织的生理功能，形成生物反应调整的势态，构筑抗癌的基础。其成分咖啡酸苯乙酯（CAPE）、槲皮素、异戊二烯酯、多糖以及苷类等是蜂胶中的抗癌活性物质，这些活性物质对肿瘤细胞的增生具有抑制作用，其中CAPE有特定的肿瘤细胞杀伤力。临床实践证明，采用蜂胶治疗肝癌、乳腺癌、胃癌、咽癌、结肠癌等癌症患者，有效率可达80%。

（五）皮肤病

蜂胶抗菌消炎作用强，局部止血、止痛快，能促使上皮组织增生和肉芽生长，改善皮下组织血液循环，阻止疤痕形成。同时蜂胶还可营养皮肤，保护皮肤不受酸碱等化学物质伤害。

蜂胶对皮肤瘙痒症、神经性皮炎、射线皮炎、日光性皮炎、慢性湿疹、毛囊炎、汗腺炎、脂溢性脱发、斑秃、青年痤疮等有效；对感染性皮肤病，如脓包病、带状疱疹、玫瑰糠疹、孢子菌丝病、扁平疣、头癣、手足癣等皮肤病，多外用，有抗菌、消炎、止痛等功效，均有一定疗效。

对物理性皮肤病，如冻疮、手足皲裂、痱子、蚊虫叮咬等也有效。

（六）口腔疾病

蜂胶是人类的口腔卫士，蜂胶在口腔保健方面有许多独特的作用，它有杀菌、消炎、除臭等多种功能。蜂胶的独特成分对人体口腔的多种疾病有良好的预防和治疗作用。蜂胶作为口腔保健品，将发挥其独有的特性。人们利用蜂胶的杀菌、消炎、止痛作用制作“蜂胶牙膏”，不仅可以解除口腔疾病，还能解决体内疾病，消除口臭，让口气清新，有助于牙病防治。王氏等[14]将蜂胶制成牙膏，观察发现蜂胶有控制菌斑、预防牙周疾病发生、抗炎止痛、改善牙龈出血以及口臭等症状，而且安全、无毒副作用。

蜂胶用于治疗口腔疾病是利用蜂胶的抗病原微生物、抗炎镇痛、抗溃疡、镇静麻醉的作用，治疗龋齿病、牙体病、牙髓病、牙周组织病、复发性口炎口腔黏膜病等类口腔疾病有一定疗效，其疗效与蜂胶的抗菌作用、表面麻醉作用、抗炎症作用、促进组织再生和在溃疡表面形成保护膜的特性有关。有人治疗炎症，涂药1~2次后，3日内溃疡即愈合。刘氏[15]等采用蜂胶对大鼠实验性牙周炎的进行治疗，效果确切。里约热内卢州立医院对一种名为珀斯的蜂胶进行提纯，所提炼出的元素对引发牙周炎的细菌有很好的抑制作用。有人采用蜂胶片内服治疗口腔扁平苔藓患者有效率很高。有人做成“蜂胶酊”，对口腔疾病，如治疗口腔黏膜溃疡、牙龈炎、牙周炎、扁平苔癣、慢性唇炎、疮疹性口炎等，具有止痛快、附着能力强、吸收率高、消炎、杀菌作用强、无抗药性、见效快的独特作用，是普通药物不可比拟的。蜂胶作为一种高效天然药材，应用于口腔疾病的独特优势和应用前景是非常可观的。

蜂胶电离子透入疗法还可以治疗牙周病，有较好疗效。可使渗出停止，黏膜颜色变为正常，牙龈变坚实，松动的牙齿固定，并消除口臭，疗效较持久，较少复发。蜂胶制剂具有独特疗效，可改善微循环、杀菌消炎及调节免疫力等，且无毒副作用，是理想的治疗口腔疾病的良药。

（七）耳、鼻、咽喉科

用蜂胶制剂（油膏剂或滴剂）治疗中耳炎或鼻炎，慢性咽炎和喉炎，一般用药3~4次，10~15天可痊愈，个别3~4天可痊愈。有人用蜂胶浸膏治疗急性和慢性鼻炎、萎缩性鼻炎、鼻窦炎、咽炎、扁桃体炎、上呼吸道炎、外耳炎、中耳炎、听力障碍等都有较好的效果。

（八）外科疾病

蜂胶制剂用于治疗烧伤、烫伤、褥疮、痔瘘及各种溃疡有较好疗效。蜂胶还可在创面上形成保护膜，覆盖创面，减少感染，缩短愈合期。根据国内43例用蜂胶制剂治疗烧伤的报告，蜂胶外用具有抑菌、消炎、止痛、止血和收敛作用，还能清洁创面，除去坏死组织，改善血液循环、促进肉芽组织形成，并加速上皮的再生，促进伤口愈合。

对意外皮肤伤害，如刀伤、枪伤、挫伤等有止痛、止血、消炎、止痒、抗感染和促进再生及坏死组织脱落的功能，对很难愈合的创伤，有促进伤口愈合与黏附伤口的作用

（九）美容

蜂胶是天然美容物质，既可食用，又可外用。食用蜂胶能全面调节器官功能，修复器官组织的病变损伤，消除炎症，促进组织再生，调节内分泌，改善血液循环状态，促进皮下组织血液循环，从而达到在全面改善体质的基础上，防治皮肤病变，分解色斑，减少皱纹，消除粉刺、青春痘、皮炎、湿疹，在体内创造一种适应体健颜美色润的内在条件。由于皮肤组织恢复了生理平衡与生机活力，使肌肤呈现自然美并细腻光洁、富有弹性。蜂胶外用的效果也非常明显，主要是将蜂胶提取液直接或掺和到化妆品中涂敷脸面，可营养滋润皮肤，并有很强的杀菌、消炎、止痒、

防冻、防裂、抗感染等功能。

蜂胶用于化妆品中，主要可起到以下几方面作用：一是增加营养：在护肤脂膏类化妆品中，适当加入蜂胶，可被皮肤直接吸收。二是抗氧化性：在化妆品中有些成分易受氧化作用而变质，所以常常需要加入抗氧剂。三是抗菌作用：为了防止由于菌类的繁殖，以致产品变质，在一般化妆品中常需加入防腐剂。蜂胶是一种天然的防腐剂，具有广谱抗菌作用。四是特殊作用：蜂胶具有许多特殊功能，可用以制作具有特殊用途的化妆品。如制作保护头发或促进头发再生的洗发护发用品。

蜂胶具有消炎、止痒、止痛的作用，对治疗青年人面部出现的粉刺有奇特的效果，可用蜂胶制成供青年使用的脂、膏类化妆品，对保持面部卫生与保健也有效。

蜂胶能升高超氧化物歧化酶（SOD）的活性和降低血清脂质过氧化物（LPO）的活性，调节机体内氧化与抗氧化的平衡，降低皮肤色素沉着，抗衰老，可有效治疗老年斑。在张氏等[15]的研究中，34 例老年斑患者中治愈 15 例，总有效率 88.2%，证明蜂胶片是治疗老年斑的有效药物。

（十）其他疾病

蜂胶除了对上述的疾病有疗效外，对眼科疾病（角膜炎、角膜和眼睑溃疡、结膜灼伤等）、结核病、高血压和慢性前列腺炎等，都有治疗和辅助治疗的作用。

对妇科疾病（宫颈糜烂等）有人研制出“妇科千金洁阴凝胶”，主要成分为：苦参、丹参、红花、紫草、蜂胶、枯矾、冰片等，为女性外用保健用品，具有清热解毒、燥湿止痒的作用，对女性外阴瘙痒等不适具有一定的保健作用。适用于阴部瘙痒、恶臭、异味等女性人群。主要用于各种妇科阴道炎症、宫颈炎。

众所周知吸烟危害健康，而戒烟是人类面临的难题。王振山研究员1997年发现蜂胶有戒烟作用。专家认为蜂胶戒烟是通过三方面的作用来完成的：①蜂胶改善血液循环，净化血液，增强血液带氧能力，增加脑组织与心脏供氧，减少了对烟草的依赖性。②蜂胶可调节植物神经因嗜烟而引起的功能紊乱，增强自律效应，减弱条件反射吸烟欲望。③蜂胶的独特口感持久作用于口腔黏膜与舌部味蕾，使吸烟者淡薄吸烟享受感。经部分临床验证，有效率90%，且无任何不适感与戒断反应。

六、蜂胶制品的应用注意事项

（一）蜂胶不是包治百病的神药

蜂胶是珍贵稀有的天然产物，对人体的保健作用是多方面的、显著的，但并不是“现代万能药”、“包治百病”等。蜂胶应用范围广泛，在调节机体生理功能，增进健康和某些疾病的预防及辅助治疗方面，功效肯定，但是也有其局限性，并非万能。蜂胶作为保健食品，确有其不可替代的显著功效。但如果要完全以蜂胶治病，就要有国家药准字批准文号的蜂胶药品。现我国多为由国家卫生部批准的蜂胶保健食品，批准文号为“卫食健字”，其安全性与功能作用均经过严格的检验，可以按剂量食用，但多作为疾病的辅助功效。

（二）原料蜂胶不能直接食用

蜂胶虽然是一种珍贵的“天然”物质，但蜂胶并不能随便食用。直接食用蜂胶原料是非常危险的，因为蜂胶原料中含有大量不能食用的物质，尤其是重金属，在一般蜂胶原料中含量都很高，必须将它们分离去除后才能食用；另外蜂胶原料中还掺有许多杂质，容易引起机体的过敏反应。蜂胶本身并无毒，但在蜂胶原料的生产过程中有很多污染机会，重金属含量很高，尤其是铅等物质，随便处理后便内服使用，会有很大危险。

婴儿、孕妇慎服：蜂胶中的功效成分，有可能影响婴儿免疫系统正常发育。孕妇食用蜂胶产品后，某些生物活性物质会刺激子宫，引起宫缩，干扰胎儿生长发育。

（三）注意蜂胶的过敏反应

由于蜂胶的组成以及产地不同，有极少数人（过敏体质者）对蜂胶可能有过敏反应，症状各不相同，从皮肤轻度充血到明显的湿疹样皮疹、黏膜水肿、头痛、恶心、低烧；或者腹痛、腹泻等。遇此情况，宜从极少量开始，缓慢增加至常用量。对于严重过敏性反应，应慎用蜂胶。

有人报导蜂胶不良反应较少，口服蜂胶制剂时，个别病人也有口鼻发干、头晕、嗜睡、食欲减少和胃部不适等副作用，一般不影响继续用药。根据对2007例使用蜂胶制剂的耳鼻喉疾病患者的调查，过敏的发病率为3.8%，多见于20岁以下患者以及有荨麻疹或哮喘史者，临床应用时应加注意。

参考文献

[1] 李平，周华，楚更五．近十五年蜂胶及左金丸的研究进展情况回顾．中医研究，2007，20（7）：62－64.

[2] 申慧亭，靳月琴．蜂胶抗菌作用的实验室研究［J］．长治医学院学报，2005，19（4）：25.

[3] 曾莉萍，许兵红，李进芬．蜂胶对白喉杆菌的抑菌试验［J］．中国病原生物学杂志，2008，3（7）：490－491.

[4] 褚亚芳，胡福良．蜂胶非特异性免疫调节作用的研究进展［J］．蜜蜂杂志，2008，28（12）：7－10.

[5] 李东娟，王家富，李伟．蜂胶黄酮对人脐静脉内皮细胞基质

金属蛋白酶9的影响［J］．中国组织工程研究与临床康复，2009，13（2）：317－319.

［6］刘亚男，胡福良，程艳华等．蜂胶黄酮苷的酶解及酶解产物的抗氧化活性［J］．天然产物研究与开发，2008，20（B05）：181－184.

［7］龚蜜，姚泽民，张飞华：中国随州蜂胶和巴西蜂胶抗氧化活性的比较．中国蜂业．2009，60（8）：9－1.

［8］潘燕，彭彦铭．蜂胶对小鼠运动能力及心肌自由基代谢的影响［J］．湖北师范学院学报：自然科学版，2009（1）：54－57.

［9］三种剂量蜂胶片治疗高脂血症319例的临床疗效，江苏省蜂胶治疗高血脂症协作组．中国养蜂，1981（1）：25.

［10］吕淑兰 李晓光等．蜂胶治疗慢性乙型肝炎临床应用研究［J］．中华临床医药杂志，2002，3（16）：20－21.

［11］崔海辉．蜂胶提取物及其复配中药的抗胃溃疡实验研究［J］．职业与健康，2006，22（1）：9.

［12］李平．蜂胶左金胃三联治疗幽门螺杆菌相关性胃炎的临床研究［J］．云南中医学院学报，2006，29（4）：17－18.

［13］李啸峰，马琳，边壮等．全融合活性酵酶鲜复合蜂胶治疗难治性消化性溃疡23例［J］．中国中西医结合消化杂志，2008，16（5）：346－346，349.

［14］王银龙，张敏丽．蜂胶保健牙膏防治牙周疾病的研究［J］．中国中西医结合杂志，1997，17（7）：431－432.

［15］刘志勇，谢国秀，刘昌英等．蜂胶对大鼠实验性牙周炎的治疗效果［J］．实验动物与比较医学，2008，28（5）：331－334.

［16］张瑞荔，文继红．蜂胶片治疗老年斑34例疗效观察［J］．云南中医中药杂志，2003，24（6）：12.

第七章　蜂巢与蜂蜡

蜂巢（Honeycomb）是蜜蜂赖以生存的场所，其原材料为蜂蜡，两者在医疗保健及美容等方面都有着较大的作用。古罗马《论农业》中记述有“蜂巢上祭坛”，是一种能够用于祭祀的贡品，可见蜂巢在古罗马人中的地位是十分高的。蜜蜂作为具有优良社会性的昆虫，从比人类历史更悠久的过去一直生存至今，并为我们带来了蜂蜜、蜂王浆、蜂胶、花粉以及蜂蜡等许许多多的恩惠，就是靠栖息在蜂巢里不断繁衍生息的。

一、蜂巢

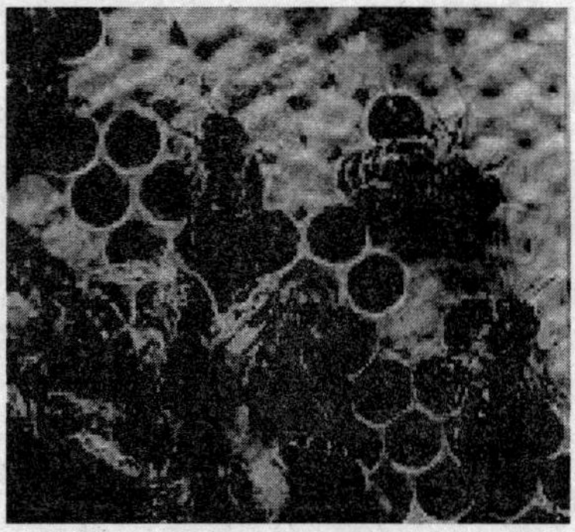

图7-1 巢脾

蜂巢是蜜蜂栖息、繁育后代和贮备饲料的场所，由若干巢脾构成。一般来说，蜂产品中所称的“蜂巢”就是巢脾（见图7-1）。巢脾是蜜蜂根据不同时期与不同的空间，建立六角形有规则排列的窝。人工活框饲养在箱中的蜜蜂，先由人工用蜂蜡制出巢脾的基础，通称巢础。再将巢础加入到蜂群中，由蜜蜂按着自己的需要，很快筑起巢房形成巢脾。这种巢脾为人工辅助出的蜂巢，排列比较整齐美观，而蜜蜂自己建造的蜂巢排列就不够整齐。

蜜蜂在巢脾上的蜂房中贮存蜂蜜、蜂粮和培育蜂儿。在正常情况下，巢脾的下部分培育蜂儿，上部贮存食料，中间贮存蜂粮。蜜蜂新筑造起来的巢脾，巢房的壁较薄，半透明、容积大。培育蜂儿的巢房，随着时间推移和育虫代数的增加，颜色会有所变深，这是由于每只蜜蜂羽化出房后，都会在巢房里留下薄薄的一层茧衣，随着育虫代数的增加，巢房内壁的茧衣也逐渐加厚，内容积缩小，颜色也由浅变深，最后成为暗褐色。这种变化，是巢脾陈旧的标志，陈旧的巢脾俗称老脾或老巢脾（见图 7－2）。在大中型蜂场，一张巢脾通常用 1～3 年就要更换，有的每年要淘汰老脾几百张，甚至上千张。

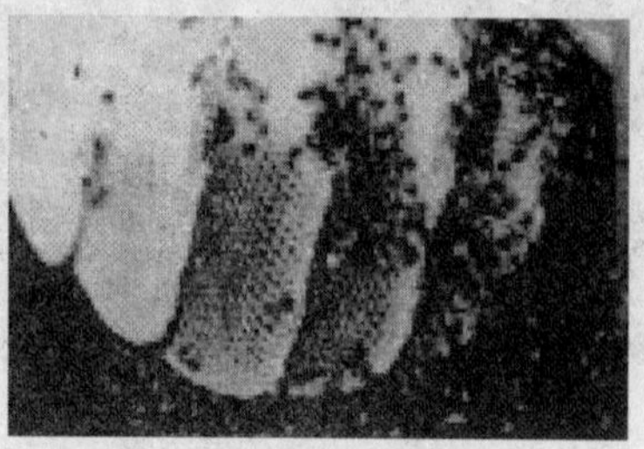

图7–2　老巢脾

（一）蜂巢的构建特点

蜜蜂的巢房是令人惊叹的神奇天然建筑物。蜂房是一个严格的六角柱形体。它的一端是六角形开口，另一端则是封闭的六角棱锥体的底，底面由三个相同的菱形面组成。这种六角形所排列而成的结构叫做蜂窝结构。蜂巢内外面的巢穴（叫做巢房）（见图 7－3）刚好一半相互错开，相互组合六角形的边交叉的点是内侧六角形的中心。这是为了提高强度，防止巢房底破裂。另外，从剖面图可知，两面的巢房方向都是朝上的。各巢脾在蜂巢内的空间相互平行悬挂，并与地面垂直，巢脾间距为 7～10 毫米，称为蜂路。每张巢脾由数千个巢房连结在一起组成，是工蜂用自身的蜡腺所分泌的蜂蜡修筑的。大、小六角形的巢房，分别为培育雄蜂和工蜂所用，工蜂在巢房中哺育幼虫，贮藏蜂蜜和花粉，蜂巢形成 9～14 度左右的角度，以防止蜂蜜流出。蜜蜂的生态和蜂巢的结构真是让人钦佩，可以说是自然界的鬼斧神工。培育蜂王用的巢房，称为王台，形状似下垂的花生，是蜂群在分蜂前临时修筑的，多在巢脾下部和边角上。在巢脾与巢框的连接处，出现有不规则的过渡型巢房，用于贮存蜂蜜和加固巢脾。

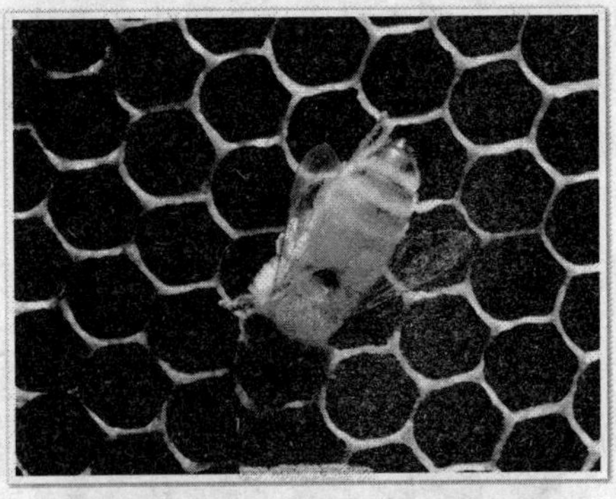

图7–3　蜜蜂建造巢房

18 世纪初，法国学者马拉尔奇曾经专门测量过大量蜂巢的尺寸，令他感到十分惊讶的是，这些蜂巢组成底盘的菱形的所有钝角都是 109°28′，所有的锐角都是 70°32′。后来经过法国数学家克尼格和苏格兰数学家马克洛林从理论上的计算，如果要消耗最少的材料，制成最大的菱形容器正是这个角度。从这个意义上说，蜜蜂称得上是“天才的数学家兼设计师”。

考古证明，一亿五千万年前，蜜蜂就生活在地球上。在生物进化的漫长过程中，优胜劣汰的自然法则使很多凶猛强悍的动物

（如恐龙）灭绝了，而蜜蜂却生生不息，这无疑是一个奇迹。野生蜜蜂多以树洞、土穴、石缝为居，其生存常常受到恶劣环境的威胁与挑战：巢穴阴暗狭小，巢温保持着34℃的恒温，相对湿度40%，最高达80%，加上巢内贮存有大量营养丰富的蜂蜜、王浆、花粉，很适合各种微生物生长繁殖。但其蜂巢结构，加上蜂胶的作用，使蜂巢呈无菌状态，巢内的蜂蜜、王浆、花粉便不会发霉变质，蜜蜂和它们的后代就能健康地生活。

（二）蜂巢的成分

蜂巢是蜜蜂自身的产物，是蜜蜂根据栖息的需要，泌蜡筑造蜡质蜂房。它是一种特殊的蜂产品，是多种蜂产品复合制剂的载体。因此，蜂巢具有相当复杂的营养成分。

在蜂幼虫发育期，工蜂分泌足量的蜂王浆贮存在巢房底部，供幼虫发育食用。蜜蜂发育期经过6次蜕皮羽化出房后，在巢房内留下它的幼虫期和蛹期蜕下的表皮及茧衣。在蜜粉源充足的季节，巢房内贮存蜂蜜和蜂粮。蜂巢常年累月受这些物质的浸润，使其几乎包含了蜂蜜、蜂花粉、蜂蜡、蜂胶、蜂茧衣等物质中的所有营养成分。

巢脾的成分十分复杂，除含有大量蜂蜡的固定成分之外，还含有树脂、油脂、色素、鞣质、糖类（葡萄糖、果糖等）、有机酸、脂肪酸、甙类及铁、钙、铜、钾、钴等微量元素。尽管目前对蜜蜂巢脾的基本化学组成已确定，但是关于蜂巢营养成分的检测报告不多见，各种成分的定性、定量研究还相对很少，关于蜜蜂巢脾挥发油等有效成分的定性定量研究几乎没有。随着药物有效成分明确化的发展，相信对蜜蜂有效成分的进一步定性定量研究将成为今后蜜蜂巢脾研究的热点和焦点，蜂巢是一种很有开发前途的蜂产品。

（三）蜂巢的功用

历史上最早提出“蜜脾”是唐代李商隐（公元813～858年）在（闺情）诗中有“红露花房白蜜脾”的诗句。早在两千年前，民间已认识到蜂巢的作用，在公元前的《神农本草经》中，就有“蜜蜡（蜂巢）味甘、微温、无毒。主治下痢脓血，补中，续绝伤金疮，益气”的记载，应用蜂巢治疗疮疖和鼻炎也有很长的历史。老旧蜂巢具有治疗肝炎、鼻炎和风湿性关节炎等疾病的疗效。近几年蜂巢药理研究表明，蜂巢作为天然的蜜蜂产品，主要功能概括如下：

1. 抗菌消炎：蜂巢水提取物对细菌、真菌都有抑制作用。朱氏等[1]试验表明，稀释40倍的蜂巢水提取物对金黄色葡萄球菌、绿脓杆菌、大肠杆菌、痢疾杆菌以及伤寒杆菌等都有较强抑制效果。稀释50倍的蜂巢水提取物对烟曲霉、黄曲霉、茄镰菌、串珠菌等真菌有明显的抑制作用。因此，应用蜂巢对细菌、真菌引起的疾病均有很好的治疗和辅助治疗效果。

2. 抗病毒：临床应用蜂巢制剂治疗急性传染性肝炎、慢性肝炎、迁延性肝炎等有效率分别达90%、76%和74%。肝炎患者服用蜂巢制剂，能够增加食欲、改善睡眠、增强抵抗力、促进转氨酶降低。

3. 降低血压、血脂：蜂巢水浸提取液临床应用，可使血浆中胆固醇明显下降，并具有降低血压和增加血小板作用。露蜂房的醇、醚及丙酮浸出物有促进血液凝固、增强心脏运动、利尿和一时性降压作用。

4. 免疫增强作用：蜜蜂巢脾能够通过直接增殖胸腺和脾脏细胞量进而增强小鼠免疫功能。在雏肉鸡增重及成活率实验中，可提高增重指数9.8%，提高成活指数0.5%。

5. 抗氧化作用：蜂巢具有抗氧化、清除自由基的作用。其组分蜂胶中含有黄酮类化合物等抗氧化活性的物质，能够与金属离子螯和而具有抗氧化作用。

（四）蜂巢的保存

蜂巢贮存过花蜜、花粉等，往往巢脾上残留一些蜂蜜和花粉，这些物质在潮湿的环境中极易长菌发霉。所以，蜂巢要放置在干燥、清洁、阴凉通风的地方，温度不超过20℃。此外，蜂巢不得与有异味的物品、有毒物品、有腐蚀性和可能产生污染不卫生的物品等混放。

因为蜂巢是一种蜡制品，所以不能放在阳光直接照射到的地方。此外，蜂巢极易受到蜡螟幼虫的破坏，蜡螟的幼虫又称巢虫、绵虫，潜伏在巢脾钻蛀隧道以蜡为食，破坏巢脾。因此，蜂巢需要密封贮藏，有条件者从蜂场或专业商店购买的小量蜂巢，可以放在冰箱的保鲜层贮藏。在北方地区，冬季可将巢脾放置在室外密封贮藏，也能达到防止被巢虫破坏的目的。若发现巢脾已被巢虫蛀食，应立即将巢脾放在50℃下（不得超过熔点）加热40～60分钟，或放在－7℃以下低温处理5～10小时，都能杀死各个发育阶段的蜡螟。

（五）蜂巢的产品、食用方法及注意事项

1. 常用的蜂巢产品

（1）蜂巢素

蜂巢素是利用科学的方法，提取蜜蜂巢中的有效成分，加进上等蜂蜜精制而成的纯天然物质。现代技术分析表明，蜂巢提取物的成分十分复杂，主要成分有脂肪酸、鞣质、甙类、蛋白质、氨基酸、牛黄酸、酶类和微量元素等，还有许多成分未明的物质。研究表明，蜂巢素具有抗菌和提高身体免疫力的作用，对鼻炎、高血脂、结肠炎和各种慢性炎症有良好的治疗作用。

(2) 巢蜜

工蜂将酿制成熟的蜂蜜存在巢房里，把这种天然蜜存放在巢中供一起食用，故称巢蜜。人们在食用巢蜜，咀嚼巢房时发现鼻炎症状得到改善，于是用蜂巢提取物制成了“鼻炎灵”冲剂、蜂巢素等产品；有略带蜂蜜的巢脾10~15克或预制的蜂巢丸，每次咀嚼10~30分钟，然后将剩余渣滓吐出，每日两次，需连续用药10~15天。蜂巢丸对慢性鼻炎，过敏性鼻炎有一定效果，但停药后易复发。对慢性副鼻窦炎，病程短者疗效较好，而对窦腔黏膜肥厚的长期患者效果差。

其它有泡酒、泡醋、泡茶等产品。

2. 食用方法

(1) 直接嚼服，含在嘴里慢慢吸蜂巢里的蜜，跟吃糖一样，吸完蜜嚼一会儿蜂巢，嚼得没味道了，吐渣。口感：清香甜润。

功效：润肺消炎，清热解毒。对鼻炎，咽炎，口腔溃疡，肠胃炎很有效，还能治疗风火牙痛、胃火牙痛以及痔疮疼痛等。

(2) 泡醋，将整块巢蜜泡在醋里，不定时的取一点小口慢嚼，吐渣。或者压巢里的蜜兑醋，1∶1，加少许冷开水，不定时的喝一点。口感：酸甜可口。

功效：止咳化痰，泡在醋里的蜂巢蜜不会变质。

(3) 泡酒，用一大块蜂巢蜜泡酒。

功效：除风去湿，通经活脉。

(4) 泡茶，等茶水不很烫的时候，放一小块蜂巢蜜在茶水里，一边加水一边搅着蜂巢。口感：清香馥郁，润澈心脾。

功效：排毒养颜，生津止渴，解暑润燥。

注意：对蜂巢及巢蜜过敏的过敏性体质者慎用。

(六) 蜂巢的质量鉴别

药用蜂巢必须挑选无污染、无病虫的老巢脾，新巢脾没有老巢脾药效大。鉴别蜂巢的质量方法比较简单，主要是通过感官来判断。

1. 直观检验方法

通过眼睛来观察蜂巢的色泽、状态和杂质、霉菌等。

蜂巢的色泽因蜂种、使用年限不同差异较大。新造的巢脾颜色浅、鲜，随着育虫代数和使用年限的增加，颜色也逐渐由浅变深，最后成为褐色、暗黑色。颜色越深，巢脾越老。

新造的巢脾房壁较薄，呈半透明状态，巢房眼大。老巢脾因茧衣黏贴在巢房壁上，使巢房壁逐渐变厚，巢房眼变小。巢房壁越厚，房孔越小，巢脾越老。此外，经太阳暴晒、风化的老巢脾，颜色变浅，巢房变形。

质量好的蜂巢无病死的蜂体或幼虫尸体和蜡螟幼虫、霉菌和其他杂质等存在。巢脾上有蜂蜜、蜂粮及正常死亡的蜜蜂或幼虫体等，均属于正常现象。

手掂新巢脾重量较轻，巢脾越老重量越重。新巢脾用手划碰易碎，老巢脾坚固不易碎。经太阳暴晒、风化或放置年限太久的巢脾，用手划碰也易碎。

2. 品味检验方法

质量好的蜂巢应有蜂蜜、花粉、蜂蜡等的甜香气味，无酸臭味及其他任何异味。巢脾越老或巢脾放置时间久，甜香气味越不明显。将蜂巢撕割一小块放在口中咀嚼，味道酸甜有一种特殊的蜂巢蜡味。蜂巢残留蜂蜜等蜂产品多，甜味香大。

（七）蜂巢的应用

露蜂房应用于医用始于公元前 2 ~ 1 世纪，最早有记载的医书《神农本草经》，认为“露蜂房味甘平，主惊痫，寒热邪气，癫痫，肠痔。”养蜂生产中淘汰下来的老巢脾，主要用来化蜡，其次用于临床药用治疗多种疾患。

1. 蜜蜂巢用于治疗内科疾病：在古今验方和长期的临床医疗实践中，蜂巢对肝炎等一些内科疾病有很好的预防、治疗和辅助疗效[2]。上海第三人民医院、中山医院等7家医院，使用蜂巢浸膏治疗急性传染性肝炎有效率达90%；治疗慢性肝炎有效率达76%；治疗迁延性肝炎有效率达71%。

杭州第一人民医院的全国梁等，用蜂巢制剂治疗乙型肝炎表面抗原慢性携带者89例，获得满意的效果。表面抗原近期转阴率为85.1%，其中11例治疗后3～6个月随访复核，9例仍阴性，2例阳性。

据《中医蜂疗学》文献介绍，临床用蜂巢制剂治疗高胆固醇血症50例，经1个月治疗观察，有效率达100%。除此以外，蜂巢制剂对支气管炎、胃病、流行性腮腺炎、前列腺增生、阳痿、遗尿、风湿性关节炎和类风湿性关节炎也有一定的疗效。

2. 蜂巢用于治疗外科疾病：蜂巢在外科疾病应用历史悠久，范围广，治疗及辅助治疗效果较好。临床主要用于外伤感染、疔痈、皮下坏疽、烫伤、各种化脓性创面、骨结核及脚癣等疾病。据报道，湖南罗启用蜂巢制剂治疗风丹患者21例，全部有效，无复发。

3. 蜂巢用于治疗妇产科、儿科疾病：临床与民间多用蜂巢制剂治疗乳腺炎、产后风及产后受凉引起的腰酸腿痛等诸多妇产科疾病。对百日咳也有一定的疗效。

4. 蜂巢用于治疗五官科及其他方面疾病：蜂巢制剂治疗各类鼻炎十分有效，不仅能改善鼻塞、嗅觉、减少鼻涕，还能缓解头痛、头昏，改善睡眠。据上海等地6家医院临床观察报道[3]：蜂巢制剂用于治疗慢性鼻炎158例，有效率为85%；治疗慢性副鼻窦炎65例，有效率为72%；治疗单纯性鼻炎24例，有效率为88%；治疗肥大性鼻炎5例，有效率为60%；治疗过敏性鼻炎42

例，有效率为86%。此外，民间直接咀嚼纯净蜂巢，治疗鼻炎效果也明显。据报道，慢性鼻炎治愈率达80%，鼻窦炎为70%。蜂巢制剂对虫牙及风热所致牙痛有效；对食道癌、胃癌等也有较好效果，可缓解病情，延长生命，有些患者可治愈。

（八）服用蜂巢的过敏反应

蜂巢是蜜蜂栖息、繁殖、贮存、生活、越冬及其他活动的场所，为蜂箱内部的空脾、蜜脾、粉脾、子脾、蜂路和空间。是工蜂腹部蜡腺分泌的蜡筑造的蜡质状结构。蜜蜂培育蜂儿，羽化出房后，都会在巢房里留下薄薄的一层茧衣，随着育虫代数的增加，茧衣也渐加厚，蜂巢有相当复杂的营养成分，几乎包含了蜂蜜、蜂花粉、蜂蜡、蜂胶、蜂茧衣等物质中的所有成分。其中当然也包括有些过敏性物质，如蜂茧衣对人体就属大分子的异性蛋白物质，服用后有过敏反应的可能性，故在服用蜂巢时也要蜜蜂注意蜂巢的过敏现象。

1. 过敏现象的症状

其过敏性反应症状是多种多样的，如嘴唇、舌头、耳朵肿胀；不安或焦虑；脸发红；荨麻疹；皮肤发生刺痛或瘙痒；打喷嚏，咳嗽，或呼吸困难；腹痛腹泻，恶心呕吐；眩晕；严重者甚至出现大小便失禁、抽搐、汗出、皮肤湿冷、面色苍白等，或过敏性休克症状。如果出现上述症状，需要立即实施急救。

2. 防治方法

小量渐进地进行服用。

出现过敏反应时要停服，等症状消失后可按脱敏方法进行再次服用。

出现轻浅的过敏症状，可休息、大量喝蜂蜜水，及加服抗过敏药自行解决；如出现严重的过敏反应（荨麻疹、过敏性休克等反应）时，应立即送医院进行治疗。

3. 关于"露蜂房"

与蜜蜂的蜂巢不同的是露蜂房，也为蜂蜡及树脂组成。又称蜂肠、百穿、大黄蜂窠、紫金沙、马蜂包、马蜂窝、虎头蜂房、野蜂房、纸蜂房、长脚蜂窝、草蜂子窝等，为胡蜂科昆虫黄星长脚黄蜂及多种近缘昆虫的巢，完整者呈盘状、莲蓬状或重叠形似宝塔状。其营巢于树木上或屋檐下，全国大部分地区均有分布，是常用治疗疑难杂症的中药良药。

露蜂房味微甘、微咸，性平，有小毒，归肝、胃经。现代药理学研究分析，露蜂房并含挥发油（露蜂房油，为一种有毒成分）。具有攻毒散结、祛风止痛、益肾温阳、杀虫止痒等功效，是一味攻毒疗疮、散肿止痛的佳药。露蜂房水提取液有明显的抑制炎症反应的作用，以及镇痛、降温作用。露蜂房的乙醇、醚、丙酮浸剂有止血作用，并能增强心脏收缩而暂时性降压，还有利尿作用。广泛用于治疗惊痫寒热、风湿痹痛、风虫牙痛、痈疽疔疮、瘰疬、乳痈、喉痈、喉痹、癫疾、痔漏、顽癣、风疹瘙痒、阳痿、带下病等，又治蜂毒毒肿。

露蜂房对于气虚血弱及肾功能不全者须慎服，与蜜蜂巢不同，其有一定毒性，特别是从露蜂房中提取的挥发油毒性更强，因此露蜂房主要为外用药，外用时取适量，研末调敷，或煎水熏洗；也可内服，要遵医嘱进行。经药理实验证明，露蜂房的挥发油虽有驱杀绦虫的作用，但因其毒性强，能致急性肾炎，故不宜做驱虫药。

二、蜂蜡

蜂蜡（Beeswax）（见图 7－4），古称"黄占"、"蜜蜡"、"蜜蹠"、"黄蜡"、"白蜡"等。蜂蜡味甘，微温，无毒。

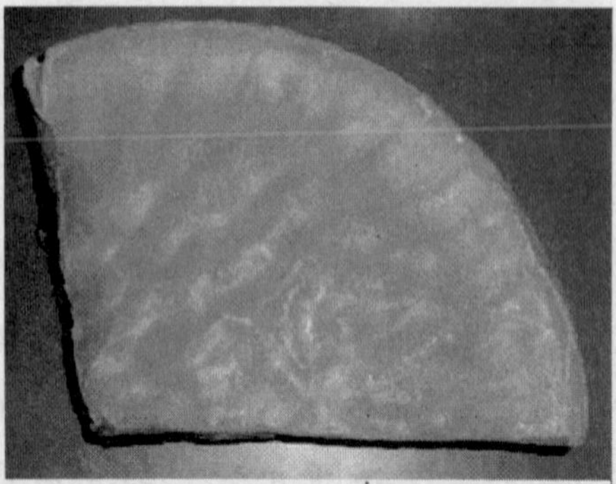

图7-4　蜂蜡

（一）古代对蜂蜡的应用

中国使用蜂蜡的历史十分悠久，几乎是和蜂蜜同时发展起来的。蜡烛始于《周礼·秋官·司恒氏》有“共坟烛庭燎”。《神农本草经》将蜜蜡列为医药“上品”。西汉时期岭南即制作蜡烛。晋人葛洪在《西京杂记》（340 年左右）中讲：“南越王献汉高帝石蜜石斛，蜜烛二百枚，帝大悦。”

蜜蜡用于民间印染可从汉代开始，古称“蜡缬”现称“蜡染”。西晋已能将混合的蜜蜡分开提炼，分别利用。用蜂蜡制作蜜印（蜜章）、蜜空、蜜展和工艺品蜡风。所谓“蜜玺”，《宋书·礼志二》记载，武帝泰始四年（468 年），文明王后崩，将合葬，开祟阳陵，使太尉司马望奉祭，进皇帝蜜玺绶于便房神坐。“蜜玺”为已死帝王而刻的蜡玺，用以殉葬。所谓“蜡屐”（木鞋），南朝宋刘义庆《世说新语·雅量》阮遥集（孚）好屐。……或有诣阮、见自吹火蜡屐，因叹曰：“未知一生当箸几量屐。”见自吹火蜡展，就是在木屐上涂蜡。

唐朝蜂产品的加工技术突破了历代窠臼，特别是拓宽了蜂蜡利用范围，官苑豪门也常利用蜂蜡。陕西永泰公主及章怀太子墓的基道上，都有侍女秉烛而行的壁画。唐诗中也有大量描写蜡烛的诗句。贾公彦还记载了"以苇为中心，以布缠之；饴蜜灌之"的制烛方法。此外，还利用蜂蜡藏书，印染和作丸衣。蜡诏、蜡书、蜡丸亦为唐代始用。蜡缬布亦颇盛行。顾况《采蜡一章》描写采蜜人攀登危崖割取蜜蜡的情景。

以蜂蜡为原料的蜡烛、蜡丸始于唐代，蜂蜡跻身于蜡染、印染工业，开拓了蜂蜡利用的前景。至少有1300年历史的蜡织布，始于汉、盛唐，20世纪90年代又风靡于世。用蜂蜡封藏诏书(《资治通鉴》）272卷，后唐同光元年（923年）记载："梁主登建国楼，面择亲信厚赐之，使之野服，资蜡诏，促段凝军"。女真族向宋朝进贡蜜蜡，《契丹国志》（卷22）记载："自意相率以金、帛布、黄蜡、天南星、人参、白附子、松子、蜜等诸物入贡"。蜂蜡可作为燃料用，《晋书·石祟传》曰："（王）以粕澳釜，祟以蜡代薪"。

在宫中有"蜜印"之说，《晋书·本传》晋山涛以太康四年(283年）亡，策赠新沓伯，蜜印紫绶。"蜜印"即是死后追赠官职所赠的蜡印。

《旧唐书》(973年)、《新唐书·李澄传》（1060年）中记载用蜂蜡作丸衣制蜡丸（或称蜜丸)。蜡缬布在唐代亦颇为盛行。

（二）蜂蜡来源

蜂蜡，是由蜂群内约两周龄工蜂腹部蜡腺分泌出来的一种脂肪性物质。在蜂群中，工蜂利用自己分泌的蜡来修筑巢脾、子房封盖和饲料房封盖。巢脾是供蜜蜂贮存食物、培育蜂儿和栖息的地方，因此，蜂蜡既是蜂群的产品，又是其生存和繁殖所必需的物料。

蜂群中只有工蜂长有4对蜡腺，蜂王和雄蜂无蜡腺。蜡腺是由体壁的上皮细胞特化而成的，位于工蜂腹部最后4节的腹板上，外面有透明的几丁质镜膜。蜡腺泌蜡时，分泌出来的液态蜡质，通过细胞孔渗出到镜膜上，经与空气接触后，便凝结成为白色透明的蜡鳞。工蜂用后足戳取蜡鳞，经前足转送到自己的上颚，通过咀嚼混入上颚腺的分泌液，在巢温的条件下，成为可塑性的蜂蜡，用以筑造巢房。

工蜂泌蜡量与季节、气候、日龄、饲料有关。当蜂群繁殖旺盛，外界蜜粉不断被蜜蜂采入巢内时，泌蜡造脾积极性高。泌蜡时，工蜂蜜囊中要先吸满蜜汁，蜜汁在蜜囊中经过一系列生物化学变化，成为复杂的液态蜡质分泌出来。据测定，工蜂分泌 1kg 蜂蜡，需要消耗蜜汁 3.5kg 以上。幼龄工蜂蜡腺发育不全，没有泌蜡造脾能力；外出采集蜂及老龄蜂蜡腺退化，一般不再泌蜡；只有 13～18 日龄的内勤蜂蜡腺发达，泌蜡最多；天冷泌蜡量减少；越冬结团的蜜蜂不泌蜡。

（三）蜂蜡采集、提取及贮藏

1. 蜂蜡采集与提取

蜂蜡的采集多在春、秋二季来完成。养蜂者通过加强蜂群饲养管理，促进蜜蜂多泌蜡、多筑脾，然后将使用多年的老巢脾、筑造的赘脾、割掉蜂房的蜡盖、台基以及摇蜜时割下来的蜜盖等收集起来，经过人工提取。一般是将取去蜂蜜后的蜂巢，放入水锅中加热熔化，除去上层茧衣、蜂尸、泡沫等杂质，趁热过滤，放冷，蜂蜡即凝结成块，浮于水面，取出，即为黄蜡。黄蜡再经熬炼、脱色等加工过程，即成白蜡。

2. 蜂蜡的贮藏

蜂蜡对贮藏条件没有特殊的要求，但受蜂蜡物理性质的影响，在贮藏过程中还须注意许多事项，以免造成损失。

蜂蜡是脂肪性物质，常温下为固体，因此，蜂蜡贮藏常温下即可达到长期永久性贮藏的目的。一般应放在干燥、通风、阴凉的地方，不能放在太阳直射到的地方，更严禁暴晒。太阳长期照射不仅会使蜂蜡的颜色减退，还会使蜂蜡慢慢地熔化、分解，直至完全分解挥发。蜂蜡是易燃物质，贮藏必须远离火源、电源，严防失火。

蜂蜡要妥善保存，虽然蜂蜡成分相当复杂，但是由于不含有生物活性物质而易于保存。蜂蜡因带有花粉和花蜜的甜、香气味，极易遭虫蛀和鼠咬；有些巢虫喜食蜂蜡，故要杀菌，袋装密封、阴凉处保存。蜂蜡不要和带挥发性物品放在同一个地方，因为蜂蜡很容易吸收多种有挥发性的化学品，造成污染，引起中毒。蜡液要避免与铁、铜、锌等金属器皿接触，因为这类金属能使蜂蜡变色，造成重金属污染。

（四）蜂蜡的物理特性及成分

1. 蜂蜡的物理特性

纯蜂蜡为白色，通常所见蜂蜡多是淡黄色、中黄色或暗棕色等，这是由于花粉、蜂胶中存在的脂溶性类胡萝卜素或其他色素所致。常温下，蜂蜡呈固体状态，具有类似蜂蜜和蜂花粉味的蜂蜡香气味。在20℃时的比重为0.954～0.964。熔点随来源及加工提取方法的不同，一般在62～67℃之间。300℃时蜂蜡成烟，分解成二氧化碳、乙酸等挥发性物质。

外界气温低，原蜡中含有诸多的杂物，显现出特殊的气味。将原蜡以特殊的工艺予以去杂、脱色、去嗅等处理，便得到了高品质的精制蜂蜡。

药用的黄蜡，多为不规则的块状，大小不一，全体呈黄色或黄棕色，不透明或微透明。表面光滑，触之有油腻感。体轻，能浮于水面，冷时质软脆，碎断面颗粒性，用手搓捏，能软化。有蜂蜜样香气，味甘性平，嚼之细腻而黏。不溶于水，可溶于醚及氯仿中。以色黄、纯净、质较软而有油腻感、显蜂蜜样香气者为佳。蜂白蜡，为白色块状。质较纯。气味较微弱，其它均与黄蜡同。

2. 蜂蜡的成分

蜂蜡（蜜蜡）主要化学成分可分为4大类，即酯类、游离酸类、游离醇类和烃类。此外还含微量的挥发油及色素。黄、白两种蜂蜡的成分，基本相同。蜂蜡据称尚含一种芳香性有色吻质，名为虫蜡素。

蜂蜡是一种复杂的有机化合物。蜂蜡的主要成分是高级脂肪酸和一元醇所合成的酯类、脂肪酸和碳氢化合物，但多因蜂种、蜜粉源植物、提炼方法等不同，其成分也有一定的差异。

（1）酯类：在酯类中有软脂酸蜂花酯（约占80%，是蜂蜡主要成分），蜡酸蜂花酯落花生油酸蜂花酯；脂肪酸酯类包括单酯类和羟基酯类，含量为70%～75%。单酯类中有棕榈酸蜂花醇酯23%、棕榈酸虫漆酯2%、蜡酸蜂花醇酯12%、焦性没食子酸蜂花醇酯12%。羟基酯类中有羟基棕榈酸蜡醇酯8%～9%、双酯90%～95%、酸酯4%～4.5%。

（2）脂肪酸：在游离酸类中有蜡酸（约占10%～15%），廿四酸，褐煤酸，蜂花酸，叶虱酸，落花生油酸，新蜡酸即廿五酸；饱和脂肪酸9%～11%，其中蜡酿3.3%～4.4%、木焦油酸1%～1.5%、蜂花酸与褐煤酸2%、叶虱酸1.3%～1.5%、焦性没食子酸1.5%等。

（3）碳氢化合物：碳氢化合物含量为10%～16%，在烃类中有廿五烷，廿七烷，廿九烷，卅一烷及不饱和的蜂花烯。饱和烃以15～31碳原子链最为显著，其中25烷烃0.3%、27烷烃0.3%、29烷烃1%－2%、31烷烃8%～9%；不饱和烃主要为30烷烃，占2.5%。

（4）蜂蜡中其他成分　蜂蜡中含有脂肪酸胆固醇酪、着色剂（主要为1～3双氢氧化物黄酮）、W—肉豆蔻内脂、游离脂肪醇在游（正廿八醇，偶数碳的伯醇、蜂花醇）等。此外，蜂蜡还含有少量水和矿物质，蜂蜡灰分中碳、氢、氧元素分别占 80%、13%、7%。

（五）蜂蜡的鉴别

在日常鉴别蜂蜡质量优劣、真伪时，多数是凭着经验直观或简易检测方法来鉴别蜂蜡质量。最好方法是按蜂蜡行业标准进行实验室化验，检测其理化指标及其他有关指标。

1. 感官鉴别方法

（1）眼观

通过眼睛来观察蜂蜡的色泽、状态、杂质等判断蜂蜡的质量。蜂蜡的色泽因蜜源花种、巢脾新旧程度、提炼方法、贮存时间等差异较大。纯蜂蜡颜色鲜艳，无光泽，通常蜂蜡多是淡黄色、中黄色或暗棕色等。隔年或放置多年的蜂蜡颜色暗；优等蜂蜡颜色上下一致。含异物蜂蜡有光泽、透明，一般掺地蜡颜色暗淡，掺石蜡颜色光亮，掺淀粉不透明。

纯蜂蜡块表面一般凸起、有波纹、断面结构紧密、晶体颗粒细腻、无光泽。含异物诸如地蜡、石蜡等蜂蜡块，表面凹陷、平滑、无波纹，断面结构松散，结晶颗粒粗，有光泽、斜纹或白色颗粒状。掺漆蜡的蜂蜡块，断面比蜂蜡细，颜色灰暗。

纯净蜂蜡无明显死蜂、木屑草秆、碎石土尘等物理性可见杂质。

（2）耳听

用锤棒敲打或将蜂蜡从空中往硬地面上丢，纯蜂蜡声音发闷（哑），如同土地上扔砖头；含有石蜡等的掺假蜡则发出清脆的声音，如同瓦片打在水泥地上。

（3）鼻闻

将蜂蜡块敲断，用鼻闻蜂蜡断面，纯蜂蜡具有花粉和花蜜香气的蜂蜡香气。含有石蜡等蜂蜡有异味或无味，如含松香蜡有较浓的松香味、含硬脂酸或动植物泊脂有强烈的恶臭或腥臭油味、含肥皂蜡有肥皂味等。

（4）牙咬

取小块蜡放入口中用牙嚼咬，纯蜂蜡不易咬断、不散、不黏牙，并可咬成不穿孔的透明薄片；含石蜡、松香等的蜂蜡，咬时易断、越嚼越发散、易黏牙、咬薄片易穿孔。

（5）推掐

用拇指肚推蜡表面，纯蜂蜡发涩；含异物蜂蜡表面光滑或发黏、发腻、发软。用指甲向前轻轻推刮蜡表面，纯蜂蜡刮不动、不起蜡花；含石蜡的蜂蜡易推刮出蜡花。用指甲掐进蜡块中，纯蜂蜡黏指甲，指甲往回退时，有蜂蜡叼指甲的感觉，并且蜡面不显白印；含石蜡的蜂蜡不黏指甲、滑溜，指甲退出后蜡面出现一条白印。

（6）拉捻

将小块蜂蜡用指温或火温软化，纯蜂蜡捻成细条，拉时易断，断头整齐，将两段蜡重合，易捻在一起，融合性好；含石蜡的蜂蜡拉时伸长，断头带尖，两段重合捻不到一起，重皮分层，融合性不好。

2. 简易检验方法

凡是通过感官鉴别发现蜂蜡异常，一时难以确定蜂蜡质量的真伪优劣，还可以进一步作下列简易检验来判断。

（1）掺异物检验　用火直接烧蜡块，纯蜂蜡熔化的蜡珠滴在草纸上，珠片匀薄、不浸草纸、无杂质；蜡珠滴入水中呈均匀的薄片，透明，手捻不易碎。

掺有石蜡的蜂蜡块，用火直接烧，熔化的蜡珠滴在草纸上呈堆状；掺动植物油脂的浸纸；掺淀粉的蜡珠成堆状，有杂渣；蜡珠滴入水中凝固成块，边薄中间厚，手捻易碎。

（2）掺硬脂酸检验　将1克蜡块熔化几分钟后，加80%的酒精10ml，冷却后过滤，滤液与等量的水混合，溶液清澈透明为纯蜂蜡；溶液微呈乳白色，不透明，并可见蜡面凝结硬脂酸，证明蜂蜡中掺有硬脂酸。

（3）纯度检验　取1小块蜡黏在温度计的玻璃球上，放入盛有水的烧杯里慢慢加热，温度计黏有蜡的部分与杯底部保持1cm距离。当加热至蜡球开始脱离温度计球部，温度开始上升时，记下温度计上所显示的温度，这个温度就是所检蜡样的熔点。纯蜂蜡熔点在62～67℃之间，蜡样熔化时的温度，若与纯蜂蜡熔点不符，不到62℃或超过67℃，证明蜡质不纯，其中必含有石蜡、地蜡等异物。

（4）掺石蜡检验　将1克蜡样放入试管，加饱和氢氧化钾溶液煮沸3～5分钟，再在水浴中保温30分钟左右，温度控制在75℃，不使蜡液凝固。若蜡液清澈透明为纯蜂蜡；若有脂肪球浮在蜡液上面，证明蜡样中含有石蜡，脂肪球越大，含石蜡量越多。断头是尖的。

（六）蜂蜡的功能

1. 蜂蜡的特性

蜂蜡，历史本草典籍多有详细记载。其味甘淡，性平，无毒。《神农本草经》将“蜜蜡”列为医药的上品，认为“味甘、微温，主下痢脓血，补中，续绝伤金疮，益气、不饥耐老”；李时珍在“蜜蜡”项下，这样记载着：“蜡甘，微温，无毒”。”蜂蜡的归经是入脾、胃、大肠经。《本草求真》曰：“入肝、脾”；《本草再新》：“入肺、肾二经”。

2. 蜂蜡的功效

蜂蜡具有许多医疗保健作用，能解毒，生肌，定痛。据有关文献报道[4]，蜂蜡可以治急心痛，下痢脓血，久泻不止，胎动下血，疮痈内攻，久溃不敛，水火烫伤等。其主要功能概括如下：

（1）补中益气，退热止咳，涩肠止痛，解毒止痢，生肌敛疮，安胎止血。中医临床用蜂蜡做生肌、止痛药，用于治疗烫伤、跌打损伤、疮毒、久不封口、久痢脓血、胃痛等。韩氏[5]等实验发现蜂蜡软膏能明显促进缺损性慢性皮肤溃疡大鼠溃疡皮肤的生长。据有关文献记载[6]，也有人将丸剂中含有多量剧毒药或刺激性较强的药物，以蜂蜡做赋型剂制成蜡丸，使药在体内能缓慢崩解，防止中毒或过强的刺激。

（2）蜂蜡及其乳浊液有抗菌消炎和降脂作用。陈氏[7]观察蜂蜡配合活血化瘀中药外敷治疗肩周炎，取得了较满意的止痛效果。陆氏[8]临床观察发现蜂蜡治疗类风湿性关节炎效果不错。杨氏等[9]研究蜂蜡降胆固醇机制，发现蜂蜡素抑制胆固醇生物合成，是从乙酸消耗到甲羟戊酸生成之间某一酶催化水平上，与HMG－CoA还原酶有关。蜂蜡素对HMG－CoA还原酶无直接抑制作用，但可通过抑制HMG－CoA还原酶上调而抑制其活性，提示蜂蜡素降低血浆胆固醇的作用点可能在对该酶的合成或降解上。

（3）抗衰老、润肤、护肤、除皱美容。蜂蜡乳化后不仅与油互溶，还可以使油与其他配料结合在一起，所以蜂蜡是化妆品普遍使用的原料之一。国外有报道，用蜂蜡制剂治疗皮肤皱纹，长期使用可获得养颜美容的效果。

（4）蜂蜡作为温热的介质，加热熔解后将热能传至机体，通过润泽或机械压迫达到疾病防治、健美肌肤的目的。因此，可以用蜂蜡进行蜡疗，使皮肤保持弹性，防止皮肤过度松弛和治疗多种疾病。张氏[10]运用蜂蜡治疗风疹效果确切；王氏[11]等把蜂蜡用来预防、治疗急性放射所导致的皮肤反应，也取得了良好的效果。

（七）蜂蜡的保健及应用

蜂蜡可进行内服及外用。内服：溶化和服，5 ~ 10 克；或入丸剂。外用：溶化调敷等。在各行业有多种用途。

依据人类饲养蜜蜂的种类不同而大体上将蜂蜡划分为西洋系蜂蜡（高酸价）和东洋系蜂蜡（低酸价）。各行业一般多使用西洋蜂蜡，但低酸价的东洋系蜂蜡具有较强的黏附性，是制作如脱毛剂等特殊化妆品类的上好基料[12]。应用非常广泛：

1. 在化妆品制造业：利用其天然的良好黏着性、可透性、乳化性、光滑性等特性，广泛应用于膏霜、口红、胭脂头油、眉笔、眼影、洗浴液、乳液等化妆产品的生产。调制成多种药用和护肤软膏、硬膏、霜剂等多以蜂蜡做原料。

2. 在医药工业：在医药工业中广泛被用于某些药片、丸剂的包衣和外壳，用于软膏、药膏的基料，中成药封装及医药缓释剂的制作等领域，也可用于制造牙科铸造蜡、基托蜡、黏蜡等牙齿模型。当今人体内移植电子仪器手术所用的橡皮被膜中也含有蜂蜡。

3. 在食品工业：利用其良好的塑型性、脱离性、成膜和防水、防潮湿、防氧化变质等特性，被作为食品业的重要用料及离型剂使用，可用作食品的涂料、包装和外衣。

4. 在蜡烛加工业中：以蜂蜡为主要原料可以制造各种类型的蜡烛。蜂蜡还被广泛应用于制革工业、油剂工业、造纸工业、印刷工业、电力工业、电子工业和蜡烛工业等领域。

5. 临床医疗应用：温热疗法，即蜡疗的应用，利用加热熔化的蜂蜡作为温热介质将热能传至机体，达到治病目的的蜂蜡疗法。治疗多种疾病，如治疗肝虚雀目即夜盲症，参照名医姚僧恒传方，其效极验。雀目因机体缺少维生素 A 所致，而猪肝和蜂蜡皆含有丰富的维生素 A，每 100 克蜂蜡中含有维生素 A 4096 国际单位。《本草求真》云："凡荡除下焦之药，以此（蜡）裹丸，亦免伤上焦之意"。

古今应用选方例

李时珍《本草纲目》认为："蜜之气俱厚，属手阴也，故养脾；蜡之气味俱薄，属乎阳也，故养胃。厚者味甘，而性缓质柔，故润脏腑；薄者味淡，而性啬质坚，故止泄痢。张仲景治痢有调气饮，千金方治痢有胶蜡汤，甚效甚捷，盖有见于此欤?"附有治疗十九种疾病的方剂，或单用蜜蜡，或蜜蜡与中药配伍使用。

《神农本草经》记叙蜜蜡"主下痢脓血，补中，续绝伤金疮，益气，不饥，耐老。"

《圣剂别录》曰："疗久泄辩后重见白脓，补绝伤，利小儿。"

外用治疗

晋·葛洪在《抱朴子》和《肘后备急方》中记载了蜜蜡外用方法："犬咬人重发，疗之火灸蜡，灌入疮中"，"治狐尿刺入肿痛，用热蜡着疮中，又烟熏之令汗出，即愈"。蜂蜜和蜂蜡属常用传统中药材，收载入《中国药典》。历代医籍方书中用蜂蜡治病的配方有15种入选《中药大辞典》。

《千金翼方》指：蜡、松胶。相和，火炙，笼代指。

宋·唐慎微《经史证类备急本草》（1080年）32卷，又详述《刘禹锡传信方》中蜂蜡疗法，治疗局部和全身疾病，比西医理疗科开展的石蜡疗法由法国萨脱福（Barthe de Sandford）于1909年倡导的石蜡疗法早一千多年。

《医林集要》："治烫火伤疮、掀赤疼痛、毒腐成脓，用麻油四两，当归一两，煎焦去渣，入黄蜡一两，搅化放冷，摊帛贴之。用此拔热毒，止疼痛，敛疮口"。

明·李中梓《本草通玄》称"贴疮生肌止痛"。

《外科正宗》琥珀蜡矾丸："治痈疽发背已成未脓之际，恐毒气不能外出，必致内攻，预服此丸，护膜护心，且亦散血解毒：白矾一两二钱，黄蜡一两，雄黄一钱二分，琥珀一钱（另研极细），朱砂一钱二分，蜂蜜二钱（临入）。先将白矾、雄黄、琥珀、朱砂四味碾研极细，另将蜜、蜡铜勺内熔化，离火片时，候蜡四边稍凝时，方入上药，搅匀，共成一块，以一人将药火上微烘，众手急丸，小寒豆大，用朱砂为衣，磁罐收贮。每服二、三十丸，白汤食后送下，病甚者，早晚日进二次。"

《瑞竹堂经验方》："治破伤风湿如疟者：黄蜡一块，热酒化开服。与玉真散对用尤妙。"

姚和众经验："治小儿脚冻，如有疮：浓煎蜡涂之。"

《王仲勉经验方》："治臁疮、金疮、汤火等疮：黄蜡一两，香油二两，黄丹半两。同化开，顿冷，瓶收，摊贴。"

《姚僧坦集验方》：治雀目"黄蜡不以多少，器内熔成汁，取出入蛤粉，相和得所成球。每用以刀子切下二钱，以猪肝二两，批开，掺药在内，麻绳扎定，水一碗，同入铫子内煮熟取出，乘热熏眼，至温冷并肝食之，日二，以平安为度。"

内服治疗

华佗："治老少下痢，食入即吐，白蜡方寸匕，鸡子黄一个，石蜜、苦酒、发灰、黄连末各半鸡子壳。先煎蜜、蜡、苦酒、鸡子四味，令匀，乃纳连、发，熬至可丸乃止，二日服尽。"

《千金翼方》载有治痢的"胶蜡汤"："治产后三日内，下诸杂五色痢：阿胶一两，蜡如博棋三枚，当归一两半，黄连二两，黄柏一两，陈廪米一升。以水八升，煮米蟹目沸，去米纳药，煮取二升，去滓，纳胶、蜡令烊，分四服，一日令尽。"

《普济方》立效丸："治肺虚膈热，咳嗽气急；胸中烦满，肢体倦疼，咽干口苦，燥渴欲饮冷，肌瘦发热，减食嗜卧，音声不出：黄蜡（滤去滓，用浆水煮，秤）八两，化作一百二十丸，蛤粉四两（研末）。上杆，每两作十五丸，用前蛤粉为衣养药，每服一丸，胡桃瓤半个，细嚼温水下，临卧闭口不语。一天二次。”

甄权认为：“和松脂、杏仁、枣肉、茯苓等分合成，食后服五十九，便不饥。”他又这样认为：“孕妇胎动，下血不绝，欲死，以鸡子大，煎三五沸，投美酒半升服，立瘥。又主白发，镊去，消蜡点孔中，即生黑者。”

《医学集成》蜡矾丸：“治诸般疮毒，不拘生在何宫，初起即消，已成即溃：黄蜡一两，白矾六钱。将蜡熬化稍冷，入矾末六钱，为丸豆大。疮在上，服一两，在下服七钱，小儿减半，酒和开水下。忌葱三日。”

《圣济总录》蜡酒方：“治妊娠胎动，腹痛下血：蜡一钱。以清酒二盏，煎三、五沸，投蜡令销，顿服。”

《本草纲目》治急心疼痛：“黄蜡，灯上烧化，丸芡子大，百草霜为衣，井水下三丸。”“赤白痢（腹痛难忍，里急后重），小腹痛不可忍，后重，或面青手足俱变者。用黄蜡三钱、阿胶三钱，同熔化，加黄连末五钱，搅匀，分三次热服。极效。此方名仲景调气饮。”

《本草经疏》：“火热暴痢不宜用”。

需注意：湿热痢初起者忌内服。《本草经集注》记载：“恶芫花、齐蛤。”

参考文献

[1] 朱俊彦，汤冬根．蜂巢药效学研究［J］．时珍国医国药，1999，10（3）：168－169.

[2] 闫亚美，吴珍红，缪晓青．蜜蜂巢脾及其开发利用［J］．山东中医杂志，2006，25（8）：55.

[3] 李金枝，何光源．蜂巢治疗过敏性鼻炎的初探［J］．中国蜂业，2008，59（2）：33.
[4] 段运强，浅析蜡疗的作用及其应用［J］．养蜂科技，1999（2）：33－34.
[5] 韩旭，王新建，徐奇伟．蜂蜡软膏对治疗缺损性慢性皮肤溃疡大鼠的实验观察［J］．大连医科大学学报，2006，28（2）：109－110.
[6] 杨小源，顾秀琰，张琳．蜂蜡在中药传统制剂中的应用［J］．甘肃中医，2005，18（8）：42－43.
[7] 陈建军．药蜡疗法治疗肩周炎16例［J］．实用中医内科杂志，2007，21（9）：97.
[8] 陆关权．蜂蜡治疗风湿性关节炎效果好［J］．蜜蜂杂志，2004（4）：37.
[9] 杨丽，张小娜．蜂蜡素对HepG2细胞胆固醇生物合成的影响［J］．中国药师，2008，11（10）：1154－1157.
[10] 张俊锋，蜂蜡治疗风疹效果好［J］．中国养蜂，2005（2）：29.
[11] 王兰芹，刘梅花，蜂蜡膏防治放疗后的皮肤急性放射反应［J］．实用诊断与治疗杂志，2005（4）：309－310.
[12] 陈惟馨，蜂蜡的应用概述［J］．明胶科学与技术，2006（3）：153－155.

第八章 其它蜂产品的作用与保健

蜜蜂是全变态的昆虫，其三型蜂的个体发育都经过卵、幼虫、蛹和成虫4个阶段。各个阶段的蜜蜂躯体也是蜜蜂产品。蜜蜂躯体物品主要有两种：一是蜜蜂幼虫和蛹；二是蜜蜂躯体。两者都是非常好的营养品。其它还有蜂蜜的副产品，如蜂醋、蜂酒以及各种蜜蜂产品制成的物品等都是人类很好的保健品。

一、蜜蜂虫体和蛹

蜜蜂幼虫和蛹，古代称为“蜜蜂子”、“蜂子”（Bee Larva）。我国利用蜜蜂幼虫的历史已有三千多年。早在公元前1200余年的《尔雅》和公元前三世纪的《礼记》中就有关于食用蜂子的记载；《神农本草经》收载中将蜂子列为上品，有治病和保健功效，“蜂子味甘、平，主风头，除蛊毒，补虚羸伤中，久服令人光泽，好颜色，不老。”长沙马王堆三号汉墓的手写帛书《五十二病方》中有两处蜂子；陶弘景（公元452～536年）在《神农本草经集注》中载有蜂子药用内容，还指出蜂子外用之法，“蜂子酒渍，敷面，令人悦白”；《名医别录》中记载，蜂仔能主治丹毒、风疹、腹内留热、利大小便、去浮血、下乳汁的作用，对孕妇产妇有滋补和治疗作用。李时珍在《本草纲目》中收有蜂子词条，并扩展治验附方；明、孙一奎（公元1522～1619年）在《赤水玄珠》中载有蜜蜂成虫的两个配方，用以治疗淋巴腺结核。

葛洪对蜂蜜、蜂蜡和蜂子的药用，多有创新，指出“蜂子酒渍敷面令人悦白。”并善用蜂产品保健和导引之法，年逾八十而壮容。

（一）蜜蜂的发育过程及形态

蜜蜂在完全变态发育过程中，其4个阶段在形态上各不相同：

1. 卵

香蕉形，乳白色，卵膜略透明，稍细的一端是腹末，稍粗的一端是头。蜂王产下的卵，稍细的一端是巢房底部，稍粗的一端朝向巢房口。卵内的胚胎经过3天发育孵化幼虫。

2. 幼虫

白色蠕虫状。起初呈C字形，随着虫体的长大，虫体伸直，头朝向巢房。在幼虫期由工蜂饲喂。受精卵孵化成的雌性幼虫，如果在前3日饲喂在蜂王浆里加有蜂蜜和花粉的幼虫，它们就发育成工蜂。同样的雌性幼虫，如果在幼虫期被不间断地饲喂大量的蜂王浆，就将发育成蜂王。

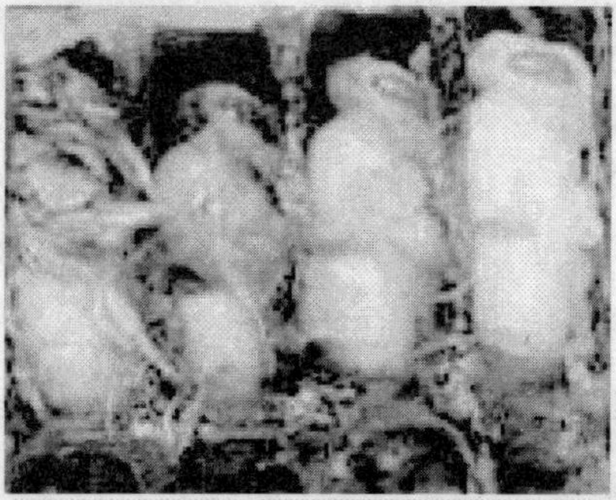

图8-1 蜂蛹形状图

工蜂幼虫成长到6日末，由工蜂将其巢房口封上蜡盖。封盖巢房内的幼虫吐丝作茧，然后化蛹。工蜂幼虫在封盖后的2日末化蛹。工蜂蛹的封盖略有突出，整个封盖子脾看起来比较平整。雄蜂蛹的封盖凸起，而且巢房较大，两者容易区别。

3. 蛹

蛹期主要是把内部器官加以改造和分化，形成蜜蜂的各种器官。逐渐呈现出头、胸、腹3部分（见图8-1），附肢也显露出来，颜色由乳白色逐步变深。发育成熟的蛹，脱下蛹壳，咬破巢房封盖，羽化为蜜蜂成蜂。

4. 成蜂

刚出房的蜜蜂外骨骼较软，体表的绒毛十分柔嫩，体色较浅。不久骨骼即硬化，四翅伸直，体内各种器官逐渐发育成熟。

三类蜂的发育期需要适合的条件。蜜蜂在胚胎发育期要求一定的生活条件：如适合的巢房，适宜的温度（32～35℃），适宜的湿度（75%～90%），以及得到经常的饲喂，有充足的饲料等。在正常情况下，同品种的蜜蜂由卵到成蜂的发育期大体是一致的。如果巢温过高（超过36.5℃），发育期将会缩短，甚至发育不良，翅卷曲，或中途死亡；巢温过低（32℃以下），发育期会推迟，或受冻伤。中华蜜蜂的发育期略短，中蜂工蜂的发育期约20天，意蜂工蜂的发育期为21天。

（二）蜂幼虫及蛹的营养与保健

蜂幼虫及蛹的丰富营养成分使其具有广泛的保健作用。据国内外报道，幼虫及蛹不仅能使体质弱的病人增进食欲，改善睡眠，增强体质，而且还能调节人体的中枢神经系统、内分泌新陈代谢等。从蜂粮来看，工蜂、雄蜂、蜂王胎这三种蜂的幼虫及蛹有着许多共同的营养成分，但三型蜂的幼虫及蛹的营养价值又有所不同，各有偏重。

1. 工蜂幼虫（worker bee larvae）

工蜂是蜜蜂家族中的劳动人民，是发育不完全的雌性蜂，吃低品质蜂王浆（很短一段时间）、花粉和蜂蜜长大。工蜂幼虫味甘，微寒，带有腥味，性平，无毒。入脾、胃经。其主要功效为：祛风，解毒，杀虫，通乳。除用于营养保健外，尚可治疗头风，麻风，丹毒，风疹，虫积腹痛，妇女带下，产后乳少等病。蜂幼虫的一些高活性物质能使受肿瘤等疾病破坏的细胞结构正常化，蜕皮激素的粗制品能抑制癌细胞的生长。

2. 蜂王幼虫

蜂王幼虫又称蜂王胎、蜂皇胎，是蜜蜂受精卵经工蜂喂饲新鲜王浆生长发育的幼虫体，是从王台里采集的幼虫。蜂王是唯一生殖器官发育完整的雌性蜂，蜂王幼虫以高质量蜂王浆为食而长大，幼虫本身有极丰富的营养，同时体表也黏附着蜂王浆，它是人工生产蜂王浆的副产品。蜂王幼虫不但营养高。其医疗保健价值非常高。蜂王幼虫保健品国内外已有很多种剂型，如片剂、粉剂及胶囊等。冠名为“蜂王胎”、“孕宝”、“王胎素”等产品，当然更多的品种有待进一步开发利用。

（1）蜂子古代叙述

古代对蜂子的应用有较多论述，当然这些蜂子可能包括蜂王胎与雄蜂子，有的古书甚至将黄蜂子一起使用。

《神农本草经》言蜂子“主风头，补虚羸伤中，久服令人光泽，好颜色，不老，轻身益气”。

《名医别录》说：“主心腹痛，大人小儿腹中五虫口吐出者，面目黄”。

《本草拾遗》言：“主丹毒，风疹，腹内留热，大小便涩，去浮血，妇人带下，下乳汁”。

《本草纲目》曰：“治大风疠疾”，“蜂子，古人以充馔品，故《本经》、《别录》著其功效，而《圣济总录》治大风疾兼用诸蜂子，盖亦足阳明、太阴之药也”。

古方：《圣济总录》记载：“治大风疠疾，眉毛堕落，皮肉已烂成疮者：蜜蜂子、胡蜂子、黄蜂子（并炒）各一分，白花蛇、乌蛇（并酒浸去皮、骨，炙干）、全蝎（去土，炒）、白僵蚕（炒）各一两，地龙（去土，炒）半两，蝎虎（全用，炒）、赤足蜈蚣（全者，炒）各十五枚，丹砂一两，雄黄（醋熬）一分，龙脑半钱。为末。每服一钱匕，温蜜汤调下，日三、五服”。

《本草经集注》记载蜂子：“畏黄共芩、芍药、牡蛎”；《蜀本草》：“畏白前”。

（2）蜂王幼虫的现代研究

现代研究表明[1]，新鲜的蜂王幼虫所含成分与蜂王浆相近，平均含水量约 77%，蛋白质约 15.4%，脂肪约 3.17%，总糖约 0.41%，灰分约 3.02%。人体必需的氨基酸种类齐全，含有 18 种氨基酸，富含 8 种人体必需氨基酸；多种维生素和常量与微量元素，多种生物激素、酶类等具有高度生物活性的物质。其中最丰富的是蜕皮激素和保幼激素，这两种激素不仅对蜜蜂幼虫的代谢、变态有非常重要的作用，而且对人体的新陈代谢具有调节作用。研究表明，蜂王幼虫的保健作用主要有以下几个方面：

①免疫调节作用

蜂王幼虫是营养成分齐全的天然产品，在补充营养、调节免疫上都有重要的作用。如蜂王幼虫所含几丁多糖是一种很好的免疫促进剂，具有促进体液免疫和细胞免疫的功能。应氏[2]等经小鼠实验证明，经小鼠注射 1% 的几丁多糖，3 天内可形成抗羊红血细胞的重要抗体。蜂王幼虫所含丰富的维生素 C 可以提高机体的免疫功能，最主要的是增加 T 淋巴细胞的数量与活力。蜂王幼虫所含人体所需的各种氨基酸，对免疫调节也有重要意义，特别是含有提高人体免疫能力的重要游离氨基酸——牛磺酸对调节人体生理机能，激发细胞活力、促进新陈代谢、提高机体免疫能力有显著功效。蜂王幼虫中所含硒、铁、锰等微量元素也有调节免疫功能的作用。

②抗肿瘤作用

国外早有报道，蜂王幼虫有抑制肿瘤的作用，并指出蜂王幼虫含有抗癌的特殊的混合激素，是蜂王浆所不及的，意大利等国的学者曾报道，给实验性艾氏腹水癌小鼠口服或注射蜂王幼虫浆，结果能使小鼠的艾氏腹水癌出现较缓，癌细胞出现退行性改变，使寿命延长，科学家波弟尔（Burdeel）等也有报道，蜕皮激素的粗制品能抑制培养中哺乳动物肿瘤细胞生长。我国学者丁恬等对蜂王胎进行的实验研究表明，蜂王胎对实验动物的S180肿瘤的抑制率为29.7%，对腹水瘤HEPA的生命延长率为83.33%，还证明蜂王胎能抑制人体癌细胞的生长。姚慈幼报道了蜂王幼虫浆抑制腹水瘤的动物实验，结果表明：试验组和对照组同时注射水瘤液，两组同时出现明显的腹水症状，从发病之日起试验组开始注射幼虫浆，每天1次，结果试验组比对照组平均寿命延长6.6天，腹水量较对照组少14~16倍。经过对腹水病理检查，试验组癌细胞发育受到抑制，发现有明显退行性变化。

蜂王幼虫体壁中含有丰富的几丁多糖，也成为人们研究抗肿瘤的热点。几丁多糖有直接抑制肿瘤的作用，在有（1×10）个癌细胞的溶液中，加入0.5mg/ml的水溶性几丁多糖，24小时后癌细胞全部死亡。用两组小鼠进行活体实验，一组每天给小鼠口服几丁多糖50mg/kg，几天后腹腔移植（1×10）个癌细胞，一组为对照组，只接种癌细胞，不饲喂几丁多糖，饲喂观察60天。结果：实验组小鼠成活率为67%。对照组则全部死亡。证明几丁多糖产生了明显的抗肿瘤作用。

③抗氧化作用

蜂王幼虫有一定的抗氧化作用，其抗氧化作用的成分有：多糖、维生素A、维生素C、维生素E、维生素B_2、超氧化物歧化酶（SOD）、硒、锌、铜、锰等。研究表明，蜂王幼虫体壁具有很好的抗氧化能力，主要是因为它们体壁中含有几丁多糖的缘故。近年来，国内外对几丁糖抗氧化的研究证实，它们可以显著提高机体内SOD活力及过氧化氢酶的活力，有效降低小鼠血清和肝脏中脂质过氧化物质（LPO）含量，降低小鼠脑组织和心肌中脂褐素（LE）含量，从而表明其抗氧化能力[3、4、5]。

④抗疲劳作用

蜂王幼虫有应激能力及抗疲劳作用。有学者[6]对蜜蜂工蜂幼虫、蜂王幼虫、工蜂幼虫，蛹对小鼠抗应激能力的影响进行了观察，用工蜂幼虫、蛹、蜂王幼虫磨成匀浆，用蒸馏水配制成100mg/ml的浓度，分别灌胃小鼠，剂量为0.4ml/只。7天后，于灌胃末日的次日进行负重（占小鼠体重5%）游泳试验。分别测定小鼠在常温（29±1）℃、低温（19±1）℃和高温（39±1）℃条件下的游泳时间，结果，蜂王幼虫组小鼠在常温游泳时间为（82.10±21.56）min，而对照组为（57.73±14.12）min；在低温时蜂王幼虫组小鼠游泳时间为（15.41±3.25）min，而对照组为（10.15±3.37）min；在高温时蜂王幼虫组小鼠游泳时间为（33.83±5.21）min，而对照组为（24.98±7.14）min。蜂王幼虫液灌胃的试验组无论常温、低温还是高温条件下，其游泳时间均显著高于对照组（$P<0.05$），说明蜂王幼虫能明显提高小鼠的抗应激能力，表现出明显的抗疲劳作用。

广东省卫生防疫站等单位在进行蜂王胎的抗疲劳试验中，给予小鼠口服0.017g/kg、0.175k/kg和0.35g/kg不同剂量的蜂王胎胶囊4周，在一定的条件下进行负重游泳试验，并在游泳运动后测血清尿素氮、肝糖原、血中乳酸。结果蜂王胎胶囊能明显地延长小鼠游泳时间，并降低运动后血尿素氮的含量，减少肝糖原的消耗量。这充分说明蜂王胎胶囊具有较好的抗疲劳作用，剂量愈高，作用愈强。

⑤促进生长的作用

蜂王幼虫是一种营养十分丰富的天然产品，因而有促进生长的作用。江西省商业科学研究所沈平锐（1990）研究了蜂王胎对幼龄大白鼠生长的影响，实验用健康断奶的 Wistar 大白鼠 45 只，随机均分为 3 组，以配合饲料分笼喂养，实验 1 组在饲料中添加蜂王胎 1.2g/kg，实验 2 组添加 1.8g/kg，以后每周称重 1 次，比较各组鼠体重的变化。饲喂 28 天的实验结果：实验 3 组体重（175.02 ±7.57）克，实验 2 组体重（200.43 ±14.29）克，对照组（不添加蜂王胎）体重（167.05 ±7.29）克，实验组与对照组比较，有显著性差异（$P < 0.05$），说明实验组的大白鼠体重增长速度明显高于对照组，从而显示了蜂王胎具有明显的促进大白鼠生长的作用。

⑥对循环系统的作用

蜂王幼虫能改善心血管的功能，具有增强心脏收缩力、平衡血压、改善微循环、促进组织代谢、增加白细胞的作用。适用于气短心悸、气血不通、面色萎黄、脸色苍白、四肢无力的医疗保健。

⑦对消化系统的作用

蜂王幼虫对消化系统有很好的调节作用，能增加食欲，帮助消化，通利大便，对于嗳酸腹胀，胃纳差，便秘有很好的改善作用，对慢性浅表性胃炎有辅助治疗功效。还有护肝作用，能改善肝脏功能，恢复受损害的肝细胞。

⑧对内分泌系统的作用

蜂王幼虫对内分泌系统有调节作用，能调整月经，改善更年期不适，增强男女性欲。对男性精子数少、活动力差、液化时间延长病人有明显改善作用。对于经期不准、量多量少、更年期综合症、阳痿、早泄、女性排卵障碍、不孕不育等有辅助疗效。

此外，蜂王幼虫能调节神经系统功能，具有安神镇静、振奋精神、改善睡眠、增强记忆能力的作用。适用于神疲健忘、失眠多梦、精神恍惚、心烦意乱等的医疗保健。

(3) 蜂王幼虫质量标准

①感官指标

色泽：虫体乳白色，不得呈褐色、黑色或别的颜色。

新鲜度、完整性：幼虫要完整，无破损，具有一定的光泽和新鲜感，无气泡，无变糊现象。

气味：具有新鲜幼虫特有的腥味，不得有令人不快的异味。

纯洁度：不得有蜡屑尘埃等杂质，不得用白酒冲淋，不得掺进工蜂和雄蜂幼虫。

②理化指标

含水量：$<80\%$

总氮量：冷冻干燥蜂王幼虫干粉总氮量$\geq80\%$

重金属：冷干粉$\leq10\mu g/kg$

砷盐：$\leq1mg/kg$。

③卫生指标

细菌总数：≤1000个/g。

霉菌：≤100个/g。

致病菌：不得检出。

以上各项检测，参照国家食品标准。卫生指标是参照药品卫生指标提出的。作为食品卫生指标可酌情降低。

雄蜂和工蜂幼虫的质量要求可参照蜂王幼虫。

3. 雄蜂蛹

蜂蛹（Honeybee Pupae），又名蜂胎、蜂子，是蜂幼虫在封盖房未羽化的变态虫体。蜂蛹（包括雄蜂蛹、工蜂蛹及少许蜂王幼虫）在发育中均以王浆、蜂蜜、花粉为食，其营养丰富，是一种高蛋白、低脂肪、含多种维生素和微量元素的理想保健食品。

雄蜂蛹是指蜜蜂雄性幼虫封盖后到羽化出房前这一变态时期的营养体。雄蜂蛹的躯体呈乳白色或浅黄色，翅足游离，复眼初呈白色，逐渐转变为浅蓝色至深褐色，具有新鲜蛹的特殊腥味，无异味。雄蜂负责与蜂王交配，吃蜂蜜和低品质蜂王浆长大。雄峰蛹是高蛋白、低脂肪、矿物质含量也很丰富的理想食品。

有资料介绍，雄蜂蛹含蛋白质20.3%、脂肪7.5%、碳水化合物19.5%、微量元素0.5%、灰分9.2%、水分42%、尤其是维素A大大超过牛肉、鸡肉，仅次于鱼肝油，维生素D的含量超过鱼肝油，还富含蛋白质、氨基酸、锗、硒、维生素和钙、另外蜂蛹富含数十种对人体有益的酶，是目前人们食用昆虫食品的上品，被誉为“天上人参”，是一种营养价值高的优质天然昆虫保健食品。

（1）蜂蛹的营养丰富

由于雄蜂蛹的营养丰富，目前，雄蜂蛹在国内外主要用于食品行业，被视为食物中的美味珍品，营养中之精华。雄蜂蛹作为餐桌上的高级菜肴，烹制方法很多，可以煎、炸、炒、蒸，用雄蜂蛹包饺子，味道鲜美。现已开发的系列成品雄蜂蛹食品有雄蜂蛹罐头、盐渍雄蜂蛹、雄蜂蛹饼干、雄蜂蛹冻干粉、雄蜂蛹口服液等。食用雄蜂蛹对机体各组织器官有很好的保健作用。

雄蜂蛹是含有高蛋白、低脂肪、碳水化合物，灰分，多种维生素、微量元素、酶类和激素的理想营养食物。张氏[7]等对雄蜂蛹的营养成分进行了分析，其中含水分76.36%～80.16%，干物质19.84%～23.64%。在干物质中含粗蛋白41.50%～63.10%，粗脂肪15.71%～26.14%，碳水化合物3.68%～11.16%。雄蜂蛹含有17种氨基酸，9种矿物质，其营养价值高于牛奶和鸡蛋。

（2）蜂蛹的质量鉴别

蜜蜂蛹的开发起步较晚，仅少部分雄蜂蛹被利用，凭感官衡量、判断雄蜂蛹的优劣的方法如下：

①眼观　商品雄蜂蛹，一般为20～22日龄，蛹的复眼红色或紫红色，体色乳白或淡黄色，各蛹体颜色均匀一致，不得呈黑色；蛹体完整，六肢已形成，翅还未分化长成，体表的几丁质没有硬化；蛹体新鲜洁净，表面不可黏附蜡屑、蜂螨、死蜂或其他杂质等。

②鼻闻　新鲜雄蜂蛹无异味，盐渍后能保持其独特的鲜味，不能有酸败、腐臭等气味。

近年来，蜂蛹特别是雄蜂蛹的开发有了较大进展，日本已成功地将雄蜂蛹成罐头出售。在我国，经过有关专家的努力，已摸索出以雄蜂巢础生产雄蜂蛹的配套技术。蜂蛹的应用，除用作普通的食品外，已较广泛地应用于人类的临床保健、昆虫饲料和家禽繁殖等方面。

（3）蜂蛹的现代研究

①抗炎及免疫调节作用

现代研究证实，蜂蛹具有较好的抗肿瘤、抗炎、抗氧化、提高免疫力等药理作用。胡氏等[8,9]在研究工蜂幼虫、蛹和蜂王幼虫的抗S_{180}的活性时发现：工蜂幼虫、蛹和蜂王幼虫对小鼠S_{180}肿瘤的生长有明显的抑制作用，其抑瘤率达60.92%，64.37%和59.77%。荷瘤小鼠寿命延长率分别达80.65%，81.74%和79.03%。胡氏等[4]又观察了工蜂蛹及其水提物和醚提物对小鼠肉芽肿模型、大鼠佐剂性关节炎模型的作用和对肾上腺中Vc及胆固醇含量的影响，结果发现，工蜂蛹及其中、高剂量的水提物均对小鼠棉球肉芽肿有显著的抑制作用，对大鼠佐剂型关节炎模型的原发性病变和继发性病变具良好的对抗作用，能抑制细胞因子 IL－6 及炎症介质 PGE 的生成，明显改变肾上腺中的胆固醇和 Vc 含量，并能有效地防止造模期间体重的减轻。表明工蜂蛹发挥抗炎及免疫作用的大部分活性物质可能存在于其水提物中，其作用机制可能是通过作用于肾上腺皮质系统而发挥抗炎作用，抑制单核巨噬细胞的活化和分化，抑制炎症介质的产生是工蜂蛹发挥抗炎和免疫调节作用的机理之一。

何氏等[10]观察雄蜂蛹多肽对环磷酰胺化学药所致小鼠造血系统损伤的保护作用，结果表明（714mg/kg）雄蜂蛹多肽灌胃小鼠可明显减轻环磷酰胺引起的白细胞下降（$P<0.05$），还可明显减轻环磷酰胺引起的网织红细胞和有核细胞数下降（$P<0.05$），此外，还可明显提高模型小鼠的有核细胞 DNA 合成（$P<0.05$）。提示：雄蜂蛹多肽对化疗药环磷酰胺引起的造血系统毒副作用有明显的减毒作用，并对造血系统的损伤有较好的恢复作用。杨氏等[11]研究发现蜂蛹增强了实验小鼠的游泳耐力和常压耐缺氧时间，蜂蛹摄入后降低了小鼠运动后血清乳酸，血清尿素氮和丙二醛含量，提高了小鼠血清乳酸脱氢酶和超氧化物歧化酶活性，增加肝糖原的储备量，从而增强了小鼠抗疲劳能力。李氏等[12]为了研究水解蜂蛹蛋白对大鼠免疫功能的影响及性别之间的差异，选用 50 只 3 周龄 SD 大鼠随即分成两组，分别灌胃蜂蛹蛋白粉和经消化酶水解的蜂蛹蛋白 4 周。结果表明，饲喂水解蜂蛹蛋白雌鼠胸腺指数对比照组提高 30.00%（$p<0.05$），雄鼠脾脏指数对比照组提高 8.33%（$p<0.05$），而雌鼠脾脏指数和雄鼠胸腺指数与对照组无显著差异。饲喂水解蜂蛹蛋白组雌鼠和雄鼠血清 IgG 的含量分别比对照组增加 21.82%（$p<0.05$）和 41.34%（p<

0.05)；雌鼠血清 IgG 含量比对照组增加 52.78%（$p<0.01$）。结果提示，水解蜂蛹蛋白有增强大鼠的免疫功能的作用，且存在一定的性别差异。

②营养辅助治疗作用

雄蜂蛹用于临床辅助治疗疾病，对肝脏、心血管、脑血管、神经衰弱、营养不良、儿童智力发育障碍、小儿缺钙症的防治，有非常明显的疗效。对男女性功能衰退等疾病都有一定的辅助治疗作用。雄蜂蛹作为补肾壮阳、抗疲劳、延缓衰老的生物制品，已越来越多的受到人们的关注和青睐。

4. 蜂幼虫及蜂蛹的采集与加工

人们对蜜蜂幼虫的采收即得到蜜蜂幼虫。现主要作为商品的蜜蜂幼虫是蜂王幼虫和雄峰蛹。

一般来说，工蜂的幼虫常年均有，随着季节的不同有多少之分。在正常情况下，雄蜂是在蜜蜂进入繁殖季节才出现的。由于蜂王能根据巢房大小控制产卵类型，用人工的办法，生产出比工蜂房眼大的巢础加进蜂群里，工蜂就会把它做成整张都是雄蜂巢房的雄蜂脾。蜂王在上面产下的都是未受精卵，以后全部发育成为雄蜂。沈氏指出[13]蜂蛹采摘期应掌握在幼虫要变蛹期最宜，一般当蛹发育到第 12 天时，即可采收。

陈氏[14]等指出人工取蛹方法主要是用小夹子撤去蛹口壁膜、将蛹及幼虫从蜂房内逐个取出。

蜂蛹系鲜活产品，除鲜炒取食外，大部分采用干制法加工，以便于贮藏。

蜜蜂幼虫营养丰富，极易受微生物污染，易变质、腐败。幼虫离开蜂群，置常温 2～4 小时就会产生褐变、变质，故幼虫的及时贮存、保鲜是保证质量的关键。故采收后应立即加工，加工方法多用冷藏法，酒浸法、盐渍法。冷藏法，放入 -18℃（或以下）的冷库或冰柜中冷冻贮存。

其他贮存法：①柠檬酸 - Vc 混合液贮存法：用 0.5% 柠檬酸及 0.1% Vc 的混合液贮存幼虫，室温下可保存 2 ~ 3 天。②二氧化碳气体贮存法：在幼虫容器中充入二氧化碳（CO_2）：或将石灰与稀盐酸反应产生的二氧化碳用一根导管与贮存幼虫的容器连结，使产生的二氧化碳充满幼虫容器空间，置于荫凉处，保存时间为 3 ~ 5 天。

5. 蜂幼虫与蜂蛹的应用方法

蜂幼虫与蜂蛹虫要注意保持新鲜，要尽量缩短与空气接触的时间，以防褐变。其主要使用方法：既可内服，还可外用。以下介绍几个简单有效的保鲜及应用方法。

（1）酒泡法：取新鲜蜂幼虫或蜂蛹、蜂成虫 100g，50 ~ 60 度白酒或 75% 的食用酒精 500ml 装瓶，密闭浸泡，一般 10 日后即可服用，每日晚临睡前饮 1 小杯（5 ~ 10ml），或外用涂搽。

（2）盐渍法：可采用热盐水快速加工法，将浓度为 2.5% ~ 3.3% 的盐水溶液煮沸，取采集来的鲜雄蜂蛹、幼虫放入，焯 3 分钟 ~5 分钟，待蜂虫或蛹上浮，捞出沥干。再晾（烘）干使蛹体含水量应控制在 14% 以下。继之用包装冷冻贮藏；或炒炙，或焙干食用。

（3）冷冻干燥法：在冷冻或酒浸与盐渍的基础上，可将蜂幼虫与蜂蛹匀浆，冷冻干燥，制成冻干粉食用。冷冻干燥的冻结温度应在 -35℃ 以下，保持 2 小时，然后升华干燥。冻干粉具有热稳定性，在 120℃ 加热 20 分钟，营养成分几乎无损。供人们食用；也可加工成罐头，作为旅行高蛋白营养食品等。幼虫干粉则可与面粉、豆粉等配合制作成高营养价值的饼干、面包、甜点等。

（4）直接烹饪法：油炸法：用食油炸二三分钟后捞出沥干，使蜂幼虫，或蛹的外观色泽更为光滑油亮。或将新鲜蜂幼虫、雄蜂蛹用文火炸至金黄色后捞出即可食用。炒法：在酒浸与盐渍的基础上，可用油炒蜂幼虫或雄蜂蛹，或椒盐炒，或做汤，或做粥等，也可配其他菜做成很多美味菜肴[15]。

（5）制成调味品及添加剂：在干粉的情况下，可将幼虫干粉开发成鲜味高蛋白食品添加剂及各类食品调味品。或制成饲料添加剂，喂养其它昆虫、畜类及其他珍稀动物。

（三）成蜂躯体

成蜂躯体，又称蜂尸，蜂体，就是蜜蜂的尸体。含有丰富的蛋白质，17种氨基酸，多种维生素和微量元素，还含有合成磷酯酶A及组胺的前物质。

蜂体是重要的蛋白质原料。加拿大研究人员将蜂体脱水制成蜜蜂粉，并从蜜蜂粉中提取浓缩蛋白质产品，这种产品的蛋白质含量很高，分别为56.8%和64.2%。

在我国蜜蜂成虫尚未大量的开发利用为保健食品，但蜂体是一种很好的蛋白质饲料。有人将蜂体脱水研成粉末饲喂家禽，使家禽的产蛋率提高10%以上。过去，养蜂户往往把死蜜蜂作为废物清除、丢弃掉。若利用它开发蜂尸食品，是有很好的前景的。

经科学测定，蜂尸中含有丰富的蛋白质、多种维生素和微量元素。通过技术处理，可加工成蜂糕、蜂精、蜂糊等多种保健食品，对增强人的体质、食欲、性欲以及加速病后康复，有一定的作用。近年来，在国际市场上，蜂尸食品已享有盛誉，可与蚂蚁食品媲美。

在我国，对蜂尸的药用价值，史书上就早有记载：蜂尸可健食益气，补虚益中，祛头风，除肿毒。现代医学研究还表明：蜂尸具有麻醉止疼、降低血脂和抗菌作用，是理想的防治感冒、皮肤癣、口腔疾病、胃溃疡及各种慢性炎症的理想药品。

我国是世界养蜂大国。据估计，每年死亡的蜜蜂有上千万公斤。如果能充分利用这些蜂尸资源，开发蜂尸食品，不仅能增加大量的新的保健食品，造福于人类；而且能变废为宝，获得较大的社会效益和经济效益。

二、蜂酒

中国酒文化历史悠长，古人对蜂蜜酒的功效评价很高，而且蜂蜜是世界上最好的高浓缩，全营养保健食品。

我国蜂蜜酒始于公元前780年西周时试酿成功的。宋代苏东坡的好友秦少游（秦观）饮过他的蜂蜜酒后，感慨万千，题诗赞曰：酒评功过笑仪康，错在杯中毁万粮，而今蜂蜜酿玉液，金丹何如此酒强，可见古人对蜂蜜酒的功效评价有多高。

蜂酒的口味独具一格，天然蜜香宜人，入口柔和，清澈透明，属纯天然绿色食品，即使平素不饮酒的人也能接受，适量多饮不醉，最大的特点，饮酒后头清醒，口腔呼出的气体，无酒臭的气味，缓解疲劳不影响社交及正常工作，蜂酒酒质带有蜂蜜，蜂花粉、蜂胶、蜂蛹等含有的多种对人体有益营养成人有益人体健康，男女皆宜。

蜂酒的类型有多种，一是用蜂蜜酿成的酒，二是用酒浸泡的蜂产品，第三是用蜂蜜、花粉等产物钩兑的成混合酒。

1. 蜂蜜酒

组成：蜂蜜300g，白酒1500g。

制法：将蜂蜜加入白酒中混匀，装入干净的玻璃瓶中，密封瓶口陈酿数日，随量饮用。

功效：蜂蜜酒适用于肠燥便秘、肺虚久咳，特别适于老年人，长期饮用对身体大有裨益。

2. 蜂王浆酒

组成：蜂王浆100g，低度白酒1000g。

制法：将蜂王浆与白酒放在一起充分搅拌，使蜂王浆充分溶解进酒液中，装瓶密封低温处贮存饮用。

功效：蜂王浆酒营养丰富，能够激发青春活力，增进血液循环，改善脑力活动，滋补强身。常饮可壮身体，增加食欲，改善睡眠，促进新陈代谢，延年益寿。

此外，根据需要可以配制不同的蜂王浆含量剂型，也可以在酒中加入蜂蜜，效果更佳。因蜂王浆不能完全溶于酒，所以酒中有白色沉淀，饮用时先摇晃一下使上下均匀。

3. 蜂花粉酒

组成：蜂花粉 50g，蜂蜜 30 ~50g，38 度以上白酒 500g。

制法：将白酒温热，然后把蜂花粉直接放入白酒中浸泡，用力搅拌，再加入蜂蜜，继续搅拌 10 分钟以上，密封浸泡。每日摇晃 1 次，10 日后过滤，把上部的上清液过滤到另一清洁的容器中，然后装瓶，即成为酒味浓郁、香甜适口的蜂花粉酒。

功效：蜂花粉酒营养丰富，经常饮用能够增进食欲、滋补身体、消除疲劳、增强体质、补脑益智、润肤驻颜等。适用于体质虚弱、体怠乏力、精神不振者及老年人养生保健。

4. 蜂王幼虫酒

组成：蜂王幼虫 100g，50 度纯粮白酒 500g。

制法：选用虫体完整、新鲜洁净、有光泽感的蜂王幼虫，放入 50 度纯粮白酒中浸泡密封，隔日振摇数次，10 日后即可饮用上清液。每饮服 5 次后可续加白酒，最后蜂王幼虫体也同样可食用。或蜂王幼虫也可以捣烂研碎后加入白酒中浸泡。

功效：新鲜的蜂王幼虫所含成分与蜂王浆相近，营养价值高，可以增强体质和体力，增加食欲和振奋精神。适用于身体虚弱、疲乏无力、营养不良、病后和手术后的患者，尤其是老人以及经常需要滋补复壮的人食用。蜂王幼虫酒对放疗所引起的白细胞减少症、营养不良、神经衰弱、腹泻、痢疾、风湿性关节炎、肩周炎、性功能障碍等症都有较好的辅助疗效。

5. 蜂胶酒

组成：蜂胶 25~30g，60 度以上白酒 1000g。

制法：选择杂质较少、纯度较高的新鲜蜂胶，置于 0℃ 以下冷冻，然后粉碎成细末状。将蜂胶粉放入白酒中封藏浸泡，浸泡期间定期摇动，15 日后多层纱布过滤，除去酒不溶解部分，所得透明栗色滤液即是蜂胶酒，内服与外用均可。

功效：蜂胶是一种天然的抗生素，具有特殊的生物学效能，主要应用于医疗。蜂胶酒适用于急慢性胃肠炎、痢疾、冠心病、高脂血、搪尿病、外伤性感染、口腔溃疡等多种疾病。

6. 蜂巢酒

组成：老巢脾 1 张，黄酒 500g。

制法：将老巢脾洗净、撕碎，置于沙锅或铁锅中文火焙干，研成细末加入黄酒中，密封浸泡 7 日后即可饮用。

功效：蜂巢酒适用于各类型肝炎、鼻炎、牙痛、关节炎、扁桃体炎、遗尿及肾虚等疾病。

三、蜜醋

蜜醋有两种形式，一是以蜂蜜为原料酿造而成的醋，另一种是蜂蜜与米醋的合成品。当然是以前者的质量与保健效果为优。

蜜醋以纯正的蜂蜜和原汁米醋为主要原料。经低温发酵浓缩而成。蜜醋中富含维生素、氨基酸、有机酸、各种微量元素、生物活性物质及酶等上百种内养外调的有益成分。同等重量的蜜醋，所含热量是牛奶的四倍。营养及保健价值非常高。由于其融合蜜和醋双重风味，酸中带甘甜，甜酸交夹，令人回味无穷。对青少年、中老年人、白领阶层、爱美的女性来说，都是饮用佳品。

酿制蜂蜜醋对原料蜜要求不严，一般选择任何种的蜂蜜均可，用质量较差、颜色较深的蜂蜜也行，如荞麦蜜、乌桕蜜等。

1. 工艺流程

稀释→灭菌→接种→发酵→陈酿→过滤。

2. 酿造方法

稀释蜂蜜：按蜂蜜与水的比例为1：4～5进行稀释，使其含糖量在15%～19%之间。

灭菌：将稀释过的蜂蜜加热达75℃～80℃，经30分钟灭菌。

接种：待灭菌后的蜜水冷却为26℃～28℃时，加入事先培养好的酵母菌、酒药、曲块等发酵剂。

发酵：将接种后的蜜水在26℃～28℃下进行发酵，将糖转化为蜜酒。当蜜酒的酒精含量达6～7ml/100ml（即酒精度6～7°）时，把温度升高到35℃～40℃，再加入10%醋酸菌，每日早晚各搅拌1次，进行醋酸发酵，将酒精转化为醋酸。当醋酸含量达5g/100ml以上时，发酵终止。

陈酿：发酵完毕的醋液加入1%的食盐存放30天，以增加蜜醋的风味。

3. 功效

（1）美容作用

蜜醋能改善血液循环和面部微循环、营养肌肤、调整皮肤代谢等作用；可逐步消除面部色素沉着，使皮肤滋润、白净、光泽有弹性，令肤色娇美。

（2）养身保健作用

蜜醋具有降血脂、降血压、消除疲劳的作用。适宜高血脂、高血压，人体的养身保健，长期饮用有益健康。有人将其作为餐桌上的有益饮料，深受欢迎。

(3) 助消化，调肠胃

蜜醋能调节肠胃，增强胃肠生理机能的作用，有很好的消腻、消积、止呕、助消化功能。对胃肠功能较差者，伤食、油腻、口淡无味、精神不振等有很好的调理作用。

(4) 醒酒的作用

蜜醋对于醉酒的解酒，及提前预防醉酒都有一定作用。

(5) 家庭的调味品

蜜醋可直接作为家庭烹调的佐料，用于凉拌黄瓜、西红柿等各式瓜果食用，鲜美可口，营养价值也高。

民间有“每天一勺醋，一年不问药”的说法，确有科学根据。蜜醋可以直接饮用，或用水适当稀释后饮用，连续饮用两个月后效果显著。

四、各种蜂产品美容法

自有人类文明以来，美感便进入了人的生活，人体保健使美从内生，美容化妆品从外用，使美感伴随人生，爱美之心人皆有之。在品种繁多的美容制品中，蜂产品由于含有多种生物学活性物质，是较为理想的美容品。蜂蜜、蜂花粉、蜂王浆、蜂胶等一直是人们喜欢的美容养颜产品，无论是外用还是口服，既可滋养皮肤，有防皱、防燥、防粗糙之功效，又可避免出现因使用美容化妆品带来的面部斑疹或色素沉着等“时髦病”。在美容界，用蜂产品做美容品，逐渐成为时尚。

(一) 蜂蜜

蜂蜜是理想的天然美容剂，早在1700年前，我国已开始用蜂蜜护肤美容，晋代郭璞在《蜜蜂赋》中记载“灵蛾御之以艳颜”，即指晋代女子直接用天然蜂蜜抹面。南北朝百岁名医甄权在《药性论》中记载“蜂蜜常服面如花红”。

现代研究表明，内服或外用蜂蜜，可改善营养状况，促进皮肤新陈代谢，增强皮肤的活力和抗菌力，减少色素沉着，防止皮肤干燥，使肌肤柔软、洁白、细腻，并可减少皱纹和防治粉刺等皮肤疾患，起到理想的养颜美容作用。另外，由于蜂蜜具有天然的渗透力、优良的保湿效果，和良好的抗菌消炎作用，故可用蜂蜜制成多种类型的美容用品。蜂蜜的美容方法较多，下面是几种常见的方法：

1. 直接食用美容法

蜂蜜是可以食用的美容剂，其美容的效果好，且历史悠久。在唐代，曾广泛流传这样一个故事：唐玄宗李隆基的女儿永乐公主面容干瘪、肌肤不丰，后因战乱避居陕西，常以当地新产的桐花蜜泡茶饮用，3 年后她竟出落得丰美艳丽、丰姿绰约，判若两人。后来人们发现，桐花蜜能使“老者复少，少者增美”，具有补髓益精、明目悦颜的功能。

现代研究表明，蜂蜜的营养成分全面，食用蜂蜜可使体质强壮起来，容颜也会发生质的变化，符合“秀外必先养内”的美容理论。特别是蜂蜜有很强的抗氧化作用，能清除体内的“垃圾”——氧自由基，因而有葆青春抗衰老、消除和减少皮肤皱纹及老年斑的作用，显得年轻靓丽。因此，每日早、晚各服天然成熟蜂蜜 20～30 克，温开水冲服，就可增强体质，滋容养颜，使女士们更健康更美丽。

2. 直接涂抹美容法

用蜂蜜直接涂抹有很好的美容效果。1998 年日本《读卖新闻》家庭版上曾发表一篇专访，介绍女作家平林英子青春永驻，根本不像 80 岁的高龄老人，脸上没有一丝皱纹。记者问她用哪类美容抗皱剂，她回答说：自己从来没用过美容霜、珍珠霜、抗皱剂之类的化妆品。我只不过每天早晨拿纱布蘸些蜂蜜汁擦脸，几十年如一日，一直坚持不断。这是家母传授的，她老人家活到90岁，脸上皱纹也很少。

现代研究表明，用蜂蜜涂抹于皮肤外表，蜂蜜中的葡萄糖、果糖、蛋白质、氨基酸、维生素、矿物质等直接作用于表皮和真皮，为细胞提供养分，促使它们分裂、生长，常用蜂蜜涂抹的皮肤，其表皮细胞排列紧密整齐且富有弹性，还可以有效地减少或除去皱纹。通常涂抹的方法是：将蜂蜜加2～3倍水稀释后，每日涂敷面部，并适当地进行按摩；也可以用纱布浸渍蜂蜜后，轻轻地擦脸，擦到脸部有微热感为止，然后用清水洗净。

3. 蜂蜜面膜美容法

用蜂蜜做面膜，有很好的美容效果。常用的蜂蜜面膜有：

①蜂蜜鸡蛋面膜　取鸡蛋清1个放碗中搅动至起泡，然后加入蜂蜜20克调匀。洗浴后将其均匀涂抹在面部和手上，使其自然风干，30分钟后用清水洗净，每周2次。此面膜能润肤除皱，驻颜美容，有营养增白皮肤功效。

②蜂蜜柠檬面膜　取蜂蜜10克隔水加热至60℃，加入柠檬汁10毫升调匀。洗脸后均匀涂于面部，20～30分钟后洗去，每日1次。此面膜可促使皮肤白嫩。

③蜂蜜橄榄油面膜　取蜂蜜100克和橄榄油50克混合，加热40℃，搅拌，使之充分混合均匀。用时将混合膏涂到纱布上，覆盖于面部，20分钟后揭去洗净，每周2～3次。此面膜能防止皮肤衰老、消除皱纹、润肤祛斑，皮肤干燥者尤为适宜。

④蜂蜜葡萄汁面膜　取蜂蜜20克加入葡萄汁20克，边搅拌边加入淀粉10克，搅匀。洗脸后敷于面部，10分钟后用清水洗去。此面膜适合油性皮肤使用，常用可使皮肤滑润、柔嫩。

⑤蜂蜜牛奶面膜　取蜂蜜10克，鲜牛奶10毫升，蛋黄1个搅拌均匀，调制成膏状，洗脸后涂于面部，20分钟后洗去，每日

1次。此面膜能营养皮肤，防止脸面皱纹，促使皮肤白嫩。

⑥蜂蜜玫瑰面膜　取蜂蜜60克，玫瑰汁10毫升，燕麦粉30克混合调匀。洗脸后敷于脸上，30分钟后洗去，早晚各1次。此面膜适用于治疗面部黑斑。

4. 蜂蜜洗浴美容法

将蜂蜜直接加入温水中，配成1%左右的蜂蜜水溶液，洗脸或洗澡，特别是“蜂蜜浴”对消除疲劳功效明显，还可以使皮肤变得光洁润滑。也可以在沐浴之前，用蜂蜜涂抹全身，尤其是脚底、膝盖、手肘等部位要多涂一点，10分钟后，进入浴缸浸泡，然后再用香皂洗一遍，洗完澡后，会觉得全身滑腻如凝脂。此外，还可用蜂蜜500克，鲜菊花100克（干品25克），先将菊花加水煎煮，二沸后去渣取汁，与蜂蜜一同加入到洗澡水中，浸泡全身约20分钟后用清水冲洗，每3～5日沐浴1次，可使皮肤光洁细腻，并有美容、香身的作用。

（二）蜂花粉

鲜花粉合养丰富，能够改善皮肤生理状态，促进皮肤细胞新陈代谢，防止色素的形成，防止皮肤干燥脱屑，延缓皮肤衰老，增强皮肤弹性，从而起到美容养颜的作用。据日本研究报道，涂抹由蜂花粉制作的化妆品6个月，可使女性痣和老年斑消退50%，小皱纹消退65%，粉刺和雀斑消退73%，皮肤黑色消退50%；而且口服也有同样的效果。Essen报道，蜂花粉对皮肤疾病，尤其是治疗粉刺有很好的效果，那些用其他方法不能见效的患者。服用鲜花粉会获得意想不到的作用。

1. 蜂花粉美容配方

养发、护发、生发。

配方：蜂花粉3克，鲜牛奶5克，2%蜂胶酊1毫升。

制作与用法：选破壁蜂花粉与鲜牛奶和蜂胶酊调匀，备用。

洗净头后，将发乳洒在头发上，用手轻轻搓揉片刻，使之在头发及头皮上分布均匀，保持10分钟以上，洗净，每2~3日1次。

作用：养发、护发、生发，经常使用可防治断发，长出新发，并使头发乌黑光亮富有柔性。

2. 蜂花粉美容验方

滋养、清洁皮肤，杀菌净面，适用于痤疮、粉刺、雀斑患者。

配方：鲜花粉10克，姜汁5克，1%蜂胶酊2毫升。

制作与用法：将花粉与姜汁和蜂胶酊混合，研细调匀成膏，备用。用时先洗净脸面，取少许于手心中，搓揉到面部，每日1次。

作用：滋养、清洁皮肤，杀菌净面，适用于痤疮、粉刺、雀斑患者，常用可使面色光泽、红润。

3. 蜂花粉美容验方

营养润白皮肤，尤其对面部粉刺、痤疮有特效

配方：蜂花粉10克，芦荟叶汁5克，食醋适量。

制作与用法：选破壁蜂花粉，与芦荟叶汁调匀，配制成膏，备用。用时，先用食醋洗净患处，再用花粉芦荟膏涂敷于患处，同时在面部轻轻抹一层，每日1次。

作用：营养润白皮肤，尤其对面部粉刺、痤疮有特效。

4. 蜂花粉美容验方

营养清洁皮肤，对粉刺、青春痘有消退作用。

配方：鲜蜂花粉70克，胡萝卜汁20毫升，5%蜂胶酊10毫升。

制作与用法：榨取胡萝卜汁，与鲜花粉混合，研细成膏，兑入蜂胶酊，调匀即可。用时，涂抹脸面薄薄一层，揉搓均匀，每日1次；患处可重点搽敷。

作用：营养清洁皮肤，对粉刺、青春痘有消退作用，经常使用可使皮肤健美富有弹性和光泽。

5. 蜂花粉美容验方

营养皮肤，经常搽用可使皮肤细腻白润，褐斑消退，红光润泽。

配方：蜂花粉50克，无菌水60毫升，乙醇40毫升。

制作与用法：将蜂花粉磨细成粉，放入无菌水泡提24小时，滤除上清液，其渣用乙醇浸提24小时，滤除沉渣后，将二液合并，在减压浓缩装置浓缩到50毫升，备用。洗脸后，取少许于手心，搽抹到脸部，均匀一层，每日1次。

作用：营养皮肤，经常搽用可使皮肤细腻白润，褐斑消退，展露红润。

6. 蜂花粉美容验方

养肤除色斑，有很好的营养皮肤和增白作用。

配方：鲜蜂花粉30克，白醋15毫升。

制作与用法：将蜂花粉浸泡在白醋中12小时，捣细，过滤成膏状，备用。洗脸后取少许于手心中，轻轻揉搓到面部，每日1次。

作用：养肤除色斑，有很好的营养皮肤和增白作用，对褐斑、粉刺等有除治效果。

7. 蜂花粉美容验方

营养滋润皮肤，可使皮肤细腻润白，皱纹减少，富有光泽。

配方：鲜花粉60克，人参20克，白酒100毫升，蜂蜜50克。

制作与用法：先将人参捣碎，与蜂花粉一同放入白酒中浸泡4~5日，进一步研磨后沉淀一日，滤除渣，以其滤液与蜂蜜混合，调匀，每日早晚搽面部。

作用：营养滋润皮肤，可使皮肤细腻润白，皱纹减少，富有光泽。

8. 蜂花粉美容验方

养颜、除皱、祛斑，可使皮肤细嫩富有弹性。

配方：鲜花粉 70 克，熟石榴 2 个，醋 100 毫升。

制作与用法：将蜂花粉与石榴一同浸泡在醋中 80～100 小时，取出捣烂成膏状，以滤网滤除渣后备用。每日洗脸后取少许于手心，搓揉到面部，长期使用。

作用：养颜、除皱、祛斑，可使皮肤细嫩富有弹性。

（三）蜂王浆

口服外用蜂王浆对美容都有很好的作用。经常服用蜂王浆，机体抗病能力增强，活力旺盛，使机体获得内在的健康美。化妆品中添加蜂王浆，能增强表皮细胞活力，改善微循环，在增强新陈代谢，防止弹力肌纤维变性和硬化，可推迟皮肤老化。同时蜂王浆还可以治疗一些皮肤病，如雀斑、黄褐斑等，有 85% 以上的疗效。据北京 7 家医院研究报道，用蜂王浆对 300 例患有粉刺、褐斑、皮炎的患者进行治疗，4～8 周后，总有效率为 70%。下面介绍一些常用蜂王浆美容品简易用法：

1. 蜂王浆甘油祛痘

配方：蜂王浆 5 克，甘油 10 克。

做法：将蜂王浆研磨细，与甘油混合，充分搅匀，早晚各 1 次涂抹于患处。

作用：适用于面部痤疮（青春痘）患者。

2. 蜂王浆减皱养肤油

配方：蜂王浆 20 克，蛋黄 1 个，植物油 10 克。

做法：将蛋黄打入碗中，调入蜂王浆和植物油，搅匀成膏状。洗脸后取 5 克搓到脸上，保持 30 分钟，用温热水洗去，每周 2 次，或每隔 3 日 1 次，连用 7～10 次可显效。

作用：适用于干燥性衰萎的皮肤，可使皮肤爽净、细嫩，皱纹减少和消退。

3. 蜂王浆润肤蛋清面膜

配方：蜂王浆50克，鸡蛋清1/2个。

做法：将鸡蛋清打入碗中，调入蜂王浆，搅匀，存入冰箱中。温水洗脸后，取2~3克揉搓到面部，保持30分钟，洗去，每日1次。

作用：营养皮肤，滋润皮肤，可使皮肤红润细白。

4. 蜂王浆祛粉刺柠檬蜜

配方：蜂王浆10克，柠檬汁8克，白色蜂蜜7克。

做法：首先榨取柠檬汁，过滤后与蜂王浆、蜂蜜混合，调匀。每日睡前洗脸后，取3克涂到面部，轻轻揉搓片刻，第二日清晨用清水洗去。

作用：养颜、净面、驻容，可使皮肤柔嫩细腻，面部粉刺消退。。

5. 蜂王浆护发液

配方：蜂王浆5克，鲜牛奶5克。

做法：将蜂王浆与鲜牛奶混合调匀。洗发后将之洒到头发及头皮上，轻轻揉搓头发和头皮，使之分布均匀，保持30分钟以上，洗去。

作用：养发护发，乌发生发，可使头发黑亮富有柔性，有效防治断发、黄发。

6. 蜂王浆姜汁丰眉、丰发

配方：蜂王浆5克，姜汁2~3克。

做法：榨取鲜姜汁，与蜂王浆混合均匀，每日睡前将之涂抹于眼眉部位，于第二日清晨洗去，连续用25~30日，可显效。头发稀少者按前法操作。

作用：适用于眉毛稀少和眉毛脱落、头发稀少患者。

（四）蜂胶

由于蜂胶具有较强的抗氧化、抗菌、改善微循环等作用，在防止色素形成、治疗一些皮肤疾病、活化细胞等方面具有独特的作用。北京许多胃病、糖尿病的患者发现，服用蜂胶一段时间后，手上的老年斑消失或变谈。

蜂胶的保健作用是显而易见的，但是蜂胶难溶于水，其部分组分易溶于乙醇、乙醚。这就极大的限制了蜂胶的应用。通过技术改良而形成的水溶蜂胶解决了这一技术难题。水溶蜂胶可以分散溶解在水、丙二醇、甘油等中，成为功能化妆品中重要的组成部分。由于蜂胶具有多种多样生物活性物质及营养类物质，以及有着惊人的抗菌、消炎能力，对众多细菌、真菌、病毒都有很强的抑制、杀灭作用，所以蜂胶对粉刺、脚气、带状疱疹、牛皮癣、皮肤溃疡、冻伤、皮肤干裂、粗糙、黑斑、黄褐斑等有较佳的效果。用1～2%蜂胶制备的面膜、美容霜、护肤霜、洗面奶，具有良好的美容效果。以下是一些常用蜂胶做美容的方法：

1. 蜂胶面膜

将蜂王浆或蜂花粉和蜂胶浸出液混合在一起，然后混合调制成浆糊状物质，制成面膜。这种面膜涂在脸上约15～20分钟，然后用清水洗干净。使用这种混合调制的蜂胶面膜可以有效的促进面部血液循环，还可以改善面部皮肤的营养并且起到滋润皮肤的作用。长期使用可以使皮肤变得有光泽，看起来红扑扑的。临床试验表明，蜂王浆或蜂花粉和蜂胶浸出液混合调制出的面膜可使皮肤紧凑、毛孔缩小、减少皱纹，从而使皮肤富有弹性。对于混合性肌肤，清洁干净再加上面膜保养，则更能起到美白效果。

2. 蜂胶洗涤剂

为了方便洗涤，建议大家根据自己的需要配置好标准浓度的洗涤液。一般来说，洗脸、洗澡、洗头发用的蜂胶水溶液配制比例为每1000毫升的水滴入2～3毫升的蜂胶液，配制时应注意使用30～50℃温水。

洗头时，使用该洗涤液可以增加头发亮泽，多使用几次还可以使头发增加黑度，一头乌黑亮丽的秀发，中国人，就该这个样子。由于蜂胶混合洗涤液的分子结构有利于在毛发表面形成一层极薄的透明保护膜，所以不仅可以使头发乌黑发亮，还可以杀菌止痒，营养毛发，激发毛囊活力，抑制产生头皮屑等。

这种蜂胶水溶液在洗脸和洗澡时既可以帮助杀菌、消炎又能止痒，消除皮肤代谢物，促进血液循环，使皮肤保持生机与活力。

3. 制成蜂胶化妆品

一些普通的面霜或者香脂之类的化妆品可以和蜂胶油混合调制。加入了蜂胶油的化妆品不仅能对皮肤起到保健作用，还可以祛斑。北京蜂胶研究网实验中心经过大量的实验测试，发现1%～5%这个比例是最合适的。

4. 常用蜂胶美容处方

粉刺：用1咖啡匙麦芽油和等量凡士林油，加少许蜂胶搅拌均匀成浆糊状，敷在患处，并轻轻按摩。早晚各1次，一个疗程为一星期。

脱发：每日空腹服用1汤匙量的蜂胶，坚持一个月。春秋季服用效果尤佳。

冻疮：将几滴麦芽油、3匙量的凡士林和1匙量的蜂胶拌成膏状，敷于患处，轻轻按摩，用消毒纱布擦净，早晚各一次。

肿胀：连续一星期早晚服用1大汤匙量的蜂胶。一个月后，如还有肿胀感，继续服用，每次服用蜂胶时尽量嚼透。

蚊虫叮咬：在薰衣草内拌入蜂蜜和蜂胶，比例分别为2∶3和

1∶3，涂于虫咬处，用纱布包扎好，3～4小时后再换药，直到红肿消失。

（五）蜂蜡

据《本草纲目》记载，“久服蜂蜡，使人不老，轻身”。国外文献报道，用蜂蜡、蜂蜜、洋葱汁和百合汁各30克，治疗皮肤皱纹，长期使用可颜丽容美。蜂蜡是重要的化妆品及其他工业原料。蜂蜡具有良好的黏着性、可透性、乳化性、光滑性等特点和养颜、美容、润肤、护肤、除皱等功效，蜂蜡应用于膏霜、口红、胭脂、头油、发蜡、眉笔、眼影、乳液等化妆品生产。

目前，国内外很多高级化妆品都是加有蜂蜡的化妆品。据德国《蜂蜡—化妆品的典型原料的新用途》一文中讲，蜂蜡的用量60%用于化妆品制造业。日常美容生活中，蜂蜡常与其他蜂产品混合使用。

1. 蜂蜜百合去皱面膜

配方：白蜂蜜、蜂蜡各30克，百合汁、洋葱汁各30毫克。

做法：把白蜂蜜、蜂蜡、百合汁、洋葱汁一同放入陶瓷钵中，以小火加热至蜂蜡溶化后，关火，以搅拌筷充分调匀成糊状，晾凉待用。

用法：温水洗净脸部后，取适量本面膜均匀地涂敷在脸部与颈部皮肤上，等待约30分钟后，以清水彻底洗净，即可。

功效：润肤抗衰老，去皱纹，适用于各种易衰老的肤质。

2. 蜂王浆护肤蜡膜

配方：蜂王浆5克，蜂蜡10克，鱼肝油5克。

做法：先将蜂蜡加热熔化，拌入鱼肝油，搅拌成膏状，调入蜂王浆搅匀即成。用法：每日睡前涂在脸部，轻轻按摩片刻，入睡，第二日清晨用温热水洗去。

功效：滋润皮肤，保护皮肤，养颜驻容。

3. 蜂蜡治疗痤疮方

（1）痤疮方一

配方：蜂蜡5克，生硫黄1.5克，香白芷1.5克，腻粉1.5克，芜青7个，全蝎1个。

做法：将方中后5味共研为末，加入蜂蜡和适量麻油，熬熔成膏，装瓶备用。用法：每晚临睡前，洗净面部，取少许涂患处。

（2）痤疮方二

配方：蜂蜡200克，郁金150克，生地100克，甘草50克，猪油500克。

做法：方中诸味加水共煎煮，过滤去渣，熬成稠膏，搽于患处。

说明：上两方适用于面部疮疡。涂时应离开眼睛周围，避免误入眼内，皮肤有破损者禁用。

参考文献

[1] 杨勇，阚建全，赵国华等：蜜蜂幼虫，蛹的研究进展[J]．蜜蜂杂志，2004（6）：10－12.

[2] 应华忠，胡福良．工蜂蚴虫，蛹对小鼠细胞免疫功能的影响［J］．浙江省医学科学院学报，1997，8（2）：23－24.

[3] 陈民利，胡福良．工蜂虫蛹对大鼠脑，肝，血中SOD活性和MDA含量的影响［J］．浙江中医学院学报，1997，21（3）：30－31.

[4] 张海生，陈锦屏．蜂蛹蛋白质酶解工艺及其氨基酸口服液对小鼠的强壮作用［J］．西北农林科技大学学报，2007，35（1）：110－115.

[5] 张海生，陈锦屏．蜂蛹黄酮的提取及体外抗氧化作用的研究

[J]. 食品科学，2008，29（2）：158－162.
[6] 胡福良，陈民利. 蜜蜂幼虫，蛹对小鼠抗应激能力的影响［J］. 养蜂科技，1997（2）：6，9.
[7] 张海生，陈锦屏：蜂蛹营养成分分析［J］河北农业大学学报，2006（6）：91－94.
[8] 胡福良，朱威，陈民利等。工蜂蛹及其提取物对慢性炎症和免疫性炎症的作用及机理［J］. 浙江大学学报，2005，31（5）：587－592.
[9] 胡福良，陈盛禄，林雪珍等：工蜂幼虫、蛹对小鼠S120肿瘤生长的抑制作用研究［J］. 中国养蜂，1997（4）：10－11.
[10] 何娟，戴关海，杨锋，雄蜂蛹多肽对免疫抑制小鼠造血功能的影响［J］. 中国中医药科技，2008（4）：277－279.
[11] 杨勇，阚健全，刘志华等：蜂蛹抗疲劳、抗缺氧作用的实验研究［J］. 中医药学报，2006（4）：17.
[12] 李云，盛晟，深咏舟等. 解蜂蛹蛋白对大鼠免疫功能的影响. 中国蜂业. 2009，60（8）：6－8.
[13] 沈育初. 雄蜂蛹生产法及问题探讨［J］. 蜜蜂杂志，2007，27（3）：31－32.
[14] 陈蕾，罗志刚，何小维等. 蜂蛹SOD理化性质研究［J］. 食品与发酵工业，2007，33（6）：65－68.
[15] 马仁公. 蜂王幼虫、工蜂幼虫和雄蜂蛹的新用途［J］. 中国蜂业，2007，58（5）：32－33.

结　语

蜜蜂，这是一种多么神圣而奇妙生物！人类有人赞它、有人敬它、有人畏它、有人恨它。自古以来，许多诗人、作家都为它写过赞美的诗句。唐末五代的著名诗人罗隐，在他的《咏蜂》一诗里，曾吟诵道："不论平地与山尖，无限风光尽被占。采得百花成蜜后，不知辛苦为谁甜?"。

蜜蜂对人类有益，是人类健康之友。在人类发展的漫长岁月中，它为我们不断提供蜂蜜、王浆、花粉、蜂胶、蜂蜡、蜂毒等品种繁多、功能各异的产品，滋养、呵护植物，为人类生活提供保障，使人类更加美丽，更加健康。小小蜜蜂甜蜜了我们的生活，造福了我们的健康。

健康是金，长寿是福。尊敬的各位朋友，健康是像蜜蜂采蜜一样快乐，像蜜糖一甜润，长寿往往是和无病、无痛苦、无癌、无心脏病、无血管硬化相伴而行的。蜜蜂王国恰为我们提供了甜蜜，提供了营养，为人类预防疾病提供了"绿色食品"，为我们治疗疾病赐予了"天然良药"，希望您也能象我们一样对小蜜蜂感兴趣，在有条件之时，亲自体验一下美妙的蜂产品，每天进食一些新鲜蜂蜜、王浆、花粉，对您的健康必定大有裨益的。

历经多载，几易其稿，《蜜蜂与人类健康》才得以与读者见面，在此期间，有不少学术界老前辈对本书悉心指导支持，提出过许多宝贵的修改意见，在此，对他们的关心和帮助表示衷心的感谢：感谢中国养蜂学会张复兴会长、广东省养蜂学会顾问陈恕仁教授为本书作序，他们的序既是对本书积极探索的肯定和鼓励，更是对年轻一代蜜蜂研究者的期望和鞭策；感谢其他各位友人对本书出版事宜所给予的帮助；最后还要感谢国内外的蜜蜂研究者，他们出色的研究成果为我们的研究提供了可资借鉴的丰富的学术思想和资料基础。诸荷优通，再表谢忱，书短意长，不一一细说。

蜜蜂给予人类的不仅是食品、药品，蜜蜂的传粉作用对形成我们独特的植被体系起了重要作用，为人类的健康生活做出了无私的奉献。其生产的蜂蜜、蜂花粉、蜂王浆、蜂胶、蜂蜡、蜂毒、蜂子等对丰富民族食谱、保障人类健康、美容长寿、中医药用等具有不可磨灭的功绩。但是我们对蜜蜂的了解并未全面，其生物学的研究，理化成分作用，以及蜜蜂的奥秘之处、饲养技术的改进等还有待进一步研究。

后 记

——我与蜜蜂结缘之路

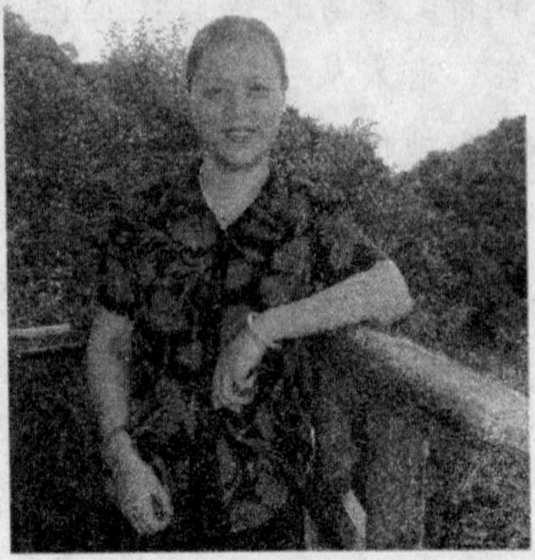

李万瑶：女，广东五华人。教授，博士生导师。现就职于广州中医药大学针灸推拿学院。为中国针灸学会针灸临床专业委员会副主任委员，中国养蜂学会理事蜂疗专业委员会副主任委员，广东省养蜂学会副会长，中国民间中医医药研究开发协会中医蜂疗研发专业委员会副主任委员。

幼时的记忆，蜂是可怕的，会刺人，故要敬而远之。1991年起随蜂疗启蒙老师黎文献、陈恕仁从事蜂针治疗，故自誉中医针灸学专家而误入蜂针治疗的歧途，进了良门难以自拔。从此踏上由怕蜂到敬蜂、爱蜂、迷恋蜂的过程。首先是上了用蜂针治疗疾病这一"贼船"下不来了，每次遇到病人来进行中医就诊者，首先考虑的是此患者是否适合用蜂针治疗，能否用蜂产品将其疾病治愈的思考，所以最欢迎的是要求来接受蜂疗的患者。

引我入蜂产品门的当为房柱老师。他请我给其蜂疗学习班的学员们讲授经络腧穴课。在授课过程中，我见到如此多对养蜂事业的热爱者，如此多对蜂疗的痴迷者，如此多对老师的崇拜者。尤其是有些女学员的脸色那么红润，皮肤那么细嫩，精力那么旺盛，我深知他们工作的辛苦，养蜂者的风餐露宿，还能有这么好的肤色真是奇特。我曾问她们这是何原因，许多人咪咪笑着说有法宝，有人从手袋中掏出咖啡酱样的物品，很自豪地告诉我，她们就是用着这种秘密武器，原来是蜂王浆、花粉、蜂蜜等三合一或四合一的蜂产品，这是她们自豪的本钱。从他们的口中好像蜂产品能养身保健、止痛消肿等，几乎可以包治百病，并纷纷向我介绍他们用蜂疗的经验。从此我也由接触蜂产品、使用蜂产品、爱上蜂产品、宣传蜂产品，到变成蜂产品的吹鼓手了。

我参加过各种学术研讨会，但使我最惊讶、印象最深刻的是在一次蜂疗研讨会上，有个白白嫩嫩的80多岁老翁在蜂疗会上的现身说法。他高声疾呼蜂产品的神奇，劝大家多多使用蜂产品，是蜂产品将他从癌证的死亡边缘给拉回来了。他是在进行放疗、化疗过程中，配合了大量的蜂产品，当时他已摆脱了任何药品，并且比原来更健壮，比原来更滋润，红光满面，宗气十足。近期又有一位肝硬化腹水、肝血瘀滞的患者，竟然自己用蜂针配合口服蜂产品，将其顽疾给消除了。表现为腹水没有了，体格健壮了，肝肿大也不见了，连原来肝气郁结，动则发怒的坏脾气也都变好了。

让我对养蜂感兴趣，引我入蜂学会的启蒙者为广东省养蜂学会的会长梁正之先生及秘书长谭健生先生（他虽像蜜蜂一样献身了，但他对蜂的奉献精神却永远在人们的心中）。他们对蜂事业兢兢业业，做事一丝不苟。鄙人从害怕蜂针到热爱蜂疗有一段过程，初期只是见到接受蜂针疗法的患者络绎不绝，别人捉好蜂，我只负责取穴与蜂针，目前我已经对养蜂产生了浓厚的兴趣。不但自己要抓蜂进行蜂针，而且还学会养蜂，取蜜，分蜂等。各地的养蜂员都象蜜蜂一样单纯，热情，无私地给了我很多养蜂的帮助，使我在对蜜蜂认识的路上更上了一层楼。还有一大批人对蜜蜂事业有所贡献，难能可贵的蜂精神在大家的身上闪着光。养蜂界严把蜂产品质量关，追求高品质的自然产品，并一直把蜂产品的质量鉴别方法流传于众，有蜜蜂专家通过口眼手的感官进行鉴别，就能准确地判断蜂产品的产地、品种、质量等，这些技术如果能让广大民众都掌握就好了，那社会上的假蜂产品也无立足之地了。

在十多年的利用蜂针为人类造福的旅途上，我曾先后用中医中药的知识总结了一些经验，曾主编了《蜂毒疗法》中国中医药出版社，2002年1月出版；《蜂针疗法》人民卫生出版社，2003年8月第一版，2009年1月再版；参与编写了江西科学技术出版社2003年10月出版，汪尤金主编的《蜜蜂与保健》的丛书；参与“蜂针治疗类风湿性关节炎临床应用与推广及相关机理研究”

课题，获广州市科学技术进步奖三等奖；发表了相关文章数篇，如《口服蜂产品应注意过敏反应》发表于《中国蜂业》；《蜜蜂为针疗风湿》发表于《中国中医药报》(2005－09－05)，以及一系列在蜜蜂杂志上发表的蜂针相关穴位临床应用的文章，及许多蜂针治疗的文章，如《蜂针治疗的皮试方法探讨》中国自然医学杂志，2003，5（4）；《蜂针治疗的规律性》中国民间疗法，1999（4）；《蜂针治疗中过敏反应的相关因素探讨》中国自然医学杂志2002（3）；《蜂针治疗颈肩腕综合症体会》中国蜂业，2007，58（7）等。这些既是经验的总结，又是科普宣传，推广应用。望蜂疗事业兴旺发达，期望广大民众在蜂产品中身体获益。

我如今深爱蜜蜂，对蜂疗事业如痴如醉，我自己经常用蜂针保健，用蜂产品养身。但对蜂产品的保健益处，要推广应用。故此我也带领着我的硕士、博士研究生们脚踏实地进行蜂针治疗临床的各项研究，既想利用蜂疗攻克各种疾病，又想将蜂针的过敏反应减少到最低限度，还想探讨蜂产品及蜂针治病的机理与扩大应用。同时深感宣传蜂与人类健康的重要性，为了要得到整个医疗界的赞赏，曾主持完成了两期国家级中医药继续教育项目“蜂医学临床应用及研究”班，一次省内的蜂疗学习班；在宣传蜂针的基础上，推广蜂产品的应用。并且在中医药大学内开展了“蜜蜂与人类健康”课程，每年两期，每学期选修者达180余人，深受学生的欢迎。目前我周围的亲人及我的学生们，有的甚至比我还热衷于蜂针及蜂产品，甚至任何病都建议患者试着用蜂针治疗，故痴迷者何止我一人？看见学生们对蜜蜂的喜爱，我的心比吃了蜜糖还甜。

我从畏蜂到爱蜂、养蜂、赞蜂，从中获得很多乐趣。每当烦恼之时，我会趴在蜂门附近，静静地看着小蜜蜂繁忙的出出进进，守卫的、采蜜的、携着红红黄黄花粉团的、装着沉沉甸甸蜜囊回巢的、群起在蜂门口扇风的、奋不顾身围攻大黄蜂的，看着她们匆忙、欢快、团结、勤劳、洁身自好的情景，人间的烦恼有何不能抛弃的呢？

2009. 9. 16　于广州